Roland Hennes
Herbert A. F. Hofmann
(Hrsg.)

Ports

Versorgungsstandards – Implantationstechniken – Portpflege

Mit 170 Abbildungen

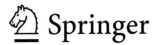

Herausgeber
Roland Hennes
Portzentrum Heidelberg, Chirurgische Universitätsklinik, Heidelberg

Herbert A. F. Hofmann
Zentrum für ambulante Portoperationen, Berlin

Alle Videos zum Buch finden Sie unter http://www.springermedizin.de/vzb-ports

ISBN 978-3-662-43640-0   978-3-662-43641-7 (eBook)
DOI 10.1007/978-3-662-43641-7

Die Deutsche Nationalbibliothek verzeichnet diese Publikation in der Deutschen Nationalbibliografie;
detaillierte bibliografische Daten sind im Internet über http://dnb.d-nb.de abrufbar.

Cover design: Umschlaggestaltung: deblik Berlin
Fotonachweis Umschlag: ©Klaus Rüschhoff, Heidelberg

Gedruckt auf säurefreiem und chlorfrei gebleichtem Papier

Springer-Verlag GmbH Berlin Heidelberg ist Teil der Fachverlagsgruppe Springer Science+Business Media
www.springer.com

Ports

Vorwort

Angesichts der großen Bedeutung eines Portkathetersystems für Lebensqualität und Lebenserwartung insbesondere bei Krebskranken war es erstaunlich, wie klein der Kreis portkundiger Personen unter Ärzten und ihren Mitarbeitern noch 10 Jahre nach der Erstbeschreibung dieses Implantats durch Niederhuber 1982 in Deutschland war.

Dies musste Dr. Hofmann zu Beginn seiner Implanteurstätigkeit in einer chirurgischen Praxis zu Berlin 1992 feststellen und sah darin eine Verpflichtung, im Interesse aller aktuellen und künftigen Portträger eigenes Wissen und Können auf einer soliden Basis zu etablieren und einer großen Zahl von Personen zu vermitteln, die selbst implantierten oder Portsysteme nutzten.

Ab 1992 wurden 2-mal jährlich in der Kassenärztlichen Vereinigung Berlin Portseminare für Ärzte und ihre Helfer aus dem ambulanten und stationären Bereich mit bis zu 150 Interessierten durchgeführt. Da nicht nur in der Hauptstadt Wissensdefizite zum Port bestanden, wurde im Jahr 2000 mit Unterstützung der Firma Strahl begonnen, regelmäßig deutschlandweit Portsymposien in Eisenach, Potsdam, Frankfurt/ Main, Köln und München mit bis zu 200 Teilnehmern zu organisieren.

Bei diesen Veranstaltungen kamen kollegiale Kontakte zwischen Referenten, Implanteuren und Nutzern zustande. Der Erfahrungsaustausch wurde intensiv und ohne Vorbehalte gepflegt und schloss die regelmäßig in großer Zahl anwesenden national und international agierenden Porthersteller und -händler ein. Folgerichtig führten diese Möglichkeiten bundesweit zur Verbesserung der Betreuungsqualität an Portträgern.

So entstand der berechtigte Wunsch, ein praxisorientiertes »Portbuch« mit Hilfe eines geeigneten Verlages und unter Einbeziehen vieler Fachkollegen, die sich u. a. als Referenten auf den Symposien bewährt hatten, herauszugeben.

Dr. Hofmann hatte inzwischen eigenhändig in 19 Jahren unter ambulanten Bedingungen über 5.500 Portsysteme implantiert und Dr. Hennes konnte vor nunmehr 5 Jahren das erste Portzentrum an einer deutschen Universität gründen, das sich ganzheitlich der Versorgung von Tumorpatienten widmet, die einen Port implantiert bekommen haben. Das Portzentrum Heidelberg der Chirurgischen Universitätsklinik nahm in den letzten Jahren über 1.200 Implantationen jährlich vor. Werden zu den Eingriffen auch die Portexplantationen gerechnet, wurden seit dem Jahr 2005 über 10.000 Portpatienten behandelt. Begleitet wurden diese Aktivitäten durch mehrere Studien zur Portthematik, die durch das Studienzentrum der Deutschen Gesellschaft für Chirurgie initiiert worden sind. Damit wurde die wissenschaftliche Basis zur zunehmenden Standardisierung der Behandlung von Portpatienten im Portzentrum geschaffen.

Portsysteme haben in der modernen Onkologie, Ernährungsmedizin und anderen Disziplinen eine zentrale Bedeutung zum Durchführen geeigneter Behandlungsmaßnahmen. Um eine kompetente Behandlung zu gewährleisten, ist zudem eine Versorgungsstruktur notwendig, in der alle beteiligten Berufsgruppen und der Patient synergistisch zusammen arbeiten. Ein sicherer zentralvenöser Zugang schafft die Grundlage für eine hohe Lebensqualität und immer häufiger das Überleben an sich. Standardisierte Operationstechniken, die Auswahl des geeigneten Materials mit angepasster Port- und Kathetergröße für den jeweiligen Patienten führen zu einer Standardisierung, die mit einer kompetenten Portpflege und -nutzung eine dauerhafte komplikationslose Portfunktion sicherstellen und somit das Schicksal des Betroffenen nachhaltig positiv beeinflussen.

Nach Angaben des Deutschen Krebsforschungszentrums in Heidelberg erkrankten im Jahr 2014 ca. 500.000 Menschen in Deutschland neu an einem Krebsleiden. Etwa 140.000 venöse Portsysteme werden jährlich allein deutschlandweit implantiert. Damit rückt der Port zunehmend in den Mittelpunkt der Behandlungsstrategien. Dies gilt auch global, wo pro Jahr mehr als eine Million Systeme implantiert werden.

Durch vielfältige Bemühungen sieht sich der Patient in das Zentrum einer Partnerschaft aus Herstellern, Implanteuren, Onkologen, Ernährungsmedizinern, ambulanten und stationären Pflegekräften mannigfaltiger Versorgungseinrichtungen gestellt. Wissenschaftliche Gesellschaften und Berufsverbände mit adäquatem Spektrum bringen sich da mit ein. So unterstützt der Berufsverband der Deutschen Chirurgen e.V. auf seinem BDC-Portal (http://www.chirurgie.suche.de) unter dem Stichwort »Portimplantation« die Suche nach geeigneten und wohnortnahen Portimplanteuren.

Für das Ziel einer jederzeit kompetenten Patientenbehandlung konnten Experten aus verschiedenen Fachdisziplinen als Mitautoren gewonnen werden. Für deren wertvollen Beiträge möchten wir uns hiermit herzlich bedanken. Sie tragen dazu bei, ein praxisorientiertes Fachbuch für die standardisierte Behandlung von Tumorpatienten anzubieten.

Unser besonderer Dank gilt dem Team des Springer-Verlages mit den Herren Dr. F. Kraemer und W. Bischoff und Frau Dr. A. Koggenhorst-Heilig, die uns durchgehend geduldig und unermüdlich unterstützt haben und damit zum Gelingen des Buches Herausragendes geleistet haben.

Roland Hennes
Herbert A. F. Hofmann
Heidelberg und Mühlberg, im September 2015

Inhaltsverzeichnis

Autorenverzeichnis

Prof. Dr. med. Hubert J. Bardenheuer
Klinik für Anästhesiologie
Zentrum für Schmerztherapie und Palliativmedizin
Universitätsklinikum Heidelberg
Im Neuenheimer Feld 131
69120 Heidelberg

Dr. med. Dipl.-Vw. Maximilian de Bucourt
Charité, Universitätsmedizin Berlin
Klinik für Radiologie
Charitéplatz 1
10117 Berlin

Prof. Dr. med. Gerlinde Egerer
Abt. Innere Medizin
Krankenhaus St. Vincentius
Untere Neckarstraße 1–5
69117 Heidelberg

Barbara Fantl
Abt. Chirurgie
Universitätsklinikum Heidelberg
Im Neuenheimer Feld 110
69120 Heidelberg

Dr. med. Holger Felcht
Abt. Chirurgie
Marienkrankenhaus Schwerte
Goethestraße 19
58239 Schwerte

Prof. Dr. med. Reinhart T. Grundmann
Chirurg, Medizinischer Sachverständiger
Wiss. Koordinator DIGG
In den Grüben 144
84489 Burghausen

Dr. med. Dipl.-Ing. Hans Haindl
Sachverständiger für Medizintechnik
Georgsplatz 1
30974 Wennigsen

Dr. med. Roland Hennes
Chirurgische Universitäts-Poliklinik
Universitätsklinikum Heidelberg
Im Neuenheimer Feld 110
69120 Heidelberg

Dr. med. Herbert A. F. Hofmann
Chirurg, Gutachter
Burxdorfer Straße 11
04931 Mühlberg/Elbe

Dr. med. Markus Keßler
Chirurgische Universitätsklinik,
Sektion Kinderchirurgie
Universitätsklinikum Heidelberg
Im Neuenheimer Feld 110
69120 Heidelberg

Priv.-Doz. Dr. med. Jens Keßler
Klinik für Anästhesiologie,
Zentrum für Schmerztherapie und Palliativmedizin
Universitätsklinikum Heidelberg
Im Neuenheimer Feld 131
69120 Heidelberg

Prof. Dr. med. Markus Masin
Universitätsklinikum Münster
Beratungs- und Behandlungszentrum
für Ernährungsmedizin
Medizinische Klinik und Poliklinik B
Albert-Schweitzer-Straße 33
48149 Münster

Dipl.-Med. Hans-Werner Pfeifer
GKV-Spitzenverband
Referat Grundsatzfragen, Abt. Medizin
Reinhardtstraße 28
10117 Berlin

Dr. jur. Reiner Schäfer-Gölz
Rechtsanwalt, Fachanwalt für Medizinrecht
Anwaltskanzlei Meyer-Köring, Berlin – Bonn
Schumannstraße 18
10117 Berlin

**Priv.-Doz. Dr. med.
Sebastian Schulz-Stübner**
Hygiene und Umweltmedizin, Anästhesiologie,
Intensiv- und Notfallmedizin
Deutsches Beratungszentrum für Hygiene,
BZH GmbH
Schnewlinstraße 10
79098 Freiburg/Breisgau

Dr. med. Horst Schuster
GKV-Spitzenverband
Referat Qualitätssicherung, Abt. Medizin
Reinhardtstraße 28
10117 Berlin

Dr. med. Marcus Schweigert
Internist, Hämatologe-Onkologe
Onkologische Schwerpunktpraxis
Berlin-Hellersdorf
Janusz-Korczak-Straße 12
12627 Berlin

Prof. Dr. med. Arne Simon
Universitätsklinikum des Saarlandes
Klinik für Pädiatrische Onkologie und Hämatologie
Kirrberger Straße, Gebäude 9
66421 Homburg/Saar

Priv.-Doz. Dr. med. habil. Christoph Sucker
Internist, Transfusionsmediziner, Hämostaseologe
Gerinnungszentrum Berlin Dr. Sucker
Tauentzienstraße 7b/c
10789 Berlin

Priv.-Doz. Dr. med. Ulf Teichgräber
Institut für Diagnostische und Interventionelle
Radiologie
Universitätsklinikum Jena,
Friedrich-Schiller-Universität
Erlanger Allee 101
07740 Jena

Dr. P. H. Gudrun Thielking-Wagner
CARDEA COACHING
Lebens-, Business- und Schreibcoaching
für das Gesundheits- und Sozialwesen
und die Wissenschaft
Erich-Mendelsohn-Allee 9
14469 Potsdam

Dr. med. Ulrike Zech
Klinik für Endokrinologie, Stoffwechsel
und Klinische Chemie)
(Innere Medizin I)
Universitätsklinikum Heidelberg
Im Neuenheimer Feld 410
69120 Heidelberg

Abkürzungsverzeichnis

5-FU	5-Fluoruracil
ADT	Arbeitsgemeinschaft Deutscher Tumorzentren e.V.
Aids	erworbenes Immundefektsyndrom (»acquired immunodeficiency syndrome«)
ALL	akute lymphatische Leukämie
APCR	aktiviertes Protein C
aPTT	aktivierte partielle Thromboplastinzeit
AQUA	Arbeitsgemeinschaft Qualitätssicherung in der ambulanten Versorgung
AWMF	Arbeitsgemeinschaft der Wissenschaftlichen Medizinischen Fachgesellschaften
BDC	Berufsverband Deutscher Chirurgen
BGA	Blutgasanalyse
BGB	Bürgerliches Gesetzbuch
BK	Blutkultur
BMG	Bundesministerium für Gesundheit
BMI	Body-Mass-Index
BSI	Blutstrominfektionen
CCT	kraniale Computertomografie
CED	chronisch-entzündliche Darmerkrankungen
CIDP	chronische inflammatorische demyelinisierende Polyneuropathie
CLL	chronische lymphatische Leukämie
cMRT	kraniale Magnetresonanztomografie
CoNS	koagulasenegative Staphylokokken
CRP	C-reaktives Protein
CT	Computertomografie
CTA	computertomografische Angiografie
CVAD	»central venous access device«
DAkkS	Deutsche Akkreditierungsstelle
DAS	digitale Subtraktionsangiografie
DEKRA	Deutscher Kraftfahrzeug-Überwachungs-Verein
DGEM	Deutsche Gesellschaft für Ernährungsmedizin
DGHO	Deutsche Gesellschaft für Hämatologie und Onkologie
DHEP	Diclofenac + Heparin
DIN	Deutsches Institut für Normung
DKG	Deutsche Krebsgesellschaft, Deutsche Krankenhausgesellschaft
DNA	Desoxyribonukleinsäure
DNQP	Deutsches Netzwerk für Qualitätsentwicklung in der Pflege
DOAK	direkte orale Antikoagulanzien
DRG	Diagnosis Related Groups
EFQM	European Foundation for Quality Management
eGK	elektronische Gesundheitskarte
EKG	Elektrokardiografie
EN	Europäische Norm
ESPEN	European Society for Parenteral and Enteral Nutrition
ESQS	externe stationäre Qualitätssicherung
FKDS	farbkodierte Duplexsonografie
G	Gauge
G-BA	Gemeinsamer Bundesausschuss
GEKID	Gesellschaft der epidemiologischen Krebsregister in Deutschland e.V.
GPOH	Gesellschaft für pädiatrische Onkologie und Hämatologie
GKV	Gesetzliche Krankenversicherungen
GKV-SV	GKV-Spitzenverband
HbS	Sichelzellanämie
HIT	heparininduzierte Thrombozytopenie
HMWK	High-Molecular-Weight-Kininogen
ID	Inzidenzdichte
I.E.	Internationale Einheiten
INR-Wert	»International Normalized Ratio«
IQR	Interquartilsabstand
IQTiG	Institut für Qualitätssicherung und Transparenz im Gesundheitswesen
IVIG	Infusion von Immunglobulinlösungen
KBE	koloniebildende Einheit
KBV	Kassenärztliche Bundesvereinigung
KG	Körpergewicht
KM	Kontrastmittel
KRINKO	Kommission für Krankenhaushygiene und Infektionsprävention
KNS	koagulasenegative Staphylokokken
KTQ	Kooperation für Transparenz und Qualität im Gesundheitswesen
KZBV	Kassenzahnärztliche Bundesvereinigung
LAGO	Landesarbeitsgemeinschaft Onkologische Versorgung Brandenburg
LG	Landgericht
LQS	Landesgeschäftsstelle Qualitätssicherung

MIP	Maximumintensitätsprojektion	TuP-Verfahren	Themenfindungs- und Priorisie-rungsverfahren
MODS	»multi organ dysfunction syndrome«		
mosmol	Milliosmol	TÜV	Technischer Überwachungsverein
MPG	Medizinproduktegesetz		
MRSA	methicillinresistenter *Staphylococcus aureus*	UFH	unfraktionierte Heparine
MRT	Magnetresonanztomografie	VAD-Protokoll	Vincristin-/Adriamycin-/Dexamethason-Protokoll
MSSA	methicillinsensibler *Staphylococcus aureus*	VKA	Vitamin-K-Antagonisten
MTRA	Medizinisch Technischer Radiologie-assistent	VRE	vancomycinresistente Enterokokken
MUST	Malnutrition Universal Screening Tool	ZVD	zentraler Venendruck
		ZVK	zentralvenöser Katheter
NaCl	Natriumchlorid		
NOAK	neue orale Antikoagulanzien		
NRS	Nutritional Risk Score		
NSAID	nichtsteroidale Antirheumatika		
OECD	Organisation für wirtschaftliche Zusammenarbeit und Entwicklung (Organization for Economic Cooperation and Development)		
OLG	Oberlandesgericht		
OPS	Operationen- und Prozeduren-schlüssel		
OR	Odds-Ratio		
PAP	perioperative Antibiotikaprophylaxe		
PCA	»patient controlled analgesia«		
PDCA	Plan-Do-Check-Act		
PEEK	Polyetheretherketon		
PICC	»peripherally inserted central catheter«		
POM	Polyoxymethylen		
PSI	Pound-force per square inch		
PVC	Polyvinylchlorid		
PVP	Polyvinylpyrrolidon, Povidon		
QM	Qualitätsmanagement		
QS	Qualitätssicherung		
RKI	Robert-Koch-Institut		
RL	Richtlinien		
rtPA	rekombinanter Plasminogenaktivator		
SGB	Sozialgesetzbuch		
SIR	Society of Interventional Radiology		
SIRS	systemisches inflammatorisches Response-Syndrom		
SOP	Standard Operation Procedure		
spp.	species pluralis		
SSRI	selektive Serotonin-Reuptake-Hemmer		
TAT	Thrombin-Antithrombin-Komplex		
TEE	transösophageale Echokardiografie		
TF	Tissue Factor		

Sektion I
Grundlagen der Portanwendung

Geschichte, Entwicklung und Materialien von Ports, Kathetern und Pumpen

H. Haindl

R. Hennes, H.A.F. Hofmann (Hrsg.), *Ports*,
DOI 10.1007/978-3-662-43641-7_1, © Springer-Verlag Berlin Heidelberg 2016

Der Portkatheter ist ein Spin-off, der bei der Einführung einer neuen Technologie entstanden ist. Die Probleme und Risiken des durch die Haut hinausgeführten Vena-cava-Katheters waren seit vielen Jahren bekannt, ohne dass es einen Lösungsansatz dafür gab. Erst mit der Entwicklung der implantierbaren Pumpen und dem damit verbundenen Problem, die Pumpe, während sie im Körper eingebaut ist, wieder mit Medikamenten zu füllen, führte zu der Idee, in die Pumpe ein Silikonseptum einzubauen, das man durch die Haut anpunktieren kann, um die Pumpe zu befüllen.

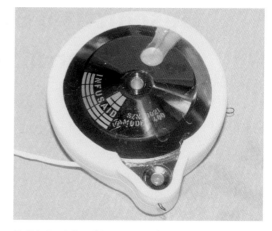

◻ **Abb. 1.1** Infusaid Pumpe mit Sideport

1.1   Geschichte

Die implantierbaren Pumpen sollen ein Spin-off aus der Raumfahrt sein, und zwar soll man dort den Gasantrieb aus einem Zwei-Phasen-Gemisch, wie er bei der implantierbaren Pumpe verwendet wird, für die Zuführung von Schmiermitteln zu beweglichen Teilen verwendet haben. Die Idee der Pumpe wurde zum ersten Mal von Blackshear im Jahr 1970 beschrieben (Blackshear et al. 1970). Der Einsatz beim Tier erfolgte 1975, der Einsatz beim Menschen 1977. Damals hatte man in erster Linie die kontinuierliche Gabe von Heparin im Sinn. 1981 erhielt die erste Infusaid-Pumpe die FDA-Zulassung (◻ Abb. 1.1).

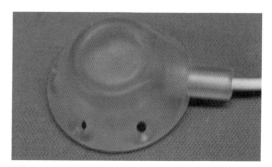

◻ **Abb. 1.2** Infuse-a-port von Infusaid

Infusaid, der erste Hersteller implantierbarer Pumpen, bemerkte schnell, dass Patienten einen Port nicht nur für die Befüllung der Pumpe brauchen konnten, sondern auch für Bolusinjektionen. Dazu wurde dann an der Infusaid-Pumpe ein Bolus-Port angebracht und gleichzeitig entwickelte man mit dem Infuse-a-port einen eigenständigen Portkatheter (◻ Abb. 1.2). Parallel dazu haben sich einige ehemalige Mitarbeiter der Infusaid Inc. an die Entwicklung des Port-a-Cath (◻ Abb. 1.3) gemacht, der ihnen offensichtlich besser gelungen ist als der Infuse-a-port, denn es gibt ihn mit minimalen Veränderungen noch heute, während der Infusaid-Port längst Geschichte ist. Es bleibt unklar, wer nun wirklich der Erste war. Die erste Veröffentlichung über den Infuse-a-port erfolgte von Niederhuber und Ensminger 1982 (Niederhuber et al. 1982), die erste Veröffentlichung über den Port-a-Cath von der Firma NuTech (später Pharmacia) erfolgte im Jahr 1983 (Ecoff et al. 1983).

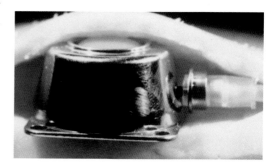

◻ **Abb. 1.3** Port-a-cath aus Edelstahl von Pharmacia

Parallel zu der Entwicklung der Pumpen und der daraus resultierenden Ports entwickelte die Pudenz-Schulte Medical Inc., 1978 gegründet, ebenfalls einen implantierbaren Port, aber nicht, um Medikamente zu injizieren, sondern um beim Hydrozephalus Flüssigkeit abzupunktieren. Dieses Produkt hatte auch noch eine kurze Karriere als Port zur

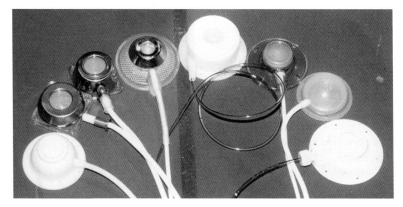

Abb. 1.4 Vygon Silicon, Baxter-Port, Port-a-cath (Pharmacia), Nor-Port, Trommelport mit im Gehäuse aufgewickeltem Katheter (Medinorm), Fresenius Intraport I, Pudenz-Schulte-Reservoir, Braun Implantofix II (von *links* nach *rechts*)

Medikamentengabe, aber es war bald klar, dass es dafür nicht richtig geeignet war. Es entstand dann rasch eine Vielzahl von Produkten, von denen einige auf ◘ Abb. 1.4 zu sehen sind.

Nachdem zunächst an vielen Stellen Ports mehr oder weniger gut entwickelt wurden, kam es auch zu den ersten Veröffentlichungen über die systematische Untersuchung der Eigenschaften von Ports (Haindl 1989), die dann zum Verschwinden einiger Ports führte.

Als besondere Variante des Portkatheters wurden verschiedentlich Armports angeboten. Pharmacia hat einen Armport auf dem Markt, der in herkömmlicher Weise punktiert wird, d. h. senkrecht von oben, und dadurch, dass er natürlich sehr flach gebaut sein muss, nur eine relativ dünne Membran und damit auch nur eine sehr begrenzte Liegezeit hat (◘ Abb. 1.5). Fresenius war mit einem Mikroport auf dem Markt, der vollständig per Punktion

implantierbar ist, aber dann tangential angestochen werden muss (◘ Abb. 1.6). Versuche, Portkatheter zu etablieren, die tangential angestochen werden müssen bzw. können, hat es viele gegeben, allerdings ohne Erfolg. Offensichtlich ist das senkrechte Anstechen des Ports inzwischen so in den Gewohnheiten der Anwender verankert, dass eine Änderung nicht mehr erfolgen kann.

Es hat verschiedene Ansätze gegeben, den Portkathetern ihre Bedeutung als langfristiger zentralvenöser Zugang streitig zu machen. Die Überlegenheit gegenüber den Hickman- und Broviac-Kathetern ist schon seit Langem belegt (Ng et al. 2007). Ein neuerer Ansatz sind die sog. PICC(»peripherally inserted central catheter«)-Katheter. Dies sind Katheter, die durch Punktion der Venen im Bereich der Ellenbeuge oder am unteren Oberarm eingeführt werden und bis in die Nähe des Vorhofs geschoben werden. Es hat sich gezeigt, dass diese Katheter

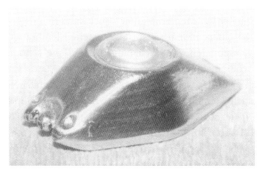

Abb. 1.5 Pharmacia Armport (Demonstrationsmuster)

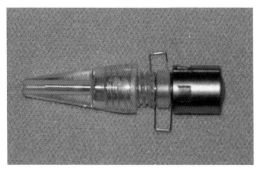

Abb. 1.6 Fresenius Mikroport zur Punktionsimplantation

besser vertragen werden als die früheren V. basilica-Katheter, insbesondere dann, wenn sie proximal der Ellenbeuge eingesetzt werden und damit die Reizung der Venen durch die Bewegung in der Ellenbeuge entfällt. Die PICC-Katheter können möglicherweise für kürzere Liegezeiten eine Alternative zum Port darstellen (Patel et al. 2014).

Es darf dabei aber nicht vergessen werden, dass damit Risiken, die man mit den Portkathetern erfolgreich vermieden hat, insbesondere das Risiko der Luftembolie, wieder eingeführt werden. Daran kann auch die Tatsache nichts ändern, dass heute die PICC-Katheter gerne mit desinfizierbaren, nadellosen Zuspritzkonnektoren ausgestattet werden, sodass auch ohne Einsatz eines Dreiwegehahnes ein versehentlicher Lufteintritt nach Öffnen des Konnektors praktisch ausgeschlossen ist. Es muss aber auch immer an Katheterbeschädigungen gedacht werden, wie sie erfahrungsgemäß hin und wieder, insbesondere beim Verbandwechsel, auftreten. Insofern kann der PICC-Katheter nicht als eine vollwertige und langfristige Alternative zum Portkatheter angesehen werden.

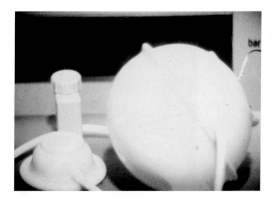

◘ **Abb. 1.7** Vygon-Silicon-Port bei 8 bar Druck Beaufschlagung

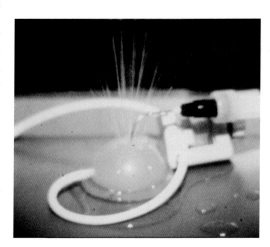

◘ **Abb. 1.8** Pudenz-Schulte-Port nach wenigen Punktionen bei 13 bar

1.2   Entwicklung

Die Mitarbeiter der Firma NuTech um Elton Tucker haben vom ersten Moment an erkannt, was den meisten anderen Porterfindern verborgen geblieben ist. Es bedarf einer hohen axialen Kompression der Membran, um diese auch nach vielen Punktionen noch sicher schließen zu lassen. Dies konnten wir durch ganz einfache Versuche mit einem Portgehäuse mit verstellbarer Membranspannung nachvollziehen. Zwischenzeitlich waren viele skurrile Produkte auf den Markt gekommen, z. B. der Silikonport von Vygon, der sich ohne große Mühe auf ein Vielfaches seines Volumens aufblasen ließ (◘ Abb. 1.7), ebenso wie der Port von Pudenz-Schulte (◘ Abb. 1.8). Es wurden Ports auf den Markt gebracht mit zirkulär komprimierten Membranen, die die Liegezeit der NuTech- bzw. Pharmacia-Ports aber nicht erreichen konnten. Man konnte den Pharmacia-Ports ansehen, dass die Membran unter deutlichem Druck stand, allerdings war für viele Porthersteller Kunststoff das bevorzugte Material, und mit diesem Material war es schwer, einen

entsprechenden Pressdruck zu erreichen, um eine Membrankompression zu bekommen, die in etwa der des Pharmacia-Ports glich. Deshalb behalfen sich viele Hersteller damit, dass sie das Hervorquellen der Membran unter Druck kurzerhand vortäuschten, indem sie spritzgegossene Membranen verwendeten, die auch ohne Druck eine schöne Wölbung über den Port ergaben (◘ Abb. 1.9).

Mit der weiteren Verbreitung der Ports blieben auch Komplikationen nicht aus. So kam es hin und wieder zu desaströsen Zerstörungen der Membranen (◘ Abb. 1.10, ◘ Abb. 1.11), die sich leicht erklärten, nachdem das Verhalten der Kanülen in den Membranen systematisch untersucht worden ist. Es stellte sich dabei heraus, dass die Huber-Kanüle, die sozu-

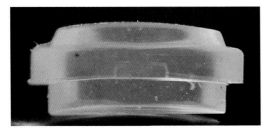

◘ **Abb. 1.9** Scheinbar komprimierte Membran

sagen als Goldstandard der nichtstanzenden Kanüle angesehen wurde, große Stücke aus der Membran stanzte (Müller u. Zierski 1988; ◘ Abb. 1.12). Es hatte hier die Behauptung genügt, überprüft hatte es offensichtlich nie jemand. Spätestens damit war klar, dass Port und Kanüle ein System darstellen und dass ein guter Port nur begrenzt eine schlechte Kanüle verträgt.

Zu den weiteren Komplikationen gehörten auch Perforationen von Portkathetern, die zwar selten, aber wenn, dann ausgerechnet bei der Infusion von Zytostatika auftraten und zu teilweise erheblichen Gewebenekrosen führten (Sharp et al. 2014). Perforationen traten hauptsächlich auf bei Ports aus dem Material POM (Polyoxymethylen), das nur eine eingeschränkte Stabilität im sauren pH-Bereich hat. Da einige Zytostatika aber im sauren Bereich stabilisiert sind, haben diese möglicherweise zu den Schäden beigetragen. Das Nachstellen des Schadensverlaufes im Labor ist uns allerdings nicht gelungen.

Es wurde aber offensichtlich, dass gerade bei der Verwendung des Portkatheters zur Infusion, wenn die Kanüle tagelang im Port bleibt und sich durch die Körperbewegungen des Patienten auch im Port bewegt, bei Kunststoffports ein spürbarer Materialabtrag entsteht. Auch wenn dies nicht immer gleich zur Perforation des Ports führte, setzte sich doch die Erkenntnis durch, dass es auch nicht gut ist, wenn die dabei entstehenden Partikel im Patienten verbleiben.

Damit gab es eine Verschiebung hin zu dem Material Titan, weil sich Edelstahl als Portmaterial doch in mehrfacher Hinsicht als ungünstig erwiesen hatte – nicht nur seines Gewichtes wegen, sondern auch wegen der ausgeprägten Artefakte in der Schnittbilddiagnostik. Nicht jedem gelang die Bearbeitung von Titan (◘ Abb. 1.13). Da Titan natürlich ein teures Material ist, gab es auch viele Versuche,

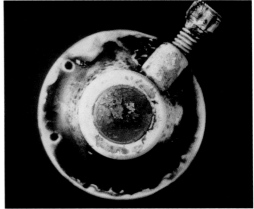

◘ **Abb. 1.10** Massive Membranzerstörung

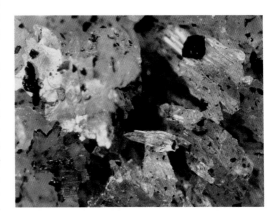

◘ **Abb. 1.11** Massive Membranzerstörung, vergrößert

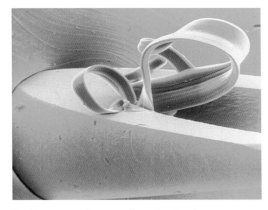

◘ **Abb. 1.12** »Nichtstanzende« Huber-Kanüle

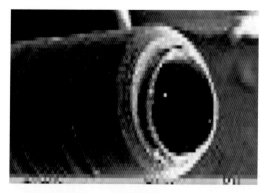

◘ **Abb. 1.13** Stützkanüle eines frühen Titanports

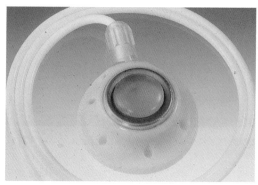

◘ **Abb. 1.14** Erster Keramikport (Cerasiv, heute Ceramtec)

Materialien zu kombinieren, z. B. Titantöpfe oder -platten in Kunststoffportkatheter einzubringen. Um 1990 wurde Aluminiumoxidkeramik als Portmaterial eingeführt (◘ Abb. 1.14). Dieses hat gegenüber allen anderen Portmaterialien einige Vorteile (Haindl et al. 1995), aber der hohe Preis verhinderte eine breite Durchsetzung als Portmaterial.

Die letzte größere Neuerung auf dem Gebiet der Portkatheter waren die hochdruckfesten Ports, die für den Einsatz von Hochdruckinjektoren für die mit dem CT synchronisierte Kontrastmittelinjektion entwickelt wurden. Dies war keine echte Neuentwicklung, da einige Ports auf dem Markt die Anforderungen hinsichtlich Druckfestigkeit zu der Zeit längst erfüllten. Die Hauptneuerung war es, diese Tatsache im Röntgenbild sichtbar zu machen, indem röntgendichte Markierungen in die Ports

eingeführt wurden, die im Röntgenbild erkennen ließen, dass der Port für Hochdruckinjektion geeignet ist (◘ Abb. 1.15).

Auch die implantierbaren Pumpen wurden über die Zeit weiterentwickelt und kommen hauptsächlich zum Einsatz zur intravenösen kontinuierlichen Gabe von 5-FU in der Onkologie oder zur Gabe von Baclofen bei der Behandlung der Spastik. Neben den gasdruckbetriebenen Pumpen kamen auch elektrische, von außen steuerbare Pumpen auf den Markt und als neueste Entwicklung gasdruckbetriebene Pumpen, deren Einstellwerte elektronisch kontrolliert werden. Dadurch brauchen diese Pumpen erheblich weniger Energie, da die Pumpfunktion über den Gasdruck betrieben wird und nur wenig Energie für die Kontrolle der Funktion aufgewendet wird (◘ Abb. 1.16).

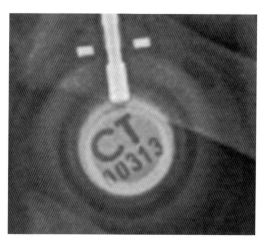

◘ **Abb. 1.15** Hochdruckport im Röntgenbild

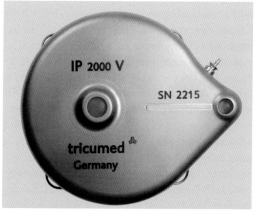

◘ **Abb. 1.16** Elektronisch kontrollierte implantierbare Pumpe. (Mit freundlicher Genehmigung der Fa. Tricumed)

1.3 Technische Herausforderungen bei der Entwicklung von Portkathetern

1.3.1 Materialien

Schon bei den ersten Portkathetern gab es zwei unterschiedliche Ansätze. Infusaid produzierte seine Portkatheter aus dem Kunststoff Polysulfon und nahm dafür in Kauf, dass eine nennenswerte Kompression der Membran mit diesem Material nicht realisierbar ist.

NuTech bzw. Pharmacia hatte offensichtlich erkannt, dass sich die Lebensdauer der Membran durch axiale Kompression deutlich verbessert und hat, um die erforderlichen Kräfte aufbringen zu können, die ersten Portkatheter aus medizinischem Edelstahl hergestellt. Wegen des hohen Gewichtes des Edelstahls kam es allerdings zu Portmigrationen, wenn dieser nicht absolut sicher befestigt war. Daraufhin wurde nach einigen Jahren auf das Material Titan gewechselt, das bis heute ein etabliertes und gutes Portmaterial ist. Der einzige wirkliche Nachteil des Titans ist, dass es, wenn es in größeren Mengen eingesetzt wird, zu deutlichen Artefakten im CT führt. Deshalb und auch, um teures Material zu sparen, sind im Laufe der Zeit viele Hersteller auf die Kombination von Titan mit Kunststoffen übergegangen, was, wenn das Titan tatsächlich die Kompressionskräfte aufnimmt, sicherlich eine sinnvolle Lösung ist.

Bei den Kunststoffen gehörte neben dem Polysulfon auch das Polyoxymethylen zu den ersten Portkunststoffen. Aufgrund der guten Federeigenschaften des Polyoxymethylens wurden Portkatheter gebaut, die durch eine Schnappverbindung zusammengehalten wurden (◘ Abb. 1.17). Aus nie ganz geklärten Gründen kam es aber bei einigen Patienten zur Lösung dieser Schnappverbindungen. Außerdem traten unter Zytostatikabehandlung einige Portbodenperforationen auf, die wahrscheinlich auf die nicht ausreichende Säurebeständigkeit des Polyoxymethylen zurückzuführen sind, aber auch nie vollständig geklärt werden konnten.

Daraufhin haben einige Hersteller das Polyoxymethylen als Portkunststoff verlassen, andere benutzen es bis heute. Das Polysulfon hat sich als Portkunststoff einigermaßen bewährt, auch wenn es

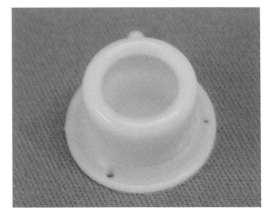

◘ **Abb. 1.17** Port aus POM (Polyoxymethylen)

keine wünschenswerte Kompression der Membran zugelassen hat. Außerdem zeigte sich im Laufe der Zeit, dass bei der Infusion über den Port, wenn die Kanüle mehrere Tage liegt, durch die Kanülenspitze in deutlichem Maße Partikel aus dem Polysulfon herausgelöst werden.

Es hat verschiedene Versuche gegeben, z. B. über faserverstärkte Materialien die Nachteile der Kunststoffmaterialien hinsichtlich der Membranpressung zu überwinden, die alle nicht ganz zufriedenstellen konnten. Erst durch die Verwendung des Hochleistungskunststoffes PEEK (Polyetheretherketon) war es möglich, die Membranen auch in Kunststoffports so zu pressen, dass lange Liegezeiten gewährleistet waren (◘ Abb. 1.18). Der Preis-

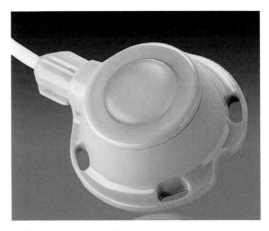

◘ **Abb. 1.18** Port aus PEEK (Polyetheretherketon).
(Mit freundlicher Genehmigung der Fa. Fresenius Kabi)

□ Tab. 1.1 Vor- und Nachteile verschiedener Portmaterialien

	Stahl	Titan	Kunststoff	Al$_2$O$_3$-Keramik
Gewicht	–	+	+++	+
Kratzfestigkeit/Partikelbildung	++	++	–	+++
Membrankompression[1]	+++	+++	–/+	+++
Korrosionsbeständigkeit	+	++	–/+	+++
Störstrahlenfreiheit	–	+	+++	+++
MR-Tauglichkeit	–	+	+++	+++
Hyperthermie-Tauglichkeit	–	–	+++	+++
Benetzbarkeit	–	–	–	++
Beschädigung der Kanülenspitze[2]	–	–	++	–

1 Die Membrankompression ist entscheidend für die Standfestigkeit der Membran und die Druckfestigkeit des Ports. Die erzielbare Membrankompression unterscheidet sich stark je nach Kunststoff.
2 Entscheidend ist hier das Material des Portbodens.

vorteil des Kunststoffports gegenüber z. B. einem Titanport war damit allerdings dahin.

Daneben gab es seit 1990 Ports aus Aluminiumoxidkeramik (□ Abb. 1.14). Dieses Material hatte sich schon millionenfach in Hüftgelenkskugeln als Implantatmaterial bewährt. Als Portmaterial hatte es den Vorteil, keinerlei Fragmentierung zu erzeugen und gleichzeitig trotz Röntgensichtbarkeit keine Artefakte in der Schnittbilddiagnostik zu erzeugen. Der relativ hohe Materialpreis und die anspruchsvolle Fügetechnik führten aber dazu, dass diese Portkatheter wegen ihrem höheren Preis nur eine begrenzte Verbreitung fanden. In der □ Tab. 1.1 sind die Vor- und Nachteile der einzelnen Portgehäusematerialien zusammengestellt.

Da es häufig schwierig ist, in einem Material alle wünschenswerten Eigenschaften wirtschaftlich zusammenzuführen, setzen sich zunehmend Verbundkonstruktionen aus der Kombination verschiedener Materialien durch. So hat die Keramik z. B. auch Eingang gefunden als Inlay in Kunststoffports.

Portkathetermaterialien

Hier haben sich Silikonkatheter und Polyurethankatheter bislang nebeneinander behaupten können. Die Silikonkatheter werden tendenziell bevorzugt, wenn der Katheter durch Cut-down in die V. cepha-

lica gelegt wird. Die Polyurethankatheter werden, weil sie sich besser schieben lassen, in der Regel bevorzugt, wenn der Portkatheter per Punktion der V. subclavia oder anderer Gefäße gelegt wird. Bei den Silikonen ist das Standardmaterial entsprechend dem Dow-Corning-Material RX 80 mit 20 % Bariumsulfat, das heute, da Dow Corning seine Aktivitäten im Implantatgeschäft aufgrund schlechter Erfahrung stark eingeschränkt hat, von verschiedenen anderen Herstellern geliefert wird. Es handelt sich aber im Prinzip immer um die gleichen Werkstoffe. Die hervorragende Dauerfestigkeit des Silikons, die im Wesentlichen, auch wenn sich die Lage im Moment etwas anders darstellt, aus der Erfahrung mit Silikonbrustprothesen gewonnen worden ist, lässt sich leider nicht so ohne Weiteres auf die Situation der Portkatheter übertragen. Die Beimischung von Bariumsulfat für die Röntgensichtbarkeit des Katheters hat einen Einfluss auf die Langzeitbeständigkeit. So wird bei der Explantation von lange (über 5 Jahre) liegenden Portkathetern häufig festgestellt, dass das Material seine Zugfestigkeit eingebüßt hat und schon bei geringer Zugbelastung bricht. Deshalb erscheint eine Begrenzung der Liegedauer empfehlenswert zu sein.

Bei den Polyurethanen sind hinsichtlich der Langzeitstabilität ähnliche Probleme zu berichten.

Da mit dem aliphatischen Polyurethan-Elastomer Tecoflex bei zentralvenösen Kathetern sehr gute Erfahrungen gesammelt worden sind, haben viele Portkatheter dieses Material auch für die Portkatheterschläuche benutzt. Dies hat bei einigen Portherstellern zu Problemen geführt. Tecoflex ist ein spannungsrissempfindliches Material. Es weist eine hervorragende Dauerbeständigkeit im Milieu des menschlichen Körpers auf, solange es nicht unter Spannung steht. Nun haben einige Portkatheterhersteller für die Portkupplungen Kanülen mit olivenartigen Aufweitungen verwendet, die die Tecoflex-Katheter zirkulär um mehrere 100 % gedehnt haben. In solchen Fällen ist es zu Abrissen, Spannungsrissen und Lochfraß im Kunststoff gekommen (◻ Abb. 1.19, ◻ Abb. 1.20). Sofern derartige spannungsinduzierende Maßnahmen unterbleiben, scheint das Tecoflex aber für Zeiträume um 5 Jahre herum hinreichend stabil zu sein.

Zu empfehlen sind aber Polycarbonat-Urethane wie etwa Chronoflex oder Carbothane, die eine deutlich bessere Langzeitstabilität aufweisen.

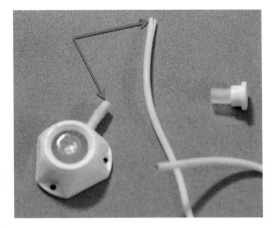

◻ **Abb. 1.19** Tecoflex-Katheter, an der Kupplung abgerissen

Katheterkupplungen

Wenn heute Diskonnektionen und Katheterabbrüche an der Portkatheterkupplung Raritäten geworden sind, so ist das nicht immer so gewesen. Die ersten Portkatheterkupplungen bestanden im Prinzip aus einer Kanüle, auf die der Schlauch aufgeschoben wurde, und einer Hülse, die darüber geschoben wurde, die vom Durchmesser so bemessen war, dass sie sich zwar noch schieben ließ, aber den Portkatheter doch relativ großflächig auf die Kanüle gepresst hat. Wenn man derartige Kupplungen im Labor testet, misst man Haltefestigkeiten, die über die Zugfestigkeit des Schlauchmaterials hinausgehen. Trotzdem ist es mit diesem Typ der Portkatheterkupplung immer wieder zu Diskonnektionen gekommen (◻ Abb. 1.21). Heute verfügen die meisten Portkatheter über verlässliche Konnektionen, wenn auch Spannungsrisse an der Portkatheterkupplung nach wie vor bei einigen Herstellern ein Problem sind.

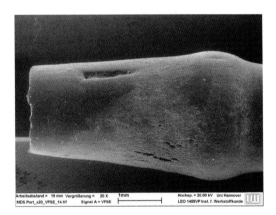

◻ **Abb. 1.20** Lochfraß und Spannungsrisse an der Kupplung

Portkanülen

Müller und Zierski haben schon 1988 darauf hingewiesen, dass die handelsüblichen Huber-Kanülen keineswegs immer ihr Versprechen einhalten,

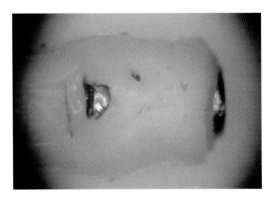

◻ **Abb. 1.21** In der Kupplung zerquetschter Silikonkatheter

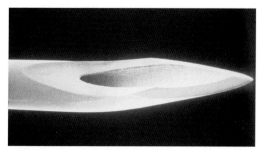

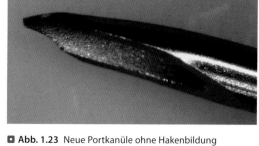

◘ **Abb. 1.22** Surecan-Kanüle

◘ **Abb. 1.23** Neue Portkanüle ohne Hakenbildung

stanzarm zu sein. Das liegt daran, dass die Idee von Huber, durch Abknicken der Kanülenspitze das hintere Schliffauge der Kanüle sozusagen in den Schatten der Spitze zu legen, zwar auf den ersten Blick plausibel ist, in der Praxis aber deshalb nicht funktioniert, weil der Weg der Kanülenspitze nicht durch die Stichrichtung des Anwenders bestimmt wird, sondern durch die Geometrie des Schliffes. Dementsprechend bewegt sich das erste abgeknickte Stück der Kanüle auch nicht in Stichrichtung, sondern schräg dazu. Es hobelt der Schliff also genauso wie ein Standardschliff (◘ Abb. 1.12). Wenn heute bessere Huber-Kanülen auf dem Markt sind, so liegt das daran, dass bestimmte Bereiche des Schliffes abgestumpft worden sind, sodass die Neigung zum Hobeln abnimmt, weil keine scharfe Schneide mehr da ist. Der Knick im Kanülenrohr ist überflüssig.

Ebenfalls 1988 wurde erstmals über eine neuartige Portkanüle berichtet, die bis zur Kanülengröße 20G praktisch stanzfrei ist (Haindl u. Müller 1988; ◘ Abb. 1.22). Dass auch bei praktisch stanzfreien Kanülen hin und wieder eine Partikelbildung auftritt, liegt daran, dass Kanülen aus geschweißten Rohren hergestellt werden und das Rohr auf einem kleinen Abschnitt seines Umfangs durch die Schweißnaht eine viel höhere Härte hat als auf dem Rest des Umfangs. Gleich, welches Verfahren jetzt verwendet wird, um die Schliffkante des hinteren Schliffauges abzustumpfen, wird es immer einen Unterschied im Erfolg zwischen den weichen und harten Abschnitten des Kanülenrohres geben. Deshalb sollte man eine Kanüle nie nach nur einem Einstich beurteilen.

Versuche mit Pencil-Point-Kanülen verliefen wenig erfolgreich. Zwar lässt sich über die Verwendung von Pencil-Point-Kanülen ein Ausstanzen von Partikeln vollständig vermeiden, aber die Punktion ist für den Patienten schmerzhaft und die Akzeptanz gering. Um dem aus dem Wege zu gehen, wurden Pencil-Point-Kanülen mit zusätzlichem Dreikantschliff auf der Spitze entwickelt, die dieses Problem dadurch lösen. Die Herstellung ist allerdings sehr aufwendig.

Die Entwicklung der stanzarmen Kanülen fand zu einer Zeit statt, als die überwiegende Zahl der Portkatheter aus Kunststoff waren und auch die Innenfläche des Ports aus Kunststoff bestand. Mit dem zunehmenden Augenmerk auf die Partikelbildung kam es aber zu der Entwicklung, dass die meisten Hersteller entweder partikelfeste, d. h. harte, Böden oder Töpfe in ihre Ports integrierten, zumeist aus Titan, in einigen Fällen auch aus Keramik. Damit war das Problem der Partikellösung aus dem Portgehäuse gelöst, es trat aber ein neues Problem auf. Die stanzarmen Kanülen haben zumeist einen relativ langen Anschliff, d. h. die Spitze ist relativ dünn. Das führt dazu, dass die Kanüle, wenn sie etwas kräftiger auf den Boden stößt, an ihrer Spitze einen Haken bildet (◘ Abb. 1.23, ◘ Abb. 1.24). Dieser Haken führt beim Herausziehen der Kanüle zu einer Beschädigung der Portmembran und macht den Lebensdauervorteil des nichtstanzenden Schliffes unter Umständen wieder zunichte.

Neuere Entwicklungen werden dieses Problem möglicherweise lösen (◘ Abb. 1.23). Die Verformungen der Spitze, die auf den beiden Abbildungen ◘ Abb. 1.24 und ◘ Abb. 1.25 zu sehen sind, sind mit einer Prüfmaschine unter Einsatz gleicher Kräfte und Geschwindigkeiten entstanden. Die Kanüle, die sich nicht verbiegt, ist ebenfalls nichtstanzend, sie hat aber zurzeit noch eine leicht erhöhte Ein-

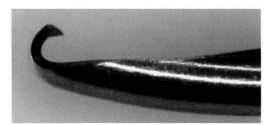

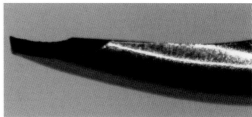

☐ **Abb. 1.24** Handelsübliche Portkanüle nach Punktion mit 15 N

☐ **Abb. 1.25** Neue Portkanüle nach Punktion mit 15 N

stichkraft. Hier müssen noch Optimierungsarbeiten geleistet werden.

1.4 Ausblick

Im Vorangehenden kann nur über relativ wenige Neuentwicklungen im Bereich der Portkatheter berichtet werden. Viele andere Initiativen, z. B. elektronische Suchgeräte für Portkatheter, haben es nie zur Marktreife gebracht, weil der Nutzen offensichtlich nicht hoch genug ist und die damit verbundenen Probleme, z. B. im MRT, nicht ohne Weiteres zu lösen sind. Andere Neuentwicklungen, wie z. B. ein emboliesicherer Katheter, lassen trotz erster erfolgversprechender Versuche nach wie vor auf sich warten. Es muss auch festgestellt werden, dass die Innovationsdynamik auf dem Portkathetermarkt in den letzten Jahren deutlich abgenommen hat, was sich durch die verfallenden Preise zwanglos erklären lässt.

Die Aufzählung von Problemen dient der Verbesserung der Portkatheter, soll aber keineswegs den Eindruck erwecken, dass es sich hierbei um Produkte mit unvertretbar hohen Risiken handelt. Dennoch muss darauf hingewiesen werden, dass derjenige, der die Portkatheter implantiert, häufig nicht mit ihren Komplikationen konfrontiert ist. Dies führt zu einer unglücklichen Entwicklung in Richtung auf das preisgünstigste Portkathetersystem. Insofern ist hier die Wachsamkeit der Anwender gefragt, immer wieder die Komplikationsraten verschiedener Portsysteme miteinander zu vergleichen.

Literatur

Blackshear PJ, Dorman FD, Blackshear PL et al. (1970) A permanently implantable self-recycling low flow constant rate multipurpose infusion pump of simple design. Surgical Forum 21: 136–137

Ecoff L, Barone RM, Simons RM (1983) Implantable infusion port (Port-A-Cath). NITA 6(6): 406–408

Haindl H (1989) Technical complications of Port Catheter Systems. Reg Cancer Treat 2: 238–242

Haindl H, Müller H (1988) Eine atraumatische Nadel für die Punktion von Ports und Pumpen. Klin Wochenschr 66 (20): 1006–1009

Haindl H, Schmoll E, Willmann G (1995) Ein neues Portkathetersystem aus Aluminiumoxidkeramik. Biomed Technik (Biomedical Engineering) 40 (3): 42–49

Müller H, Zierski J (1988) Die Huber-Nadel als Spezialkanüle für die Punktion von implantierten Ports und Pumpen – ein Irrtum in zahlreichen Variationen. Klin Wochenschr 66 (19): 963–969

Ng F, Mastoroudes H, Paul E et al. (2007) A comparison of Hickman line- and Port-a-Cath-associated complications in patients with solid tumours undergoing chemotherapy. Clin Oncol (Royal College of Radiologists, Great Britain) 19 (7): 551–556

Niederhuber JE, Ensminger W, Gyves JW et al. (1982) Totally implanted venous and arterial access system to replace external catheters in cancer treatment. Surgery 92 (4): 706–712

Patel GS, Jain K, Kumar R et al. (2014) Comparison of peripherally inserted central venous catheters (PICC) versus subcutaneously implanted port-chamber catheters by complication and cost for patients receiving chemotherapy for non-haematological malignancies. Support Care Cancer 22 (1): 121–128

Sharp NE, Knott EM, Thomas P et al. (2014) Burden of complications from needle penetration of plastic ports in children. J Pediatric Surg 49 (5): 763–765

Gefäßanatomie und präoperative Diagnostik vor Portimplantation

M. de Bucourt

R. Hennes, H.A.F. Hofmann (Hrsg.), *Ports*,
DOI 10.1007/978-3-662-43641-7_2, © Springer-Verlag Berlin Heidelberg 2016

Die Kenntnis der patientenspezifischen Gefäßanatomie durch präoperative Diagnostik begünstigt die erfolgreiche (möglichst schonende, wenig traumatische, komplikationsarme und zügige) Portimplantation, insbesondere bei komplexen Fällen. Um Portimplantationen erfolgreich durchzuführen, ist es hilfreich, vorab anatomische Informationen zu nutzen, welche durch verschiedene Bildgebungsmodalitäten wie insbesondere Ultraschall, konventionelles Röntgen (Thorax), CT oder MRT gewonnen werden können. Sowohl für Patient, Operateur samt Schwester und ggf. MTRA als auch für das Team der OP-/Saalplanung ist es vorteilhaft, wenn vorab bekannt ist, ob nach bestem Wissen mit einem »Standard-Eingriff« gerechnet werden kann oder ob ggf. Variationen zu erwarten sind, welche alternative Techniken (etwa Wechsel des Implantationsortes und venösen Zugangsweges) bedingen und für ein Gelingen des Eingriffs somit mehr Zeit und ggf. mehr operative Erfahrung in Anspruch nehmen.

Für die präoperative Planung im Rahmen der Portimplantation kann ggf. auch auf bereits erfolgte aktuellere Bildgebung (häufig beispielsweise im Rahmen eines zuvor erfolgten Tumor-Stagings) zurückgegriffen werden, anhand derer man bereits diverse Informationen ableiten kann:

So kann eine Röntgen-Thoraxaufnahme orientierend hilfreich sein, um den kardiopulmonalen Status eines Patienten präoperativ einzuschätzen. Mittels Ultraschall kann im Falle der minimalinvasiven Operationstechnik (meist Interventionsradiologie; Braun et al. 2015, Geschwind u. Dake 2013) die Punktionsstelle (beispielsweise V. jugularis oder V. subclavia; ► Kap. 8) evaluiert werden. Sonografisch gelingt jedoch in der Regel keine vollständige Darstellung des Gefäßverlaufs nach zentralvenös. Der Gefäßanatomie kommt in der präoperativen Diagnostik zur Portimplantation eine besondere Bedeutung zu. Durch schnittbildgebende Verfahren wie CT und MRT kann vorab geklärt werden, ob der Gefäßverlauf nach zentralvenös problemlos vom Portkatheter passiert werden kann.

2.1 Gefäßanatomie in der präoperativen Diagnostik

2.1.1 Ultraschall

Mittels Ultraschall (❏ Abb. 2.1) lassen sich arterielle und venöse Gefäße darstellen, hier gezeigt in einer farbkodierten Duplexsonografie (FKDS) mit Darstellung der rechten V. jugularis interna und der rechten A. carotis communis. Im Kontext der Portimplantation ist die ultraschallgestützte Darstellung insbesondere für die V. jugularis interna bzw. die V. subclavia nützlich. Jedoch gelingt eine vollständige, kontinuierliche Darstellung des Gefäßverlaufs nach zentralvenös bis zum cavoatrialen Übergang in der Regel nicht. Somit lässt sich durch ❏ Abb. 2.1 bestätigen, dass die V. jugularis interna rechts auf der dargestellten Höhe vorhanden ist und Blut hindurchströmt. Der (vergleichsweise seltene) Fall einer zentralvenösen Engstelle oder gar eines Verschlusses lässt sich jedoch somit nicht ausschließen (Braun et al. 2015).

2.1.2 Phlebografie/DSA: zentralvenöse Darstellung

Durch intravenöse Einbringung von iodhaltigem Kontrastmittel beispielsweise über den rechten oder linken Arm (seltener von rechts oder links jugulär) lässt sich durch Röntgentechnik per Durchleuchtung

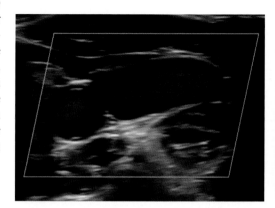

❏ **Abb. 2.1** Farbkodierte Duplexsonografie (FKDS) mit Darstellung der rechten V. jugularis interna (*blau*) und der rechten A. carotis communis (*rot*)

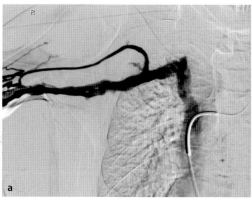
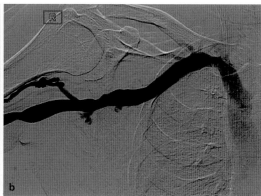

Abb. 2.2a,b Phlebografie/DSA von der rechten oberen Extremität nach zentralvenös anhand zweier Beispiele (**a, b**). Man beachte, dass sich das intravenös eingebrachte Kontrastmittel nach zentralvenös erwartungsgemäß weniger kontrastreich darstellt, was durch venöse Zuflüsse im Verlauf (in diesem Fall insbesondere durch die V. jugularis rechts und die V. brachiocephalica) zu erklären ist und nicht fehlinterpretiert werden sollte. Partiell mit abgebildet bei **a**: Schrittmachersystem *von links* in Projektion auf die V. brachiocephalica, die V. cava superior und den rechten Vorhof. Partiell mit abgebildet bei **b**: Zentralvenöser Katheter (ZVK) über rechts jugulär mit Spitze in Projektion auf die V. cava superior

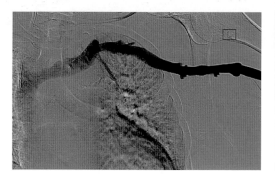

Abb. 2.3 Phlebografie/DSA von der linken oberen Extremität nach zentralvenös. Auch hier ist zu beachten, dass sich das intravenös eingebrachte Kontrastmittel nach zentralvenös erwartungsgemäß weniger kontrastreich darstellt, was durch venöse Zuflüsse im Verlauf (in diesem Fall insbesondere durch die V. jugularis rechts und die V. subclavia rechts) zu erklären ist und nicht fehlinterpretiert werden sollte. Partiell mit abgebildet: Zentralvenöser Katheter (ZVK) über rechts jugulär mit Spitze in Projektion auf die V. cava superior

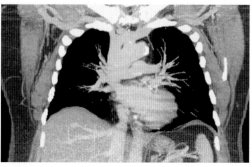

Abb. 2.4 Computertomografie (CT) in koronaler Rekonstruktion und Subvolumen-Maximumintensitätsprojektion (MIP) zur Darstellung der zentralvenösen Verlaufs; *hier erfasst:* Konfluens der V. brachiocephalica und der V. subclavia et jugularis interna dexter zur V. cava superior. Das »Blättern« durch die Schichten am PC (*hier nicht dargestellt*) ermöglicht die Beurteilung der Kontinuität und des Durchmessers im Verlauf

oder Angiografie (digitale Subtraktionsangiografie, DSA) der Verlauf des Kontrastmittels nach zentralvenös vollständig nachvollziehen (■ Abb. 2.2a,b und ■ Abb. 2.3).

Diese Darstellungsoption erfordert die intravenöse Applikation von iodhaltigem Kontrastmittel und Röntgenstrahlenexposition. Gegebenenfalls können zusätzlich gewinkelte Aufnahmen ergänzt werden, um aus der planaren 2-dimensionalen Projektion durch eine zusätzliche Projektion einen Eindruck räumlicher Tiefe zu gewinnen (Hamer et al. 2012).

2.1.3 Computertomografie

Beispiele für die Darstellung der Computertomografie sind in ■ Abb. 2.4 und ■ Abb. 2.5 dargestellt.

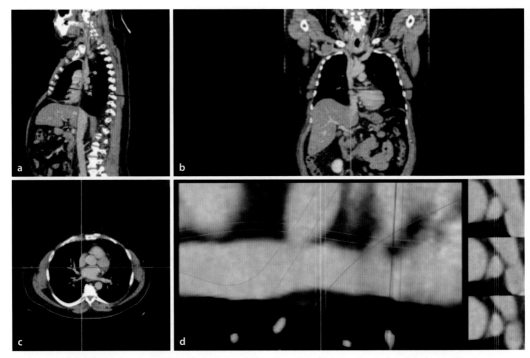

◻ Abb. 2.5a-d Ergänzend zu ◻ Abb. 2.4 ist es im Volumendatensatz (CT wie MRT) möglich, den Verlauf des Gefäßes nicht nur sagittal (**a**), koronal (**b**) und transversal (**c**) darzustellen. Ebenfalls kann das Gefäß von Interesse per Computertechnik durch Setzen von zentral im Lumen lokalisierten Bezugspunkten im Verlauf der Länge nach »geglättet« werden, hierdurch entstehen sog. »planare Rekonstruktionen« (**d**, in einer Ebene virtuell ausgezogener Gefäßverlauf)

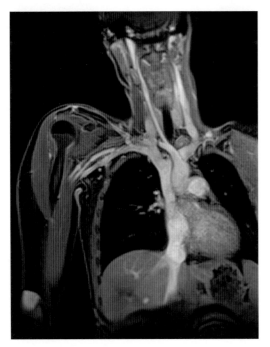

2.1.4 Magnetresonanztomografie

Die ◻ Abb. 2.6 zeigt eine Darstellung mit der Magnetresonanztomografie (Krombach u. Mahnken 2015).

2.2 Weitere Aspekte präoperativer Diagnostik

Neben der Gefäßanatomie kann die präoperative Diagnostik dazu dienen, die angestrebte Lokalisa-

◻ **Abb. 2.6** Magnetresonanztomografie (MRT) in koronaler Schichtführung: Kontinuierlicher Verlauf des Konfluens der V. jugularis und V. subclavia rechts zur V. cava superior und zum rechten Vorhof. Der Truncus brachiocaphalicus aus der Aorta »überquert« in der dargestellten Schicht die V. brachiocephalica. (Sequenz: T1w Vibe Dixon in Atemanhaltetechnik unter Inspiration nach i.v.-Applikation von 5 ml Gadopentetat-Dimeglumin)

tion der Portkammer vorab zu validieren (insbesondere per CT, MRT): So lassen sich beispielsweise Hinweise auf mögliche lokale Tumorinfiltrationen (subkutane Tumorimplantate, Infiltration des M. pectoralis oder angrenzender Rippen) gewinnen, welche ggf. den Entschluss zu einem Seitenwechsel (rechts pektoral nach links pektoral oder vice versa) bzw. zu einem vergleichsweise weniger üblichen Implantationsort (etwa Oberarm), oder zu alternativen zentralvenösen Kathetern (etwa PICC, »peripherally inserted central catheter«) bedingen können. Auch können ergänzend zu den anamnestisch bereitgestellten Informationen Schrittmacher, Dialysekatheter – oder ggf. deren (zentrale) Residuen – detektiert werden.

Praxistipp

Patienten mit bereits bekannter Gefäßanomalie oder bereits zuvor komplexer Portimplantation zur Re-Portimplantation sollten eine dezidierte Bildgebung erhalten, will man Überraschungen am OP-Tag vermeiden. Zudem ist präoperativ mehr Planung und perioperativ mehr Erfahrung des Operateurs nützlich.

Anmerkung zum Zeitfenster zwischen präoperativer Diagnostik und Portimplantation: Je aktueller die präoperative Bildgebung, desto weniger kann sich zwischenzeitlich verändert haben (Tumorprogress, Einengung/Verschluss zentralvenös).

❗ **Bei der Bildgebung gilt es die Risiken für die einzelnen Bildgebungsmodalitäten (ggf. die auch zeitnahe Verfügbarkeit und die vertretbaren Kosten) mit dem zu erwartenden Nutzen für die Portimplantation im Kontext der patientenspezifischen Situation abzuwägen.**

So kann es sinnvoll (und vertretbarer) sein, einen Patienten in Palliativsituation mit multiplen Metastasen unter Chemotherapie und Bestrahlung, und vorausgegangenen Portim- und -explantationen einer dedizierten Bildgebung (mit womöglich höherer/vermehrter Strahlenexposition) zuzuführen, als eine jugendliche, vergleichsweise rüstige Patientin in gutem Allgemeinzustand und Aussicht auf Langzeit-Therapieerfolg.

◘ Tab. 2.1 kann zur qualitativen Orientierung häufiger für Portimplantationen verwendeter präoperativer Bildgebung in Bezug auf Caveats/Kontraindikationen, Invasivität und Strahlenexposition dienen.

◘ **Tab. 2.1** Qualitative Orientierung häufiger für Portimplantationen verwendeter präoperativer Bildgebung

Bildgebung	Caveats/Kontraindikationen	Inva-sivität	Strahlen-exposition	Verfüg-barkeit	Kosten
Ultraschall	–	–	–	++++	+
Thoraxröntgen	– ggf. Schwangerschaft	–	+	+++	+
Phlebografie/DSA	Nicht beherrschbare Kontrastmittelunverträglichkeit;ggf. Schwangerschaft	+	++	++	++
CT	Nicht beherrschbare Kontrastmittelunverträglichkeit, sofern KM verabreicht wird ggf. Schwangerschaft	+	+++	+++	+++
MRT	Ferromagnetische, nicht MR-taugliche, Implantate; Nicht beherrschbare Kontrastmittelunverträglichkeit, sofern KM verabreicht wird; ggf. Schwangerschaft	+	–	+	++++

DSA digitale Subtraktionsangiografie, *CT* Computertomografie, *MRT* Magnetresonanztomografie, *KM* Kontrastmittel

Literatur

Braun B, Günther RW, Schwerk W-B (2015) Ultraschalldiagnos-
tik Lehrbuch und Atlas. ecomed Medizin, Hüthig Jehle
Rehm, Heidelberg München
Geschwind J, Dake M (2013) Abrams' Angiography: Interven-
tional Radiology, 3rd edn. Lippincott Williams & Wilkins,
Philadelphia
Hamer O, Zorger N, Feuerbach S, Müller-Wille R (2012) Grund-
kurs Thoraxröntgen: Tipps und Tricks für die systema-
tische Bildanalyse. Springer, Berlin Heidelberg
Krombach GA, Mahnken AH (2015) Radiologische Diagnostik
Abdomen und Thorax: Bildinterpretation unter Berück-
sichtigung anatomischer Landmarken und klinischer
Symptome. Thieme, Stuttgart
Prokop M, Galanski M, Schaefer-Prokop C, van der Molen AJ
(2013) Ganzkörper-Computertomographie: Spiral- und
Multislice-CT, 2. Aufl. Thieme, Stuttgart
Uflacker R (2006) Atlas of vascular anatomy: an angiographic
approach, 2nd edn. Lippincott Williams & Wilkins, Phila-
delphia

Präoperative Aufklärung und juristische Fragen zur Portchirurgie

R. Schäfer-Gölz

R. Hennes, H.A.F. Hofmann (Hrsg.), *Ports*,
DOI 10.1007/978-3-662-43641-7_3, © Springer-Verlag Berlin Heidelberg 2016

Der Arzt haftet sowohl für Kunstfehler als auch für schicksalhafte Komplikationen eines Eingriffs, der nicht durch Einwilligung des Patienten gerechtfertigt ist. Das Kunstfehlerrisiko bei der Portimplantation spielt in der Rechtsprechung der letzten Jahre eine untergeordnete Rolle. In der Haftungsprophylaxe kommt daher der Eingriffsaufklärung die zentrale Bedeutung zu.

Ärztliches Handeln unterliegt zum einen den allgemeinen Normen, denen alle Zivilrechtssubjekte unterworfen sind. Danach stellt der Heileingriff tatbestandlich eine Verletzung der körperlichen Integrität des Patienten dar, der der Rechtfertigung bedarf. Diese schafft regelmäßig die Einwilligung des Patienten, die nur in Kenntnis der relevanten Umstände rechtswirksam erteilt werden kann. Grundlage einer solchen »informierten Einwilligung« ist die Aufklärung durch den Behandelnden. Die Pflicht zur Aufklärung folgt aber nicht nur mittelbar aus dem allgemein gültigen Schädigungsverbot. Sie ist auch Pflicht des Behandlungsvertrags; das Patientenrechtegesetz hat diesen seit langem geltenden Grundsatz kodifiziert in § 630e BGB.

Weitere wesentliche Pflicht des Behandelnden ist ein Vorgehen »nach allgemein anerkanntem fachlichen Standard« (§ 630a Abs. 2 BGB), also ein Handeln auf dem materiellen Niveau, das den »Kenntnissen, Erfahrungen und Fertigkeiten« eines Facharztes für die in Rede stehende Heilbehandlungsmaßnahme entspricht. Abweichungen von diesem materiellen Standard sind »Kunstfehler«; sie können von der informierten Einwilligung nicht gedeckt sein und stellen daher sowohl eine rechtswidrige Körperverletzung als auch eine Vertragsverletzung dar. Hieraus ergeben sich die Pflichten, sie künftig zu unterlassen, ihre Folgen – soweit möglich – zu beseitigen und für etwaige Schäden Ersatz zu leisten.

Auf diesen allgemeinen Grundsätzen ruhen die beiden Säulen der Arzthaftung – allgemeiner formuliert: der Medizinschadenhaftung –, nämlich zum einen die Haftung für Kunstfehler sowie zum anderen die Haftung für - auch schicksalhafte – Folgen eines nicht durch Einwilligung gerechtfertigten Eingriffs.

Durchforstet man die veröffentlichte Rechtsprechung der letzten rund 15 Jahre, findet man nur wenige Entscheidungen zu Kunstfehlern im Zusammenhang mit der Implantation eines Ports. Das Suchergebnis sei kurz wie folgt vorgestellt:

- OLG Koblenz vom 27.09.2011 – 5 O 273/11: Durchtrennung eines Portschlauches bei der operativen Nachbehandlung eines Rektumkarzinoms
- LG Magdeburg vom 25.02.2009 – 9 O 1676/08: Implantation eines Ports bei nicht indizierter Chemotherapie und dessen unvollständige Entfernung
- OLG Hamm vom 16.03.2005 – 3 U 225/04: Zytostatikaparavasat
- OLG Düsseldorf vom 24.07.2003 – I-8 U 82/02: Pneumothorax
- OLG Hamburg vom 15.11.2002 – 1 U 23/02: Embolie nach Portimplantation bei nicht mehr indizierter Chemotherapie
- OLG Hamm vom 17.09.2001 – 3 U 58/01: Nervenverletzung
- OLG Oldenburg vom 16.03.1999 – 5 U 194-98: Lidheberparese

Nur in einem dieser sieben Fälle hatte die Klage teilweise Erfolg. Dies und die geringe Zahl der recherchierten Fälle sprechen dafür, dass die Verfahren der Portimplantation ausgereift sind und auf hohem fachlichem Niveau durchgeführt werden. Unter dem Gesichtspunkt der Haftungssäule »Kunstfehler« erübrigen sich daher weitere rechtliche Ausführungen. Was den materiellen Facharztstandard bei der Implantation von Ports anbelangt, ist auf die fachlich-medizinischen Ausführungen in den nachfolgenden Kapiteln zu verweisen.

Insbesondere wegen der in diesem Bereich liegenden Möglichkeiten der Haftungsprävention ist Schwerpunkt der nachfolgenden Ausführungen die **Aufklärung**, die das informierte Einverständnis des Patienten erfordert. Neben der medizinisch-fachlichen Aus-, Weiter- und Fortbildung besteht hier der wesentliche Raum für Veränderung und Gestaltung, um haftungsbegründende Sachverhalte zu vermeiden.

> **❶ Aufklärung erfordert das Gespräch zwischen Patient und Arzt/Ärztin. Aufklärungsbögen dürfen nur Stütze, nicht Ersatz sein.**

Die Aufklärung setzt unverzichtbar das **Gespräch** mit den Patienten voraus. Es ist nicht nur zivilrechtliche (§ 630e Abs. 2 S. 1, Nr. 1 BGB), sondern auch berufsrechtliche Pflicht (§ 8 Musterberufsordnung). Immer wieder wird gegen diesen eindeutigen Grundsatz verstoßen. Insbesondere das bloße Aushändigen von Formularwerk und dessen »Einsammeln« in vom Patienten unterschriebener Form sind nicht selten anzutreffen. Das Gespräch ist Pflicht des Arztes; sie ist also nur an Ärztinnen und Ärzte delegierbar. Insbesondere um Informationsverluste zu vermeiden, wird zwar richtigerweise empfohlen, das Aufklärungsgespräch grundsätzlich durch den vorgesehenen Operateur führen zu lassen. Da die Portimplantation einen von Umfang und Zeitbedarf überschaubaren Eingriff darstellt, eignet sich das vorbereitende Aufklärungsgespräch aber zum einen für die fachärztliche Weiterbildung. Zum anderen wird man gerade in größeren Krankenhäusern nicht darauf verzichten können, das Aufklärungsgespräch auch durch andere ärztliche Mitarbeiter als den vorgesehenen Operateur führen zu lassen; sie müssen jedoch »über die zur Durchführung der Maßnahme notwendige Ausbildung« verfügen.

Aufklärungsbögen können der Vorbereitung, der Stütze sowie der (mittelbaren) Dokumentation des Gesprächs zwischen Patient und Arzt dienen – nicht mehr, aber auch nicht weniger. Wichtig ist, das Formularwerk in diesem Sinne sorgfältig zu verwenden. Einschlägige Leerstellen sollten ausgefüllt, Alternativen durch Ankreuzen gewählt und vorhandene Freiräume für Skizzen oder handschriftliche Eintragungen genutzt werden. Unverzichtbar ist es, das Datum einzusetzen; zu empfehlen ist der Vermerk der Uhrzeiten von Beginn und Ende des Gesprächs. Eine nicht lesbare Unterschrift des Arztes sollte durch Druckbuchstaben entzifferbar bleiben. Schließlich ist das Formularwerk in größeren Zeitabständen fachkundig zu überprüfen.

Der Arzt hat das Gespräch **mit dem Patienten persönlich** zu führen. Steht dieser unter Betreuung mit dem Aufgabenkreis Gesundheitssorge, ist auch mit dem Betreuer zu sprechen. Entsprechendes gilt für die (seltene) Vormundschaft Minderjähriger. Die Personensorge üben die Eltern gemeinschaftlich aus. Gleichwohl ist es nicht immer erforderlich, mit beiden Elternteilen zu sprechen. Vielmehr ist nach Schwere des Eingriffs zu differenzieren. Bei der Portimplantation genügt das Gespräch mit einem Elternteil, wenn sich der Arzt durch entsprechende Fragen vergewissert, dass der andere informiert ist und keine Einwände erhebt. Ergeben sich hier Zweifel, muss der Arzt entweder ein Telefongespräch mit dem abwesenden Elternteil führen oder darauf bestehen, dass ihm dessen schriftliche Einverständniserklärung vorgelegt wird. Jedenfalls ab Vollendung des 14. Lebensjahres ist der minderjährige Patient in das Aufklärungsgespräch einzubeziehen, da er ab diesem Alter regelmäßig die notwendige Einsichtsfähigkeit besitzen dürfte. Gegen den Willen eines einsichtsfähigen Jugendlichen sollte ein Port nicht implantiert werden, falls diese Maßnahme nicht ausnahmsweise unaufschiebbar ist. Den Konflikt zwischen Eltern und Kind hat das Familiengericht zu entscheiden.

Das Aufklärungsgespräch muss für den Patienten **verständlich** sein. Dieses Erfordernis betrifft nicht nur die Selbstverständlichkeiten Akustik und Wortwahl, sondern zunehmend die Wahl der Sprache. Der Patient ohne Deutsch als Muttersprache kann in einer ihm verständlichen Fremdsprache oder in seiner Muttersprache aufgeklärt werden. Von dessen Fremdsprachenkenntnissen sollte sich der aufklärende Arzt ein kritisches Bild machen. Bei Zweifeln ist ein Übersetzer in die Muttersprache des Patienten hinzuzuziehen. Dies muss kein professioneller Dolmetscher sein. Die sprachlichen Fähigkeiten hinzugezogener Freunde oder Familienangehöriger sind aber ebenso kritisch zu würdigen; das Ergebnis ist zu dokumentieren. Bleiben Zweifel, muss der berufsmäßige Dolmetscher hinzugezogen werden.

Das Aufklärungsgespräch muss **rechtzeitig** geführt werden. Zu ambulanten Eingriffen, zu denen die Implantation eines Ports regelmäßig gehört, wird nicht selten die Ansicht vertreten, die Aufklärung am Tag selbst sei ausreichend. Hiervor kann bei Portimplantationen nur gewarnt werden. Sie sind nicht mit Routinemaßnahmen wie die Extraktion eines Zahnes oder die Entfernung einer oberflächlichen Hautveränderung zu vergleichen. Mit der 24-Stunden-Regel ist man hingegen auf der sicheren Seite. Ganz selten stellt sich die Frage, ob das Gespräch »zu früh« geführt wurde, also zu lange zurückliegt. Sind zwischen ihm und dem letztendlichen Eingriff viele Monate vergangen, so sollte der Arzt in jedem Falle ausdrücklich darauf zurückkommen und sich vergewissern, dass dem Patienten die wesentlichen Gesprächsinhalte noch präsent sind.

Über **Inhalt und Umfang der Aufklärung** entscheidet grundsätzlich der Arzt nach pflichtgemäßem Ermessen. Ziel der Aufklärung ist nicht die Vermittlung medizinischen Fachwissens nach Art einer Vorlesung. Vielmehr hat der Arzt »**im Großen und Ganzen**« aufzuklären, dem Patienten also ein verständliches Gesamtbild vom Eingriff und seinen Folgen zu vermitteln. Typische Risiken sind klar zu benennen. Auch statistisch äußerst geringe Komplikationswahrscheinlichkeiten müssen benannt werden, wenn die Folgen für den individuellen Patienten einschneidend sind. In diesem Sinne ist »**patientenbezogen**« aufzuklären; der körperlichen und geistigen Verfassung des Patienten, seinem persönlichen Lebensumfeld sowie seiner berufliche Situation ist individuell Rechnung zu tragen. Im Regelfall sind als Risiken des Eingriffs selbst stärkere Blutungen, Infektionen, mögliche Nervenverletzungen, der Verschluss von Gefäßen und die Verletzung des Rippenfells mit Pneumothorax zu nennen. Aufklärungspflichtig sind auch mögliche Komplikationen im Rahmen der Benutzung des Ports, etwa durch Verschluss des Katheters, durch seine Verlagerung oder durch den Austritt von Flüssigkeiten oder Medikamenten aus dem Katheter. Fragen des Patienten sind selbstverständlich zu beantworten und können nicht nur die Wiederholung, sondern auch Vertiefung des Aufklärungsinhalts erfordern. Mit der Frage, ob der Patient das ihm Erläuterte verstanden hat und ob er noch (weitere) Fragen hat, sollte jedes Aufklärungsgespräch schließen.

Aufklärung und nachfolgende Einwilligung sind zu **dokumentieren** (§ 630f Abs. 2 S. 1 BGB). Das beste Dokumentationsmittel ist der sorgfältig ausgefüllte und im Gespräch durchgegangene sowie individualisierte Aufklärungsvordruck, der mit der unterschriftlichen Einwilligungserklärung schließt. Die Dokumentation ist in jedem Falle 10 Jahre aufzubewahren. Diese Frist dürfte für Portimplantationen regelmäßig genügen. Wegen der möglichen längeren zivilrechtlichen Verjährungsfristen sollte aber die Vernichtung vor Ablauf von 30 Jahren seit dem Eingriff mit der Haftpflichtversicherung abgestimmt werden.

Der Patient kann auf die Aufklärung **verzichten** (§ 630e Abs. 3 BGB). Ein solcher Verzicht ist »**ausdrücklich**« zu erklären, darf also in keinem Falle unterstellt werden und erfordert die gezielte und ergebnisoffene Nachfrage des Arztes. Ein solcher Ausnahmefall ist äußerst sorgfältig und im Detail zu dokumentieren; der Arzt sollte ihn nur mit Unterschrift des Patienten akzeptieren.

Mögliche Änderungen der Rechtsprechung zu den für die Portimplantation relevanten Grundsätzen der Eingriffsaufklärung sind gegenwärtig nicht erkennbar. Gleichwohl ist es ratsam, die Praxis der Aufklärung und ihre Inhalte in regelmäßigen Zeitabständen zu überprüfen und im Bedarfsfall zu aktualisieren.

Literatur

Ulsenheimer K, Schwerdtfeger A, Wienke A (2011) Patientenaufklärung kompakt. Thieme, Stuttgart

Anästhesiologische Aspekte in der Portchirurgie

J. Keßler, H. J. Bardenheuer

R. Hennes, H.A.F. Hofmann (Hrsg.), *Ports*,
DOI 10.1007/978-3-662-43641-7_4, © Springer-Verlag Berlin Heidelberg 2016

Die anästhesiologische Fachdisziplin hat im Wesentlichen zwei Berührungspunkte mit Portanlagen und -benutzung: Im Rahmen der Portchirurgie bringt die Anästhesie durch einen regelmäßigen Umgang mit Lokalanästhetika das notwendige Fachwissen über Auswahl und Dosierung der Lokalanästhetika ein, bei bestehenden Kontraindikationen wird die Fachkompetenz für die Analgosedierung oder Allgemeinanästhesie notwendig. Bei Patienten mit weit fortgeschrittenen Tumorerkrankungen wird der Port regelmäßig für die parenterale Ernährung, den Volumenersatz oder die Gabe von Medikamenten in der ambulanten oder stationären palliativmedizinischen Versorgung genutzt. Daraus ergeben sich Fragen zum korrekten Vorgehen beim Punktieren des Portsystems, insbesondere zum sterilen Arbeiten. Bei schwierigen Punktionen kann die Expertise im Umgang mit ultraschallgezielten Techniken hilfreich sein.

4.1 Vorbereitung und Aufklärung des Patienten

In der Vorbereitung für eine geplante Portimplantation wird der Patient nach ausführlicher Anamnese, insbesondere zu kardiopulmonalen Vorerkrankungen oder Risikofaktoren sowie der aktuellen Medikation, über das anästhesiologische Vorgehen sowie die Risiken und Komplikationsmöglichkeiten aufgeklärt. Der Berufsverband Deutscher Anästhesisten e.V. und die Deutsche Gesundheitshilfe e.V. empfehlen im Einvernehmen mit der Deutschen Gesellschaft für Anästhesiologie das Diomed-Aufklärungssystem (Herausgeber: Prof. K. Ulsenheimer, Copyright by Diomed in Thieme Compliance GmbH). In diesem werden sowohl die Allgemein-, als auch die Regionalanästhesie in gut verständlicher Form in Wort und Bild dargestellt. Auf spezielle Risiken und Komplikationsmöglichkeiten beider Verfahren wird ausführlich eingegangen, es existiert ein Abschnitt mit Zusatzfragen und Verhaltenshinweisen für ambulante Eingriffe, darüber hinaus können der Anamnesebogen und die Dokumentation der Aufklärung und Einwilligung abgetrennt und separat vom Patiententeil archiviert werden.

4.2 Mögliche Analgesieformen zur Portchirurgie

Für die ambulante Portchirurgie können bei einem notwendigen Verzicht auf die Lokalanästhesie (▶ Abschn. 4.2.2) analgosedierende oder allgemeinanästhesiologische Verfahren mit oder ohne endotracheale Intubation zum Einsatz kommen. Entscheidend für ein möglichst kurzes Zeitintervall zwischen Operationsende und Verlegung des Patienten ist die Verwendung von Substanzen mit einer schnellen Elimination. In der Gruppe der Opioide sind das Alfentanil (z. B. Rapifen) und Remifentanil (z. B. Ultiva), bei den Hypnotika Propofol (z. B. Disoprivan) und Etomidate (z. B. Hypnomidate) und bei den Muskelrelaxanzien – falls ausnahmsweise notwendig – Succinylcholin oder Atracurium.

Das obligate apparative Monitoring besteht aus einer Pulsoxymetrie, einer fortlaufenden EKG-3-Kanal-Ableitung und einer engmaschigen, nichtinvasiven Blutdruckmessung.

In der überwiegenden Zahl der Fälle in der Portchirurgie ist die endotracheale Sicherung des Atemweges nicht notwendig. Nach Applikation des Opioids und des Hypnotikums kann der Patient über eine adäquat große Maske oder eine Larynxmaske (z. B. LMA ProSeal) beatmet werden bzw. spontan atmen.

4.2.1 Die Lokalanästhesie als Standardverfahren

Die Lokalanästhesie ist das Standardverfahren in der Portchirurgie. Nach Hautdesinfektion erfolgt eine Verteilung des Volumens in das Hautareal der geplanten Inzision und zur Analgesie der tiefen Strukturen bis in den M. pectoralis. Bei einer ausreichenden Natriumkanalblockade kommt es zu einem Verlust der Aktionspotenziale und damit zu einer Schmerzfreiheit (Lirk et al. 2014).

Lokalanästhetika bestehen aus einer lipophilen aromatischen Ringstruktur und einer hydrophilen Aminogruppe. Nach der Struktur der Zwischenkette unterscheiden sich Aminoester und Aminoamide. Während die Ester durch eine Cholinesterase abgebaut werden, erfolgt die Metabolisierung der Amide durch N-Dealkylierung oder Hydrolyse in der Leber.

Bei der Auswahl eines geeigneten Lokalanästhetikums sind die Anschlagszeit, die Wirkdauer und ein möglichst geringes Risiko für unerwünschte Arzneimittelwirkungen ausschlaggebend. Zur Vermeidung von Allergien sollte ein Lokalanästhetikum aus der Gruppe der Amide eingesetzt werden. Im Gegensatz zu den Substanzen aus der Gruppe der Ester kommt es hier im Metabolisierungsweg nicht zur Bildung eines potenziell allergieauslösenden Paraaminobenzoesäurerings. Für einen schnellen Wirkeintritt und eine für die Art des Eingriffs ausreichende Wirkdauer eignet sich das seit dem Jahr 1943 synthetisierbare Lidocain (z. B. Xylocain). Lidocain war das erste Aminoamidlokalanästhetikum und gehört dementsprechend zu den am besten untersuchten Substanzen dieser Gruppe (Bremer et al. 1948). In der praktischen Umsetzung werden 30–40 ml einer 1%igen Lösung injiziert, das entspricht einer Gesamtmenge von 300–400 mg. Zur Vermeidung der unten beschriebenen Komplikationsmöglichkeit der Intoxikation sollte während der Injektionsphase mehrfach aspiriert werden, um eine intravasale Fehllage der Kanülenspitze auszuschließen.

4.2.2 Kontraindikationen

Kontraindikationen für die Verwendung von Lokalanästhetika sind die vorbeschriebene allergische Reaktion auf den Wirkstoff (To et al. 2014) oder die verwendeten Hilfsmittel, Angst- und Panikstörungen des Patienten, die nur mit einer Analgosedierung oder Allgemeinanästhesie beherrscht werden können und natürlich die Ablehnung des Verfahrens durch den Patienten.

4.2.3 Therapie bei Lokalanästhetikaintoxikation

Neben den hämodynamischen und allergischen Komplikationsmöglichkeiten kann es unabhängig von der Dosierung bei einer hohen Resorptionsrate bzw. bei einer versehentlichen intravenösen oder intraarteriellen Injektion zu einer Lokalanästhetikaintoxikation kommen. Die Ausprägung der toxischen Reaktion wird von der Geschwindigkeit des Konzentrationsanstiegs im Plasma bestimmt. Typische klinische Zeichen einer zentralnervösen Reaktion sind Unruhe, Schwindel, Sehstörungen, Übelkeit und Erbrechen.

❶ Als früheste und sogar pathognomonische Zeichen der Intoxikation durch Lokalanästhetika gelten das periorale Taubheitsgefühl und der metallische Geschmack im Mund.

Kommt es danach zu einem weiteren Anstieg des Plasmaspiegels, können als Folge einer Blockierung inhibitorischer Neurone im Bereich des Kortex generalisierte Krampfanfälle bis hin zum zentralen Atemstillstand auftreten.

Neben einer sofortigen Beendigung der Zufuhr des verantwortlichen Medikamentes sollte der Patient Sauerstoff zur Vermeidung eines hypoxisches Hirnzellschadens und Benzodiazepine erhalten und am Monitor überwacht werden.

Die Wahrscheinlichkeit für eine solche Komplikation bei der Verwendung von Lidocain ist nach der aktuellen Literatur als extrem unwahrscheinlich einzustufen, für andere länger wirksame Lokalanästhetika ist das Risiko im direkten Vergleich erhöht (Zausig et al. 2012). Gemäß internationaler Literatur gelten bei systemischer Intoxikation mit kardialen und/oder zerebralen Symptomen in Ergänzung zu regulären Maßnahmen der kardiopulmonalen Reanimation folgende Handlungsempfehlungen zur medikamentösen Therapie:

- Lipidemulsion 20 % (z. B. Lipofundin) i.v.: 1,5 ml/kg als Bolus (z. B. 100 ml bei 70 kg KG; Injektionszeit 1 min).
- Danach erneute Gabe von 0,25 ml/kg/min für einen Zeitraum von mindestens 10 min nach Stabilisierung des Kreislaufs (z. B. 500 ml über 30 min bei 70 kg KG).
- Für den Fall einer weiterhin instabilen kardiozirkulatorischen Situation sollte ein erneuter Bolus, gefolgt von einer dauerhaften Infusion von 0,5 ml/kg/min verabreicht werden.
- Eine Dosierung von 10 ml/kg/min für einen Zeitraum von 30 min ist die empfohlene Höchstdosierung (Neal et al. 2010, ACMT 2011).

Propofol enthält zwar auch Sojaöl, wird aber auf Grund seiner kardiodepressiven Eigenschaften nicht als Alternative empfohlen.

Empfehlungen der Fachgesellschaften mit Fallberichten, Studien und Hinweisen auf weiterführende Literatur sind unter http://www.lipidrescue.org zusammengefasst.

4.3   Das Vorgehen bei der Punktion des Portsystems

Die Einhaltung steriler Kautelen bei der Punktion des Portsystems ist von zentraler Bedeutung zur Minimierung des Infektionsrisikos und der mit dieser Komplikation verbundenen weitreichenden Folgen für den Patienten bis hin zur Explantation des Systems (Fischer et al. 2008).

Neben der zeitlich ausreichend langen Hautdesinfektion (abhängig von der Art des verwendeten Desinfektionsmittels) über dem Portlager und der Verwendung steriler Handschuhe sollte ein steriles Lochtuch zur Abdeckung der Umgebung benutzt werden. Bei gut palpablen Portsystemen werden die Ränder der Portkammer zwischen zwei Fingern sicher fixiert, dabei sollte das Hautareal über der Portmembran mit den Fingern nicht mehr berührt werden. Für die Punktion der Silikonmembran dürfen nur spezielle, nichtstanzende Nadeln mit einem Huberschliff verwendet werden. Herkömmliche Punktionsnadeln können zu einer dauerhaften Beschädigung der Portmembran führen. Nach der Punktion sollte die Portnadel mit einem geeigneten sterilen, am besten auch wasserundurchlässigen Verband geschützt werden. Es

existieren keine evidenzbasierten Daten für die maximale Verweildauer einer Portnadel, die empfohlene Zeit bis zu einem Nadelwechsel beträgt etwa eine Woche.

4.3.1   Verwendung von Ultraschall bei schwierigen Punktionen

Gerade bei tumorerkrankten Patienten ist die Portpunktion durch die häufig assoziierte Tumorkachexie technisch einfach durchführbar. Der Port, insbesondere die prominente Silikonmembran des Portsystems kann durch die Haut getastet und zur Punktion mit zwei Fingern fixiert werden.

Bei adipösen Patienten, bei notwendigen Punktionen nach Paravasaten oder bei Vernarbungen nach häufiger Punktion bzw. bei narbigen Veränderungen nach Implantation kann die Portpunktion erschwert sein.

Ähnlich wie bei schwierigen Punktionen von Reservoirmembranen intrathekaler Pumpensysteme (Yang et al. 2013) kann auch für die Portpunktion die Sonografie zur Lokalisation eingesetzt werden. Der vom Linearschallkopf emittierte höherfrequente Ultraschall (>10 MHz; 13 MHz in den ◘ Abb. 4.1 und ◘ Abb. 4.2) ist in der Lage, auch kleinere anatomische Strukturen im Nahfeld sehr detailgenau abzubilden (Kessler et al. 2008). Durch den hohen Impedanzunterschied zwischen dem umliegenden Gewebe und der Portoberfläche (◘ Abb. 4.1a) ist die Differenzierung auch bei einem

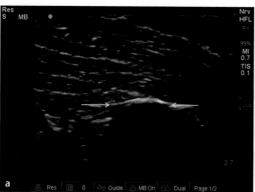
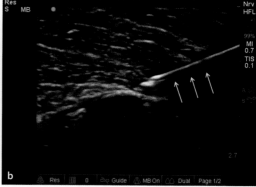

◘ **Abb. 4.1a,b** Sonografische Darstellung des Portsystems in einer Tiefe von etwa 1,5 cm, die *Pfeile* markieren die seitlichen Endigungen der Portmembran (**a**); Punktion innerhalb der Schallebene, die *Pfeile* markieren die Kanüle mit Reverberationsartefakten und einer in Richtung Schallkopf gedrehten Kanülenöffnung (**b**)

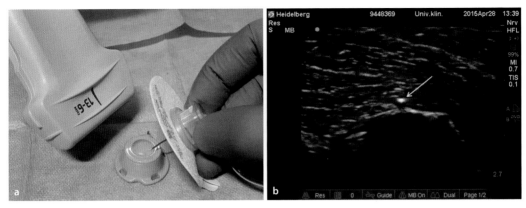

Abb. 4.2a,b Darstellung der räumlichen Beziehung von Port, Kanülenspitze und Linearschallkopf (a); korrespondierendes Ultraschallbild mit dem die Kanülenspitze repräsentierenden hyperechogenen Punkt (b)

nicht tastbaren Port sehr gut möglich. Die Schallauslöschung hinter der Portmembran bestätigt den optimalen Punktionsort.

Zur Einhaltung steriler Kautelen muss der Schallkopf bei einer Punktion unter direkter sonografischer Kontrolle mit einem sterilen Überzug geschützt werden. Eine Sprühdesinfektion der Kunststoffoberfläche des Schallkopfes ist selbstverständlich nicht ausreichend. Dies kann mit einem sterilen Handschuh, zur Aufrechterhaltung der am Ultraschallgerät voreingestellten Intensität besser aber mit einer sterilen selbstklebenden Folie gewährleistet werden. Die Punktion kann innerhalb der Schallebene (■ Abb. 4.1a) zur Visualisierung der gesamten Kanüle durchgeführt werden.

Alternativ dazu und in der Praxis wesentlich häufiger durchgeführt wird allerdings die in ■ Abb. 4.2 dargestellte Punktion außerhalb der Schallebene (Gray 2006). Die Spitze der Kanüle stellt sich beim ersten Durchtritt durch die Schallebene als singulärer, bei Drehung der Kanülenöffnung in Richtung Schallkopf als doppelter hyperechogener Punkt dar (»double-dot-sign«).

Durch die Miniaturisierung der Ultraschallgeräte in der Anästhesie mit bedarfsadaptierten Betriebssystemen und kurzen Zugriffszeiten sowie ausreichenden Akkukapazitäten ist es in der Zwischenzeit möglich geworden, die Sonografie bettseitig einzusetzen (Dhamija et al. 2015). Das gibt dem Anwender bei der schwierigen Portpunktion die Möglichkeit, bei geringer Belastung des Patienten eine hohe Sicherheit des Punktionsprozesses zu erreichen.

Literatur

ACMT (2011) American College of Medical Toxicology: Position statement: interim guidance for the use of lipid resuscitation therapy. J Med Toxicol 7(1): 81–82

Bremer G, Ekmanner S et al. (1948) Xylocaine; a new local anaesthetic. Br Dental J 85(12): 278–281

Dhamija E, Thulkar S, Bhatnagar S (2015) Utility and potential of bedside ultrasound in palliative care. Indian J Palliative Care 21(2): 132–136

Fischer L, Knebel P, Schroder S et al. (2008) Reasons for explantation of totally implantable access ports: a multivariate analysis of 385 consecutive patients. Ann Surg Oncol 15(4): 1124–1129

Gray AT (2006) Ultrasound-guided regional anesthesia: current state of the art. Anesthesiology 104(2): 368–373, discussion 365A

Kessler J, Schafhalter-Zoppoth I, Gray AT (2008) An ultrasound study of the phrenic nerve in the posterior cervical triangle: implications for the interscalene brachial plexus block. Reg Anesthesia Pain Med 33(6): 545–550

Lirk P, Picardi S, Hollmann MW (2014) Local anaesthetics: 10 essentials. Eur J Anaesthesiol 31(11): 575–585

Neal JM, Bernards CM, Butterworth JF et al. (2010) ASRA practice advisory on local anesthetic systemic toxicity. Reg Anesthesia Pain Med 35(2): 152–161

To D, Kossintseva I, de Gannes G (2014) Lidocaine contact allergy is becoming more prevalent. Dermatol Surg 40(12): 1367–1372

Yang TF, Wang JC, Chiu JW et al. (2013) Ultrasound-guided refilling of an intrathecal baclofen pump – a case report. Childs Nerv Syst 29(2): 347–349

Zausig YA, Zink W, Graf BM (2012) Lipophilicity of local anesthetics and success of lipid emulsion therapy. Crit Care Med 40(1): 359–360

Sektion II
Der Eingriff –
Implantationstechniken

Grundlagen für eine erfolgreiche Portimplantation

H.A.F. Hofmann

R. Hennes, H.A.F. Hofmann (Hrsg.), *Ports*,
DOI 10.1007/978-3-662-43641-7_5, © Springer-Verlag Berlin Heidelberg 2016

In Deutschland werden jährlich ca. 500.000 Krebsneu-erkrankungen registriert. Zeitgleich sind etwa 140.000 Implantationen von venösen Portsystemen zu ver-zeichnen. Durch die Anlage eines permanenten zen-tralvenösen Zuganges ist die Behandlungsintensität zu steigern.

5.1 Anforderungen an den Implanteur

Im Jahr 2012 wurden hierzulande bei vollstationären Patienten 94.521 Portimplantationen vorgenommen (Statistisches Bundesamt 2013). 2007 zählte man 84.612 dieser Eingriffe in deutschen Kliniken. Bei den niedergelassenen Ärzten liegt die Zahl der Im-plantationen bei etwa 12.500 für das Jahr 2011. Ak-tuell erhält jeder Vierte an Krebs neu Erkrankte ein solches Implantat. Um dessen Vorteile universell zu nutzen, sollte die Implantation möglichst bald nach dem Stellen der Diagnose erfolgen.

Den steigenden Anforderungen werden die Im-planteure gerecht, indem ärztliches Handeln durch wissenschaftliche Erkenntnisse erweitert wird.

» So hat die als Erfahrungswissenschaft geltende Medizin durch den Fortschritt eine Verwissen-schaftlichung erfahren. Die erreichten Verbes-serungen und Therapieerweiterungen mit Hilfe anderer Wissenschaften (wie beispielsweise Physik, Chemie, Biologie) hat das Eigene zu-rückgedrängt (Wolff 2002).

Die Zahl der Portnutzer wird weiter steigen und da-mit auch der Bedarf an Implanteuren, die perma-nent erreichbar sein müssen. Dies kann bedeuten, dass der ortsnahe Ansprechpartner aus verschie-denen mit solchen Interventionen vertrauten Diszi-plinen kommen kann: Viszeralchirurgie (Hofmann 2007, Jauch et al. 2007, Kock et al. 1996), Thoraxchi-rurgie (Stein et al. 2005), Gefäßchirurgie (Buerger et al. 1998), Kinderchirurgie (Herold et al. 2003), Interventionsradiologie (Teichgräber et al. 2011), Urologie (Schenck et al. 2012), Gynäkologie sowie u. U. auch Allgemeinmedizin, wenn er die erforder-liche Qualifikation erworben hat.

Mitunter sind die Erstimplanteure bei Katheter-fehllagen, die in der Nutzungsphase des Systems und lange nach der Implantation aus nicht nachvoll-

ziehbaren Gründen entstehen, darauf angewiesen, die Hilfe eines Interventionsradiologen in Anspruch zu nehmen, der mittels eines minimalinvasiven Ein-griffs über die Leistenregion eine Lagekorrektur vornimmt, ohne den Port und das Portlager zu tan-gieren und dadurch eventuell Komplikationen zu provozieren (Rathmann et al. 2011).

Aktuelle Studien der OECD und der Bertels-mann Stiftung belegen, dass es auch in Deutschland deutliche regionale Unterschiede in der Gesund-heitsversorgung und im Angebot operativer Leis-tungen verschiedener Disziplinen gibt (Buchmann-Alisch 2014). Gerade für Tumorpatienten könnte ein Versorgungsatlas – gefördert durch Gesundheitspo-litik, Krankenkassen, Klinikträger und Kassenärzt-liche Vereinigungen – hilfreich sein, möglichst wohnortnah operiert zu werden und ein Portsystem zu erhalten. In der »European Cancer Patient's Bill of Rights« wird für die Krebspatienten in Europa das Recht auf einen optimalen Behandlungsstandard eingefordert (Friese et al. 2014, Lawler et al. 2014).

Bei keinem anderen Implantat gibt es neben dem Implanteur und dem Träger einen großen Per-sonenkreis, der direkten Zugriff zum implantierten Gegenstand hat: Onkologen, Akutmediziner, Pfle-gekräfte aus verschiedenen Institutionen, Angehö-rige oder gar die Betroffenen selbst. Die Schulung dieser Involvierten für den korrekten Umgang mit dem Port ist für dessen Funktionstüchtigkeit und -dauer und damit das Schicksal des Krebskranken ebenso wichtig wie die Befähigung zur Kommuni-kation untereinander. Ein Verdacht auf Komplika-tionen wie Infektionen, Beeinträchtigungen der Passage, Defekte am System, venöse Thrombosen u. a. muss unverzüglich ausgetauscht werden, sowie eine Manifestation der entsprechenden Probleme.

Im Wahren der Selbstbestimmung und Mitver-antwortung des Kranken wird dieser zentral in den Informationsfluss einbezogen, was hier besonders bedeutsam in der Patienten-Arzt-Beziehung ist.

Die Indikation zur Portimplantation wird stets vom onkologischen Behandler gestellt. Dem Opera-teur obliegen Entscheidung und Verantwortung über das konkrete Umsetzen dieses Auftrages mit dem Abwägen der damit verbundenen Risiken. Da-bei werden die Vorgeschichte mit bereits stattgefun-denen Katheter- und/oder Portimplantationen und möglichen Fehlversuchen, die Wünsche des Betroffenen sowie die anatomischen Gegebenheiten berücksichtigt.

Hierzu ein markantes Beispiel: Eine Geigerin hatte wegen eines rechtsseitigen Mammakarzinoms mittels einer Ablatio mammae und Lymphknotendissektion eine Operation hinter sich. Zum Durchführen einer folgenden Chemotherapie sollte links thorakal ein Portkathetersystem implantiert werden. Hier legte die Kranke, die weiter Geige spielen wollte, aber den Geigenkörper ein. Um sowohl den therapeutischen, als auch den künstlerischen Ansprüchen gerecht zu werden, brachte sie zum Eingriff die Geige mit. Die Auflagefläche der Geige auf der Haut wurde markiert, und der Implantationsort der Portkammer entsprechend gewählt. Unter einer langfristigen Verlaufskontrolle bestätigte sich der Erfolg dieser Entscheidung. Chemotherapie über den Port und Geigenspiel kollidierten nicht miteinander. Wenn solche extremen Ansprüche auch selten vorkommen, bedeutet jede Eingriffsplanung das umfassende Einbeziehen aller individuellen Voraussetzungen. Hierbei ist auch zu prüfen, ob die Umstände die Implantation eines Doppelkammerports oder eines Hochdruckports (Durchflussgeschwindigkeit 5 ml/s und für Kontrastmittelgaben im Zusammenhang mit CT- oder MRT-Untersuchungen geeignet) verlangen.

So bestimmen sich die Seitenwahl, der zu benutzende Gefäßabschnitt, die Implantationstechnik und u. U. die Wahl des Portsystems und des Kathetermaterials. Auch die Entscheidung über eine simultane Portim- und -explantation wird gemeinsam getroffen.

Die Planung des Eingriffs hat konstitutionelle Vorgaben seitens des Patienten mit der Bandbreite zwischen hochgradiger Kachexie und Adipositas permagna zu berücksichtigen. Hiernach wird die Wahl der Portkammergröße bestimmt. Bekannte Materialunverträglichkeiten sind ebenso abzuklären wie der Status des Venensystems in allen für eine Implantation in Frage kommenden Körperregionen. Die Guidelines großer Fachgesellschaften können für jeden Schritt der Planung und Durchführung des Eingriffs sowie das Nutzen des Systems hilfreich sein (Freel et al. 2008, Guideline 2013, Hsieh et al. 2009, Practice Guidelines 2012).

Hierzulande hat bisher keine Fachdisziplin bekundet, die Portimplantation würde ausschließlich

im eigenen Leistungsrepertoire vertreten sein. Der Eingriff kann ambulant, tagesklinisch überwiegend in Lokalanästhesie oder bei ganz schwieriger Ausgangslage mit mannigfaltigen Begleiterkrankungen selten auch unter stationären Bedingungen und in Vollnarkose durchgeführt werden (Hofmann 2007). Klientel und Materie verlangen vom Operateur eine Spezialisierung, auch wenn die Operation im Einzelfall nicht immer besonders anspruchsvoll sein mag. Da nur der Erfolg einer korrekt durchgeführten Implantation zählt, ist präoperativ auch zu entscheiden, welcher Patient allein in einem spezialisierten Zentrum versorgt werden sollte.

Alle diese präoperativen Überlegungen sollten getroffen werden unter der Erfahrung: »Der zentralvenöse Katheter ist eine invasive Maßnahme, mit zwar seltenen, dennoch potentiell lebensbedrohlichen Komplikationen« (Krier 1998).

Mit der von Jahr zu Jahr steigenden Zahl von Portimplantationen werden wir immer häufiger Menschen operieren, die aus vielerlei Gründen keine nativen Gefäßverhältnisse oder ursprüngliche anatomische Strukturen im Operationsgebiet aufweisen (Marshall et al. 2009)

Bieten Patienten beim Erstkontakt mit dem Implanteur neben einer entsprechenden Anamnese auch ein auffälliges klinisches Bild, so ist vor dem Eingriff besondere Sorgfalt geboten (Hofmann 2007; ◘ Abb. 5.1).

Hat es in der Vorgeschichte gravierende Probleme bei Implantationsversuchen außerhalb gegeben, ist auch hier mit besonderer Sorgfalt zu agieren, zumal dann, wenn es für einen misslungenen Implantationsversuch auch in der Folgezeit keine Erklärung gegeben hat.

Es ist vor der Implantation eine eindeutige Erklärung für den bisherigen Verlauf und einen auffälligen Situs zu finden. Zur klinischen Untersuchung und der obligaten Dopplersonografie sind Duplexsonografie, Phlebografie bzw. MR- oder CT-Angiografie einzusetzen. Das Beispiel in ◘ Abb. 5.2 zeigt deutlich, dass die Beurteilung der venösen Abstrombahn im retrosternalen Bereich mittels Ultraschall- bzw. Dopplersonografie nicht zuverlässig ist, wenn ein gut ausgebildeter Kollateralkreislauf einen ungestörten Blutstrom in Richtung Herz sicherstellt. Im Zweifelsfall hat die Armphlebografie – mitunter auch beidseits – eindeutige Aussagen zu machen,

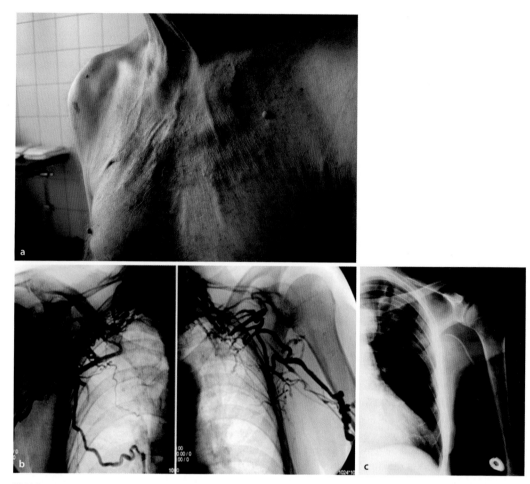

◘ Abb. 5.1a-c 71-jähriger Patient, Rektumkarzinom mit Lungenmetastasen, Stomaanlage. Ursprüngliche Portimplantation rechts pektoral; nach 5 Jahren Portexplantation wegen Leckage. **a** Vordere Brustwand vor Anlage des neuen Ports: thorakaler Venenstau und Kollateralenbildung. In diesem Falle wurde davon ausgegangen, dass eine doppler- oder duplexsonografische Untersuchung wegen der schwierigen Beurteilung der Situation retrosternal nicht ausreichen würde. **b** Eine Armphlebografie auf beiden Seiten wurde veranlasst; rechts und links lag eine Subklaviathrombose mit einer ausgeprägten Kollateralbildung vor. **c** Über die V. basilica konnte ein Produkt mit einer flachen Kammer in die Weichteile des linken Oberarmes im peripheren Drittel implantiert werden. Dieser venöse Port konnte über 2 Jahre ohne Probleme oder Komplikationen benutzt werden

wenn nicht sogar bei Bedarf noch aufwendigere apparative diagnostische Verfahren eingesetzt werden müssen, um auch Aussagen über benachbarte Strukturen von Venen zu erhalten.

Um alle Bedürftigen mit einem sicher und langfristig funktionierenden Portkathetersystem versorgen zu können, sollte der Implanteur möglichst alle zur Verfügung stehenden Techniken beherrschen und sämtliche für die Implantation geeigneten Gefäßzugänge kennen und zu nutzen wissen (Fahlke et al. 2008, Hess 1997, Hofmann 2007). Es ist auch

von Vorteil, wenn der Operateur im Fundus seiner Einrichtung Systeme verschiedener Höhen, Größen und Formen mit multiplen Stärken und Lumina der Katheter auswählen kann. Er kann für den zu versorgenden Patienten mit seinem aktuellen Habitus und Bedarf das am besten geeignete Implantat auswählen. Dies kann bedeuten, dass er Produkte verschiedener Anbieter bevorratet.

Für Übergewichtige sind Portkörper mit einer Höhe von 12–13 mm zu empfehlen, deren Platzierung in einer Thoraxregion möglichst weit sternal

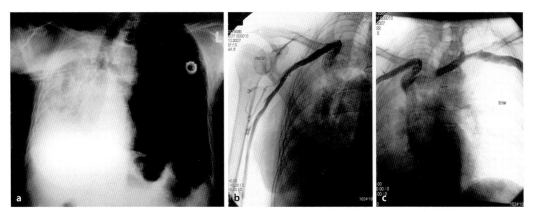

☐ **Abb. 5.2a-c** 67-jährige Patientin, Mammakarzinom links, Pankreaskarzinom, Mediastinum kranial nach rechts verschoben, Lungenembolien beidseits. Ein erster Portimplantationsversuch nach präoperativer Duplexsonografie (unauffälliger venöser Abstrom rechts) war fehlgeschlagen. Die Patientin benötigte nach diesem Versuch mehr als ein Jahr, um sich doch zugunsten der Implantation des für die Krebsbehandlung dringend benötigten Zugangs zu entscheiden. **a, b** Hier half die Armphlebografie bds. die besondere Situation zu erklären. Durch die rechtsseitige Lungenatelektase nach Lungenembolien bds. war es zu einem massiven Verschieben des Mediastinums nach rechts gekommen. Damit hat die Venenstrombahn in Höhe der V. brachiocephalica dextra einen serpentinenartigen Verlauf genommen. Der Erstoperateur war besonnen genug, um nicht mit Vehemenz das Vorführen des Führungsdrahtes bzw. des Katheters zu betreiben. Es wäre wohl zu einer Perforation der Venenwand mit nicht nachvollziehbaren Folgen gekommen. **c** Mit diesem Wissen um die anatomischen Besonderheiten ausgestattet, war es 2 Wochen später in einem typischen Eingriff gut möglich, ein geeignetes Portkathetersystem links thorakal zu implantieren, wohl wissend, dass auf dieser Seite das Mammakarzinom diagnostiziert worden war

erfolgen soll, wo das subkutane Fettpolster am geringsten ist. Außen- und Innendurchmesser des Katheters sind beliebig zu wählen, weil bei der Punktionstechnik an der V. subclavia die Katheterstärke kein limitierender Faktor ist. Die parenterale Ernährung dürfte in einem solchen Fall kein wesentlicher Grund für die Implantation sein, was somit auch keinen Einfluss auf den Innendurchmesser hat. Für Normalgewichtige ist eine Porthöhe von 9–10 mm angemessen. Bei Untergewichtigen sind 8–9 mm Höhe des Portkörpers optimal, um diesen in einem spärlichen subkutanen Fettpolster spannungsfrei unterzubringen. Der Innendurchmesser des Katheters ist mit 1,6 mm wegen der höheren Durchgängigkeit für die viskösere Ernährungslösung zu empfehlen.

Unter Einbeziehen der oben genannten Untersuchungsergebnisse ist genau abzuwägen, ob die Erfahrungen des Operateurs und seiner Mitarbeiter sowie die technischen Voraussetzungen seines Operationstraktes ausreichen, um den für den Kranken existenziell wichtigen Eingriff erfolgreich zu gestalten. Misserfolge in Form von Fehlversuchen, vermeidbaren Komplikationen, die mit zeitnahen

Explantationen einhergehen, iatrogen bedingten Funktionseinschränkungen des Systems bzw. Implantationsverweigerungen mit unschlüssigen Argumenten durch den Arzt bei sog. Kontraindikationen, die realiter nur zeitlich bestimmte Implantationsbehinderungen darstellen, sind in keiner Weise zu akzeptieren.

Hat der potenzielle Implanteur geringste Zweifel an den eigenen Möglichkeiten, ist das Weiterleiten dieses Kranken in eine stationäre Einrichtung mit entsprechenden Erfahrungen und Voraussetzungen obligat. Im Extremfall sollte sogar zwingend ein anerkanntes Portimplantationszentrum einbezogen werden.

Eine solche Einrichtung muss in der Lage sein, wirklich jeden Patienten mit dem lebensverlängernden oder lebenserhaltenden Implantat zu versehen. Dabei sind alle Hürden, die sich aus dessen Vorgeschichte ergeben – mehrfache Portim- und -explantationen mit dem Nutzen der üblichen Implantationsorte und -venen mit den gängigen Techniken, was meist einen neuerlichen Zugang in bereits benutzten Regionen ausschließt (durch Gefäßligaturen, Thrombosen u. a.) – durch die Spezialisierung eines systematisch geschulten mehrköpfigen Teams von Operateuren zu überwinden. Dies ist personell so aufzustellen, dass der Krebskranke immer auf einen Portspezialisten trifft, wenn er operiert, aufgeklärt oder beraten werden soll. Die Auswahl der am operativen Geschehen beteiligten Mitarbeiter hat nach gleich hohen Qualitätskriterien zu erfolgen. Klinische Ablaufpfade sind vorgegeben und werden kontinuierlich überarbeitet, diskutiert und trainiert.

Das Implantieren von Portsystemen und der Umgang mit dem selbigen werden auf der Basis ständig aktualisierter Standards vollzogen. Die in das klinische Gesamtkonstrukt der Versorgung involvierten Nachbardisziplinen sind personell und in der apparativen Ausgestaltung dem vorgegebenen Niveau angepasst. Alle Beteiligten werden nach den gleichen Kriterien geschult und befähigt, Patienten, deren Angehörige und Mitarbeiter »von außerhalb« aus eingebundenen Partnerkliniken, Praxen, Sozialstationen und Selbsthilfegruppen theoretisch und praktisch (Punktionstraining unter Einhalten der hygienischen Kriterien und Nutzen des vorgeschriebenen Materials) zu unterrichten. Diese ganzheitliche Betreuung setzt voraus, dass das zeitliche Zuordnen der Aufgaben und die Tätigkeitsprofile der Mitarbeiter diesem anspruchsvollen Prozedere gerecht werden. Konsequente Umfragen aus eigener und auswärts versorgter Klientel, wenn letztere dann doch in einem Portzentrum betreut wird, spiegeln die Akzeptanz einer solchen Spezialeinrichtung in Form von Patientenzufriedenheit oder Kritikpotenzial wider. Als Beispiel sei der Leidensweg einer Krankenschwester angeführt, die in ihrem Krankenhaus in den letzten 3 Monaten durch Ärzte ihrer Einrichtung 4 Portsysteme implantiert bekam, die sämtlich kurzfristig wegen einer Infektion mit Pseudomonas aeruginosa wieder explantiert werden mussten. Jedes Mal wurde in den Räumen der Durchgangsarztambulanz dieses Krankenhauses implantiert, wo Rettungssanitäter mit frisch Verunfallten in Reichweite vorbeieilten. Portimplantationen unter diesen Bedingungen sind in der heutigen Zeit obsolet. An der chirurgischen Universitätsklinik zu Heidelberg geht man seit Jahren Wege, die in jeder Weise beispielgebend sind, weil sie dem eingangs aufgeführten Szenario entsprechen.

5.2   Bewertung von »Kontraindikationen« durch den Implanteur

Kontraindikationen gibt es für diesen Eingriff angesichts seiner vitalen Bedeutung für den an einem Krebsleiden erkrankten Menschen nicht. Präoperativ bekannte Gesundheitsprobleme, die aus dem Krebsleiden selbst, dessen Verlauf oder durch Begleitkomplikationen bzw. Nebenleiden resultieren, sind aus Gründen der Sorgfalt evtl. auch in einem Konsil oder Kolloquium zu bewerten, zu minimieren oder abzustellen: Gerinnungsstörungen, venöse Thrombosen im Schulter-, Arm- und/oder Halsbereich, lokale oder allgemeine Infektionen, krankheits- oder strahlenbedingte Haut- und Weichteilveränderungen an Hals, Schultern, Brustkorb oder Armen. Die umfassende Abklärung solcher Hindernisse erfolgt durch exaktes Erheben der Anamnese, klinische, labormäßige und bei Bedarf apparative Diagnostik.

Der Implanteur hat real einzuschätzen, wie er mit möglichen intraoperativ entstehenden Problemen umzugehen hat. Er wird aber seiner Verantwortung erst umfassend gerecht, wenn er auch die früh oder spät postoperativ auftretenden Komplikationen diagnostisch und therapeutisch beherrscht (Herold et al. 2003, Hofmann 2007, Jauch et al. 2007, Kock et al. 1996, Meyer et al. 1999, Stein et al. 2005).

Der Krebskranke kennt die Bedeutung des Zuganges für seine Existenz.

> » Wenn ein Mensch erkrankt und sein Leben bedroht ist, so muss er sein Schicksal einem anderen, seinem Arzt anvertrauen. Niemals sonst liefert sich ein Mensch einem Anderen in seiner kreatürlichen Existenz so bedingungslos aus, wie bei einem chirurgischen Eingriff (Braun 2002).

Krebskranke bedürfen ab dem Stellen der Diagnose eines festen Ansprechpartners (Hofmann 2007). Wenn der Portimplanteur im Krankheitsverlauf den Patienten auch in einem relativ kurzen Abschnitt betreut, hat er aus diesen Gründen doch eine herausragende Verantwortung.

Es gibt vielerlei Gründe, die dem Erreichen der operativen Zielstellung hinderlich sind. So schaffen Serien von Chemotherapien über das periphere Ve-

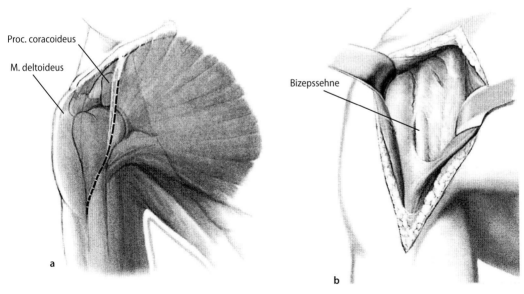

Proc. coracoideus

M. deltoideus

Bizepssehne

a

b

◻ Abb. 5.3 a Landmarken und Zugang, **b** Präparation in der Tiefe. Vorausgegangene osteosynthetische Versorgungen führten zum Freilegen der Fraktur. In der Tiefe trifft der Operateur im Sulcus deltoideo-pectoralis auf die V. cephalica, die den venösen Abstrom aus dem M. deltoideus sicherstellt. Sie ist sorgsam zu präparieren, zu schonen und während des Eingriffs nach lateral wegzuhalten (Kohn u. Pohlmann 2013)

nensystem an den oberen Extremitäten phlebitisch bedingte Stenosen und mitunter randständige Thrombosen, welche die Katheterpassage erschweren oder unmöglich machen.

Am Skelett des Schultergürtels zeigen sich posttraumatische Veränderungen durch in Fehlstellung konsolidierte Klavikulafrakturen, überschießende Kallusbildungen oder hypertrophe Pseudarthrosen und haben Einfluss auf den Blutstrom in der V. subclavia. Eine obligate präoperative Röntgenkontrolle des Thorax liefert neben dem Befund an der Lunge die Zusatzinformation über ossäre Veränderungen (◻ Abb. 5.3).

Ist man bei der Portimplantation gezwungen, auf die traumatologisch voroperierte Seite zu gehen, gibt es keine klare Vorstellung über den Zustand der V. cephalica. Eine phlebologische Abklärung ist dann sinnvoll.

In bestrahlten Regionen ist das Einbringen von Portkathetersystemen zu unterlassen, handelt es sich doch hier auch langfristig um einen Locus minoris resistentiae, wo das Einheilen des Fremdkörpers häufig nicht erfolgt. Die Gefahr einer Karzinoneogenese durch mechanische oder sonstige Beanspruchung besteht ebenfalls.

> **Praxistipp**
>
> Vorangegangene Bestrahlungen: Große Relevanz zu Weichteilen am möglichen Portlager.

> **Praxistipp**
>
> Intravasale Implantate im Venenstamm: Große Relevanz zu portspezifischen Venen.

Andere Implantate im Thoraxbereich (◻ Abb. 5.4) sind Stents im Tracheobronchialsystem, dem Ösophagus sowie implantierte Herzmonitoren (ICM) und Geräte mit einem Herzschrittmacher und einem Kardioverter-Defibrillator (ICD).

> **Praxistipp**
>
> Posttraumatische Veränderungen am Skelett des Schultergürtels: Große Relevanz zu portspezifischen Venen.

5

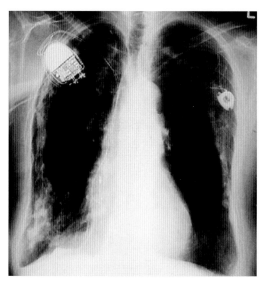

◼ **Abb. 5.4** Intravasale Implantate im Venenstamm wie Pacemaker, ventrikuloatriale Ableitungen beim Hydrozephalus und Cava-Stents erfordern die Portimplantation auf der Gegenseite

> **Praxistipp**
>
> Nichtintravasale Implantate: Keine Relevanz zu portspezifischen Venen.

Entscheidungen zum Vorgehen im konkreten Fall betreffen alternative Zugänge zum Port wie PVK, ZVK oder getunnelte Katheter (Broviac, Hickman) sowie die Gefäß- und Seitenwahl.

5.3   Vorstellen des klinischen Ablaufpfades »Portimplantation«

Klinische Ablaufpfade sind die Grundlage eines evidenzbasierten Qualitätsmanagements und stellen gerade in der Chirurgie einen Fortschritt dar, als sie geeignet sind, die bekannten Komplikationen zu verhindern (Grundmann 2002).

Standardisierung diagnostischer und therapeutischer Prozesse mit dem Ziel von Qualitätsverbesserung und Kostenreduktion erhöht die Effizienz der Leistungserstellung.

Das Orientieren auf evidenzbasierte Medizin schafft besonders beim Betreuen krebskranker

Menschen ein hohes Maß an Struktur und Sicherheit (Schiffer et al. 2013). Diese Bewegung begleitet unser ärztliches und pflegerisches Denken und Handeln seit mehr als 20 Jahren. Nunmehr wird begonnen, die verbreiteten Meinungen zu hinterfragen, und es wird festgestellt.

> **Die evidenzbasierte Medizin in der Krise?**
> **(Nach Greenhalgh et al. 2014)**
> ▬ Interessengruppen haben das »Qualitätskennzeichen« der Evidenzbasiertheit zweckentfremdet
> ▬ Die Menge an Belegen, und insbesondere an klinischen Leitlinien, ist unüberschaubar geworden
> ▬ Statistisch signifikante Vorteile spielen in der klinischen Praxis mitunter eine marginale Rolle
> ▬ Starre Vorgaben und technikgestützte Hinweise bergen die Gefahr einer verwaltungsgesteuerten anstelle einer patientenzentrierten Versorgung
> ▬ Evidenzbasierte Leitlinien werden komplexen Multimorbiditäten nur unzureichend gerecht

Die Bedeutung des Portsystems für das Schicksal des zumeist an Krebs erkrankten Bedürftigen ist unbestritten. Obschon eine Vielzahl von malignen Tumoren in unterschiedlichen Organen, Gewebsstrukturen und Formen vorliegt, hat sich der permanente zentralvenöse Zugang als Basis für Therapieoptionen jahrzehntelang bewährt. Die Implanteure orientieren sich nach einem standardisierten Verfahren. Bis auf das Einbringen des Katheters in das Lumen der ausgewählten Vene entweder im Cut-off-Verfahren oder mittels Blindpunktion sind die anderen Teilschritte der Prozedur nahezu identisch. Diese Standardisierung im Praktischen ist folgerichtig auch auf die Dokumentation übertragbar. Dies bedeutet, im PC sind zwei Operationsberichte gespeichert, die vor dem Ausdruck nur geringer Änderungen oder Ergänzungen in Bezug auf Termini technici bzw. die Personalien bedürfen.

Praxistipp

Vor Verlassen der Operationseinrichtung erhält der Patient zu seiner Sicherheit und zur sofortigen Information an alle Nachbehandler – evtl. auch für den Notfall – ein aktuelles Behandlungsdokument über die letzte ärztliche Intervention in die Hand. Unnötige und oft frustrane Nachfragen unter Kollegen entfallen damit.

Klinischer Ablaufpfad ambulante Portimplantation

- Operationstag (Aufenthalt im Operationszentrum etwa 90 min): Keine Nahrungskarenz; doppler- oder duplexsonografische Kontrolle der Venen im Schulter-Hals-Bereich beider Seiten; Seitenwahl für die Implantation; Lagern der betroffen Schulter zum Erweitern der kostoklavikulären Distanz; Lokal-/Tumeszenzanästhesie (30/20 ml) kombiniert in Handtellergröße; Anlegen der Geräte für das intraoperative Monitoring (EKG, Pulsoxymetrie; Bereithalten eines Beatmungsgerätes, von Notfallinstrumentarium und Notfallmedikamenten
  - Punktion der V. subclavia und Portimplantation (15 min); auf Wunsch des Überweisers wird der Port zum alsbaldigen Gebrauch unter sterilen Kautelen im OP sofort punktiert; steriler Verband und Druckverband über dem Operationsgebiet im Sinne von Desault
  - Röntgenuntersuchung des Thorax in 2 Ebenen
  - Abschlussgespräch (10 min in Anwesenheit der Begleitperson) mit Übergabe von Operationsbericht und Portpass sowie der Visitenkarte des Operateurs mit der Mobilfunknummer
  - Am Abend telefonischer Kontakt mit dem Portträger; evtl. Hausbesuch
- 10. postoperativer Tag (Aufenthalt ca. 30 min): Klinische Kontrolle; Entfernen der

Hautnähte; auf Wunsch Portpunktion; Röntgen-Thorax in einer Ebene; Übergabe der Epikrise mit Hinweis auf direkte Kontaktaufnahme im Bedarfsfall

Faktor Patient Der Krebskranke ist in der gesamten Behandlungsphase durch die betreuenden Ärzte in die Abläufe einzubeziehen. Dabei ist der Implanteur in Bezug auf den permanenten zentralvenösen Zugang stets der erste Ansprechpartner. Er oder die anderen Mitglieder des Implanteurteams müssen für den Portträger rund um die Uhr erreichbar sein. Die Aufklärung des Kranken muss so effektiv sein, dass er Symptome, die intra- und postoperativ auftreten können und ihm zuerst bewusst werden, richtig einordnet und ohne Zeitverlust an die zuständigen Mediziner übermittelt.

Praxistipp

Die regelmäßige Patientenbefragung in Form von Briefumfragen beginnend mindestens ein Jahr nach dem Eingriff hilft, die Qualität der Prozesse zu analysieren und zu optimieren.

Faktor Angehöriger Es ist erwünscht, dass Angehörige oder Bekannte beim Aufklärungsgespräch, beim postoperativen Gedankenaustausch und beim Patienten-Arzt-Kontakt am 10. postoperativen Tag präsent sind. Diese Personen gehen erfahrungsgemäß weniger aufgeregt in solche Besprechungen, nehmen auch ihnen sonst nicht so geläufige Sachverhalte besser auf und stehen ihrem kranken Familienmitglied oder Freund in der Zeit zwischen dem Aufklärungsgespräch und dem Operationstermin zum Informationsaustausch und für laienverständliche Erklärungen zur Verfügung. Gemeinsames Verstehen des Aufklärungsmaterials und des Operationsfilmes.

In der Zeit der ambulant geführten onkologischen Behandlung über den Port daheim können sie auch auf das strikte Einhalten der hygienischen Leitlinien und Benutzerregeln achten, wenn Mitarbeiter der Pflegedienste unter Zeitdruck mögliche Defizite akzeptieren.

5

Faktor Implanteur Behütetes Führen in der Lernphase bei hohen Ausbildungsstandards mit der Orientierung auf nachfolgende langjährige Implantationstätigkeit führt zu einer Spezialisierung mit hohen Implantationszahlen und einer zunehmenden Minderung der Komplikationen.

Diese positiven Veränderungen bewirken durch Perfektionieren der Fertigkeiten eine Verkürzung der Operationszeiten auf durchschnittlich 15 min Schnitt-Naht-Zeit. Darunter sind aber unvertretbares »Zeitschinden« oder falsches Anwenden leistungssportlicher Prinzipien nicht zu verstehen. Bei widrigen Umständen kann eine Portimplantation auch 2 h dauern. Der verantwortungsvolle Operateur weiß dies und akzeptiert es. Entscheidend ist das Ziel, den Kranken für eine lange Zeit mit einem sicher funktionierenden und problemlos zu nutzenden System zu versorgen.

Ein Operateur in steriler Montur und eine Schwester (unsteril) für Handreichungen, zur Patientenbetreuung und zum Bedienen des intraoperativen Monitorings sowie kurzfristig eine unsterile Kraft beim Patiententransfer. Gehen die kurzen Operationszeiten mit einem straff organisierten Wechsel der Patienten im Operationstrakt sowie dem regelhaft aus 2–3 Akteuren bestehenden Operationsteam einher, kann ohne Überfordern der Beteiligten die Zahl der Eingriffe in der Operationseinheit erhöht werden. Wartelisten gehören dann der Vergangenheit an.

Faktor Mitarbeiter des Implanteurs Die Mitarbeiter treten nach abgeschlossener Berufsausbildung in ein Team ein, das ihnen durch geeignete Hilfen ermöglicht, die überhaupt erreichbare individuelle und letztlich kollektive Qualität Alltag werden zu lassen. Regelmäßige Qualitätszirkel, das Registrieren von Defiziten in Fehlerprotokollen und deren Auswertung im Kollektiv auf der Grundlage von Formbögen und Checklisten fördern das Vorgehen. Aus dem Prozess gewachsene Ablauf- und Zeitnormen, die real und aus den gegebenen Voraussetzungen gewachsen sind, entwickeln sich Profil und Leistungserstellung einer Funktionseinheit.

Dazu gehören Vermeiden von Mitarbeitermangel und Zeitdruck. Regelmäßiges Hinterfragen der Routinearbeiten und Training gemeinsamer Maßnahmen bei intra- und postoperativen Zwischenfällen u. a. mit vitaler Bedrohung für den Patienten.

Faktor Überweiser und Portnutzer Diese Ärzte stellen den Krebskranken beim späteren Operateur zum Aufklärungsgespräch mit einer Überweisung vor, welche die gültige Diagnose enthält. Weiterhin werden aktuelle Laborwerte (sog. kleines Blutbild und Gerinnungsstatus) übermittelt mit Angaben zu einer gerinnungsspezifischen Medikation und den Modalitäten des Heparinbridgings. Röntgenaufnahmen des Thorax aus den letzten 6 Monaten mit Befund kommen hinzu. Sind diese Aufnahmen älter oder gibt es den Verdacht auf zwischenzeitliche pulmonale Ereignisse, so werden diese aktuell gefertigt. Bilder und Befunde apparativer Diagnoseverfahren, die für das konkrete Krebsleiden diagnostischer Standard sind, wurden im Vorfeld eingeholt (CT, MRT, Duplexsonografie, Angiografien, Szintigrafien), welche den Tumor betreffen und insbesondere die Region von Hals und Thorax darstellen, bekommt der Operateur zur Information mit. Nur im Ausnahmefall müssen diese aufwendigen und teilweise belastenden Untersuchungen wiederholt werden, um einen aktuellen Eindruck zu bekommen. Der Operateur ist gut beraten, wenn er unmittelbar präoperativ eine Doppler- oder Duplexsonografie der Venenstämme beider Schulter- und Halsregionen persönlich durchführt.

> **Praxistipp**
>
> Damit das Informationsbedürfnis des Operateurs vor der Implantation voll befriedigt wird, erinnert er die Überweiser regelmäßig mit diesbezüglichen Informationsblättern an seine berechtigten Wünsche und nimmt u. U. auch Änderungen in deren Spektrum vor.

Diese Schriftstücke enthalten auch die aktuellen Telefonnummern, die gültigen Sprechzeiten, einen Plan des Anfahrtsweges zum Implantationszentrum mit dem Hinweis auf Parkmöglichkeiten und den barrierefreien Zugang zum OP bzw. einen Lageplan der Institution als Auszug aus dem Stadtplan mit Angaben zu den öffentlichen Verkehrsmitteln. Daneben informiert der Implanteur über Probleme, die sich aus seiner Sicht bei der gemeinsamen Patientenbetreuung ergeben (z. B. häufige Fehlpunktionen, Mängel in der Hygiene). Grundlage der Kommunikation sind gültige Leitlinien. Die angesprochenen Kollegen können telefonisch, per E-Mail oder Fax reagieren. Der Operateur bietet Schulungen in Praxen, Kliniken und Sozialstationen an, die er selbst durchführt und zu denen neben Mitarbeitern und Ärzten auch Patienten und deren Angehörige eingeladen sind. Verschiedene Porthersteller haben inzwischen Expertenteams aus dem Kreis der mittleren medizinischen Fachkräfte gebildet, die solche Schulungen besonders im praktischen Teil unterstützen.

Daneben wird auf Kolloquien mit aktivem Erfahrungsaustausch verwiesen. Zu einem Fixpunkt in der Jahresplanung der Beteiligten sollen regelmäßige Schulungen des Personals aus Praxen, Kliniken und Sozialstationen werden, wo eine theoretische Wissensvermittlung auf Seminarbasis und ein Überprüfen der Kenntnisse erfolgen sowie praktische Abläufe im Hygienebereich und Punktionsübungen am Modell vermittelt werden. Bei all diesen Gelegenheiten des Erfahrungsaustausches, die vor Ort und von den Beteiligten selbst organisiert werden, sind vorrangig die Probleme an den Schnittstellen zu erörtern. Fehlerprotokolle aus den einzelnen Bereichen bilden hier die Grundlage.

Faktor Mitarbeiter aus den Pflegediensten Dieser Personenkreis verbringt nach erfolgter Implantation die meiste Zeit mit dem Krebskranken. Dabei spielen die verbesserten Prognosedaten für die zu Betreuenden, die sich durch ständig weiterentwickelte Diagnose- und Therapieoptionen ergeben, eine wesentliche Rolle. Letztlich hat aber dieser Personenkreis wesentliche Anteile an gewünschten positiven Entwicklungen. So ist es nur zu verständlich, einem Basiskonzept zur Qualifizierung des gesamten Personals der für die onkologische Betreuung zugelassenen Dienste im kontinuierlichen Verbesserungsprozess besondere Aufmerksamkeit zu widmen.

Es hat sich als außerordentlich günstig erwiesen, wenn die Implanteure persönlich als Referenten in die inzwischen von verschiedenen Institutionen regional angebotenen Weiterbildungsmaßnahmen eingebunden werden. Sie haben naturgemäß zum Implantat und den damit verbundenen Verläufen und Problemen den innigsten Kontakt und den höchsten Kenntnisstand. Auf diese Erfahrungen sollte keine Institution verzichten. Sind im Territorium entsprechende Arbeitskreise noch nicht etabliert, werden Kliniken oder Praxen gefordert, selbst solche Möglichkeiten anzubieten. Dies ist auch dadurch zu erklären, als der Operateur für den weiteren postoperativen Verlauf eine große Verantwortung hat und für alle Beteiligten immer Ansprechpartner sein muss.

Gute Erfahrungen haben Implanteure gesammelt, wenn sie zur Portimplantation die zukünftigen Betreuer der zu Operierenden eingeladen haben. So haben diese den Menschen, der ihnen künftig anvertraut wird, in einer Ausnahmesituation kennengelernt und daneben das Einbringen eines Portkathetersystems hautnah miterlebt.

> **Praxistipp**
>
> Teilnahme von Pflegemitarbeitern an der Implantation räumt die Unsicherheit des sog. »Black-Box-Phänomens« aus. Die Beziehung, die durch dieses Ereignis zwischen Krebskranken, seinem Portsystem und dem Mitarbeiter entsteht, hilft, letzte Unklarheiten auszuräumen und erleichtert das Nutzen und Bedienen des Objekts.

Faktor Raumplanung Es besteht Abhängigkeit von der Art geplanter Eingriffe mit Berücksichtigung von Verkehrsflächen (u. a. Barrierefreiheit), des Flächenbedarfs benötigter Räume wie Operationssaal, Schleuse, Aufwachraum- und Umkleideraum für Patienten, Wandbefliesung etc. Der Einbau raumlufttechnischer Anlagen ist für die Portimplantation nicht erforderlich. Dagegen ist ein Notstromaggregat zur Sicherung der Stromversorgung bei Netzausfall vorzuhalten.

> **Praxistipp**
>
> Entwicklung und fortlaufender Betrieb mit anfallenden Veränderungen, die aus dem technischen Fortschritt resultieren, sind stets mit einem fachkundigen Architekten und der Aufsichtsbehörde abzustimmen und zu realisieren.

Faktor Hygiene Ein Hygieneplan für das ambulante Operieren ist in ärztlicher Verantwortung zu erstellen und umzusetzen. Die/der Hygienebeauftragte spielt dabei eine entscheidende Rolle und trägt

Verantwortung für den Desinfektionsplan, führt Schulungen im Team durch und organisiert die Zusammenarbeit mit Aufsichtsbehörden und Hygienekommissionen.

> **Praxistipp**
>
> Die ambulante Operationseinrichtung profitiert von dem Vorteil, keine Probleme mit Hospitalkeimen zu haben. Dieses »Prä« sollte nicht durch Nachlässigkeiten beim Konzipieren und Führen eines ambulanten Operationszentrums sowie den täglichen Verrichtungen in demselben aufs Spiel gesetzt werden.

Faktor Material Mittels einer präzisen Auswahl von Portkathetersystemen, die in Qualität, Materialbeschaffenheit, unterschiedlichen Größen und Katheterstärken jedem Einzelnen der zu versorgenden Kranken gerecht werden müssen, ist das Optimum an Versorgungsqualität auch in dieser Frage zu garantieren. Offensichtlich kurzlebige Produkte sollten vermieden werden. Entsprechende Verläufe sind zu eruieren durch guten Informationsfluss zwischen Onkologen, Sozialstationen und Patienten. Ereignisse, die offensichtlich materialbedingt aufgetreten sind, sollen in Fehlerprotokollen festgehalten werden. Haben diese eine Explantation zur Folge, ist der Hersteller zu informieren und das gesamte Explantat wird anerkannten Materialexperten zur Untersuchung zugesandt. Um solche Havarien zu umgehen, ist ein ständiger Kontakt mit den allseits bekannten Herstellern in Form von Praxisbesuchen, bei den regelmäßigen Portsymposien und Portseminaren und auf Firmenpräsentationen während der nationalen und internationalen Kongresse zu suchen und für den Erfahrungsaustausch zu nutzen.

> **Praxistipp**
>
> Die Auswahl der in einer Einrichtung verwendeten Portsysteme kann nur den implantierenden Fachkollegen anvertraut werden. Preise können dann später mit dem Verwaltungsapparat verhandelt werden.

Ein Billigprodukt führt zu oft zu Ungemach beim Krebskranken und kann unter Umständen sein Leben aufs Spiel setzen. Verglichen mit den Kosten für Chemotherapeutika sind die für Portsysteme allemal sehr niedrig und sollte kein Kalkulationsfaktor sein.

Literatur

Braun L (2002) Die Arzt-Patienten-Beziehung in der Chirurgie: Herausforderung der Zukunft ? Vortrag bei den Teupitzer Gesprächen 05./06.10.2001 – Der chirurgische Fortschritt und seine Gefahren. Kaden, Heidelberg, S 59–62

Buchmann-Alisch M (2014) Große regionale Unterschiede in der Gesundheitsversorgung. Orthopädie und Unfallchirurgie Mitteilungen und Nachrichten, S 571

Buerger T et al. (1998) Komplikationen zentralvenöser Ports. Erfahrungen nach 1200 Implantationen. Zwischen Leben und Tod entscheiden. Z Herz Thorax Gefäßchir 12(1): 48–53

Fahlke J et al. (2008) Venöse Zugänge und Portsysteme. Allgemeine und Viszeralchirurgie up 2 date 1, 21–40

Freel AC et al. (2008) American College of Surgeons Guidelines Program: a process for using existing guidelines to generate best practice recommendations for central venous access. J Am Coll Surg 207: 676–682

Friese CR et al. (2014) The European Cancer Patient's Bill of Rights: action steps for success. Oncologist 19: 225–227

Greenhalgh T et al. (2014) Evidenzbasierte Medizin: Eine Strömung in der Krise? Berliner Ärzte 8/: 20–22, 10: 24–26, 12: 28–31. Übersetzt aus BMJ 348: g3725

Grundmann T (2002) Evidenz-basiertes Qualitätsmanagement mit Hilfe klinischer Ablaufpfade: Fortschritte in der Chirurgie. Vortrag bei den Teupitzer Gesprächen 05./06.10.2001 – Der chirurgische Fortschritt und seine Gefahren. Kaden, Heidelberg, S 5–10

Guideline (2013) Guideline Totally Implantable Central Venous Access Ports. Centre for Healthcare Related Infection Surveillance and Prevention & Tuberculosis Control. p 1–18

Herold A et al. (2003) Früh- und Spätkomplikationen nach Anlage implantierbarer zentralvenöser Kathetersysteme. Klin Pädiatr 215: 24–29

Hess U (1997) How safe are central venous catheters? Support Care Cancers 5: 191–192

Hofmann HAF (2007) Spezialisierung in der ambulanten Chirurgie: Die Portimplantation. Dtsch Ges Chirurgie, Mitteilungen 4/07: 324–328

Hsieh CC et al. (2009) Analysis of risc factors for central venous port failure in cancer patients. World J Gastroenterol (15) 37: 4709–4714

Jauch KW et al. (2007) Technik und Probleme der Zugänge in der parenteralen Ernährung. Leitlinien parenterale Ernährung der DGEM. Aktuel Ernaehr Med 7(32, Suppl 1): S 41–53

Kock H-J et al. (1996) Implantierbare Kathetersysteme. Erfahrungen bei 1000 Patienten mit zentralvenösen Ports. Dtsch Med Wochenschr 121: 47–51

Kohn D, Pohlmann T (2013) Operationsatlas für die orthopädisch-unfallchirurgische Weiterbildung, Springer, Berlin Heidelberg, S 219–220

Krier C (1998) Der zentralvenöse Katheter – eine (einfache) Routinemaßnahme? Anästhesiol Intensivmed Notfallmed Schmerzther 33: 75–76

Lawler M et al. (2014) A catalyst for change: The European Cancer Patient's Bill Rights. Oncologist 19: 217–224

Marshall M et al. (2009) Die tiefe Venenthrombose im Schultergürtel- und Armbereich – immer wieder, aber zu selten, um Erfahrungen zu sammeln. Vasomed: 21: 128–132

Meyer F et al. (1999) Das zentralvenöse Katheterverweilsystem i.v. – Port. Vasomed 11: 8–18

Practice Guidelines (2012) Practice Guidelines for Central Venous Access. American Society of Anesthesiologists Task Force on Central Venous Access. Anaesthesiology 116: 539–573

Rathmann N. et al. (2011) Komplikationen venöser Portsysteme. Radiologische Diagnostik und minimalinvasive Therapie. Radiologe 5: 397–404

Schenck M et al. (2012) Wie sollen Urologen venöse subkutane Portsysteme implantieren? Urologe 51(2): 226–237

Schiffer CA et al. (2013) Central venous katheter for care for the patient with cancer. American Society of Clinical Oncology Clinical Practice Guideline. J Clin Oncol 31: 1–15

Statistisches Bundesamt (2013) H 101 – Krankenhausstatistik, Todesursachenstatistik 2012,. http://www.gbe-bund.de; https://www.destatis.de. Zahlen & Fakten > Gesellschaft & Staat > Gesundheit > Krankenhaeuser, Artikelnr. 523140113704. Zugriff 22. Juni 2015

Stein M et al. (2005) Komplikationen zentralvenöser Portsysteme: Erfahrungsbericht über 2359 Implantationen. Dtsch Med Wochenschr 130: 1129–1132

Teichgräber UK et al. (2011) Portsysteme als integraler Bestandteil von Chemotherapien. Dtsch Arztebl Int 108(9): 147–154

Wolff H (2002) Vorwort bei den Teupitzer Gesprächen 05./06.10. 2001 – Der chirurgische Fortschritt und seine Gefahren. Kaden, Heidelberg V–VI

Portimplantation über die V. cephalica

R. Hennes

R. Hennes, H.A.F. Hofmann (Hrsg.), *Ports*,
DOI 10.1007/978-3-662-43641-7_6, © Springer-Verlag Berlin Heidelberg 2016

Die standardisierte Implantation eines Portsystems über die V. cephalica ist ein bewährter und chirurgisch einfacher Eingriff, der eine sichere und komplikationsarme Portimplantation möglich macht.

6.1   Venae-sectio-Technik

Die Venae sectio der V. cephalica ist ein chirurgisch altbekanntes Verfahren, das insbesondere zur Freilegung von Venen genutzt wurde, um Katheter oder Braunülen zur Versorgung der Patienten über die Vene sicherzustellen. Zur detaillierten Anatomie ► Kap. 2.

Für eine erfolgreiche Venae sectio der V. cephalica ist vor allem das Vorhandensein der Vene notwendig. Diese ist in suffizienter Form in 94 % der Fälle vorhanden (Knebel et al. 2011). In dieser Studie konnte gezeigt werden, dass mit der Vena Sectio-Technik Schnitt-Nahtzeiten von unter 10 min möglich sind. Die äußeren anatomischen Landmarken sind das Schlüsselbein, der Oberarmkopf und die Mohrenheim-Grube, die intraoperativ zwischen dem M. deltoideus und dem M. pectoralis zur Darstellung kommt (◘ Abb. 6.1).

In ◘ Abb. 6.2 ist die Vorplanung der Portimplantation dargestellt. Der Katheter ist mit der Portkammer aufgelegt und zeigt, wie der Verlauf des Katheters vorzustellen ist.

Mit Schnittführung unmittelbar über der Mohrenheim-Grube wird ein Schnitt von ca. 4 cm durchgeführt. Diese Länge ist für die meisten normalgewichtigen Patienten ausreichend. Angepasst an den BMI bzw. an einen kachektischen Ernährungszustand wird die Schnittlänge individuell angepasst.

Praxistipp

Der Schnitt sollte ca. einen Querfinger unterhalb der Klavikula über der Mohrenheim-Grube erfolgen, um über den gleichen Zugang die V. subclavia gut erreichen und die Punktion der V. subclavia durchführen zu können, falls der Zugang über die V. cephalica nicht möglich ist.

Nach Durchtrennen der Haut und des Subkutangewebes zeigen sich in typischer Weise der Rand des M. pectoralis und des M. deltoideus. Zwischen beiden stellt sich bei fast allen Patienten ein Fettstreifen dar, der der Mohrenheim-Grube entspricht. Dieser wird in Längsrichtung präpariert, um die V. cephalica zu erreichen. Gerade bei sehr muskulären oder auch adipösen Patienten kann die Präparation oftmals in einer Tiefe von 5–6 cm stattfinden. Es kommt hierbei vor, dass die V. cephalica nicht unmittelbar in der Mohrenheim-Grube liegt, sondern medial unter dem Muskelrand des M. pectoralis oder auch lateral unter dem Muskelrand des M. deltoideus. Diese Bereiche müssen, falls die Vene nicht direkt gefunden wird, präpariert werden, um das Vorhandensein der V. cephalica sicher beurteilen zu können.

Die Vene wird auf einer kurzen, gut sichtbaren Strecke freipräpariert, nach distal angeschlungen

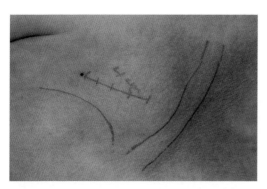

◘ **Abb. 6.1** Operationsplanung: vorgesehene Schnittführung über der Mohrenheim-Grube. Schlüsselbein und Oberarmkopf sind angezeichnet (Abb. 6.1–6.14 Fotografie P. Rudolph, Heidelberg)

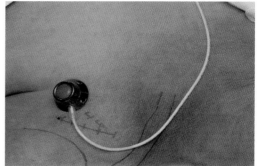

◘ **Abb. 6.2** Operationsplanung: Aufgelegter Port zur Darstellung der Portkammerplatzierung und des Katheterverlaufs

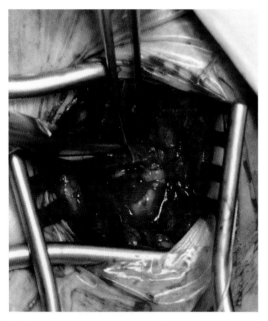

■ **Abb. 6.3** Venae sectio der V. cephalica

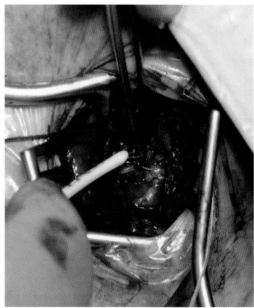

■ **Abb. 6.4** Einführen des Portkatheters in die V. cephalica

und ligiert. Es hat sich hierbei als Vorteil herausgestellt, an das Ende des lang belassenen Fadens eine Klemme zu setzen, die durch ihren Zug über den Spreizer die Vene zur Oberfläche exponiert. Danach wird ein zweiter Faden angeschlungen, der ebenso mit einer Klemme versehen, jedoch nicht ligiert wird. Danach erfolgt die Venae sectio (■ Abb. 6.3).

Zum Halten der Öffnung gibt es in den meisten Portsets einen sog. Venenhaken, der eingeführt und zum Offenhalten der V. cephalica genutzt werden kann. Es kann aber auch mit der Pinzette ein »Slot« offen gehalten werden, über den dann direkt der Katheter eingeführt wird (■ Abb. 6.4).

> **Praxistipp**
>
> Bei schmalen Venen, die den Durchmesser des Katheters unterschreiten können, kann mit Hilfe der modifizierten Seldinger-Technik der Portkatheter über die V. cephalica dennoch eingebracht werden.

Wir empfehlen, nur markierte Katheter mit cm-Maß zu verwenden, da sie eine zusätzliche Versicherung darstellen, dass die korrekte Länge des Katheters implantiert ist. Erfahrungsgemäß ergeben sich Längen von durchschnittlich 20–25 cm über die linke Seite sowie 15–18 cm über die rechte Seite.

Nachdem der Katheter nun in dieser Weise vorgeschoben wurde, ist der nächste zwingende Punkt die Lagekontrolle der Katheterspitze. Die Erfahrung zeigt, dass der Katheter in verschiedene Richtungen laufen kann, wie in die V. jugularis oder in die V. subclavia der Gegenseite, oder sich mit Schlaufen- und Schleifenbildung in der V. subclavia ausbreitet.

Für die Lagekontrolle haben sich zwei Verfahren als möglich erwiesen: Die sicherste und einfachste Art der Darstellung ist die Bildwandlerkontrolle, da alle Portkatheter röntgendicht sind und im Röntgen zur Darstellung kommen. Mit Hilfe des Bildwandlers kann sehr leicht festgestellt werden, ob der Katheter in einem harmonischen Bogen zum Vorhof des Herzens läuft oder in einer Schlaufe zu liegen gekommen ist. Nach korrekter Platzierung erfolgt die Dokumentation im Röntgen-Dokumentationssystem. Der ideale Beziehungspunkt der Katheterspitze sollte ca. 1–2 Wirbelkörper unter der Bifurkation liegen (■ Abb. 6.5). Falls der Patient Rhythmusstörungen angibt, muss der Katheter etwas zurückgezogen werden.

Die andere Methode ist die EKG-Kontrolle, die gerade im niedergelassenen Bereich, wo kein Bild-

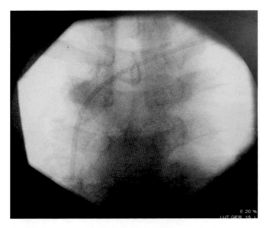

■ **Abb. 6.5** Lagekontrolle des Portkatheterverlaufs und der Portspitze

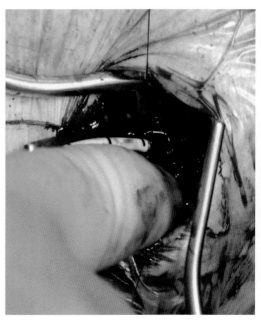

■ **Abb. 6.6** Ligatur des Portkatheters auf die V. cephalica mit resorbierbarem Material

wandler vorhanden ist, genutzt wird. Anhand der Erhöhung der P-Welle wird der Katheter platziert. Katheter und Führungsdraht werden bis zur max. Erhöhung der P-Welle vorgeschoben und werden danach bis sich die P-Welle wieder normalisiert hat, zurückgezogen (▸ Kap. 9).

Nach korrekter Platzierung erfolgen das Einkürzen des Katheters, die Ligatur des Portkatheter auf die V. cephalica (■ Abb. 6.6) und die Konnektion mit der Portkammer. Hierzu ist es notwendig, das Portsystem wirklich gut zu kennen, damit die Konnektion korrekt durchgeführt wird. Dies ist insbesondere bei Hochdruckports absolut notwendig, da

sonst eine Dislokation des Katheters von der Portkammer bei Kontrastmittelgabe unter Hochdruck entstehen kann. Die verschiedenen Portsysteme haben hierzu Konnektionsmuffen, die meistens aufgeschoben werden (■ Abb. 6.7, ■ Abb. 6.8)

Nach korrekter Konnektion wird die Portkammer platziert. Wir empfehlen die Platzierung der

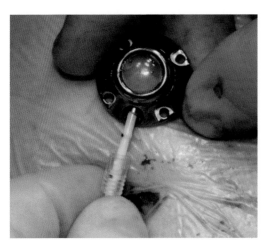

■ **Abb. 6.7** Korrekte Konnektion von Portkatheter und Portkammer

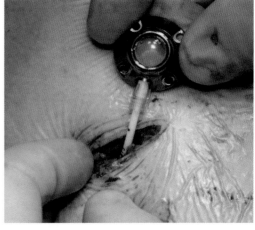

■ **Abb. 6.8** Aufschieben der Konnektionsmuffe zur sicheren Verbindung

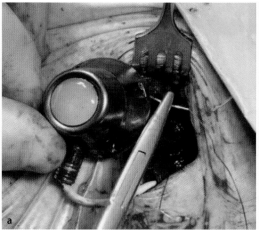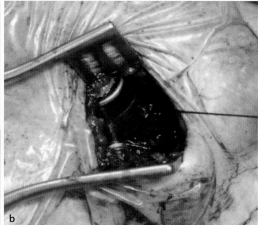

Abb. 6.9a,b Annaht der Portkammer. **a** Durchführung der Naht durch die Aussparung an der Portkammer. **b** Fixierung der Portkammer auf der Pektoralisfaszie mit mindestens 2 Fixierungsnähten

Portkammer ca. 1–2 cm neben der Schnittführung. Dies ist insbesondere nützlich, wenn der Port wieder explantiert wird, da man dann über die Narbe sehr leicht an die Portkammer herankommt, um den Port zu entfernen.

Es ist ungünstig die Portkammer unmittelbar unter den Schnitt zu legen, da sonst die Infektionsgefahr steigt und bei der Portkammerpunktion immer durch die Narbe punktiert wird.

Es gibt auch die Methode, die Portkammer möglichst weit vom Schnitt entfernt zu platzieren; wir halten dies nicht für sinnvoll, da hier eine ausgedehnte Traumatisierung im Subkutangewebe erfolgen muss, um eine entsprechend große Kammer zu schaffen, was wiederum mit Blutungen und Fettgewebsnekrosen einhergehen kann.

Es muss bei der Konnektion und Platzierung der Portkammer darauf geachtet werden, dass kein Knicken des Katheters zustande kommt. Hierzu ist die Materialwahl wichtig. Bei der Auswahl des Portsystems sollte auf die Knickstabilität des Katheters geachtet werden. Sehr weiche und sehr knickanfällige Katheter sind ungeeignet.

> **!** Silikonkatheter sind aus einem sehr weichen, empfindlichen Material und können schon beim Anfassen mit einer chirurgischen Pinzette oder brüsken Konnektionsmanövern mit der Portkammer einreißen oder undicht werden.

Nach korrekter Platzierung erfolgt die notwendige Annaht der Portkammer. Durch wenigstens zwei Fixierungsnähte kann die Portkammer gesichert werden, sodass ein Kippen und Verrutschen des Ports nicht vorkommen kann (**Abb. 6.9a,b**).

Zu diesem Punkt gibt es unterschiedliche Auffassungen, da manche Implanteure Ports nicht annähen mit der Vorstellung, dass das einfache Hineinstecken der Portkammer in das Fettgewebe ausreichend ist. Wir stimmen diesem Vorgehen nicht zu, da die Funktionsfähigkeit für den Patienten an oberster Stelle steht und ein Nichtannähen der Portkammer zum Kippen des Portkatheters führen kann und damit zur Nichterreichbarkeit für den Anwender, der den Port punktieren möchte (Fischer et al. 2008).

Nach ca. 4–6 Wochen ist bei normaler Wundheilung eine Kapsel und ein Einwachsverhalten um die Portkammer festzustellen, danach ist der Port in aller Regel unverrückbar und kann nicht mehr kippen.

Nach korrekter Platzierung erfolgt die Kontrolle auf Bluttrockenheit und die Spülung des OP-Situs. Danach ist auf einen korrekten Wundverschluss zu achten, der mit einer durchgreifenden Subkutannaht bzw. zweireihigen Subkutannaht durchgeführt werden kann.

Bevor dann der definitive Hautverschluss erfolgt, wird das Portsystem auf Funktionstüchtigkeit

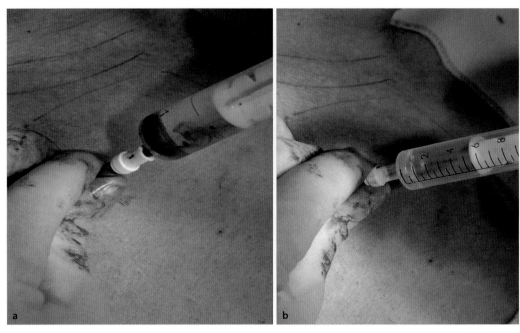

◻ **Abb. 6.10a,b** Funktionsprüfung **a** Aspiration von Blut, **b** Durchspülen mit Kochsalz

geprüft durch Aspiration von Blut und Durchspülen mit Kochsalz (◻ Abb. 6.10a,b). Eine Blockung des Portkatheters mit Heparinlösung ist zu unterlassen (▶ Kap. 19).

> **Praxistipp**
>
> Die Funktion des Ports muss vor Ende der Operation geprüft werden, Blut muss aspiriert werden können und ein einfaches Durchspülen möglich sein.

Der Verschluss der Hautwunde sollte aus kosmetischen Gründen mit einer Intrakutannaht erfolgen (◻ Abb. 6.11), hier ist neben resorbierbarem auch nichtresorbierbares Material in Anwendung.

Das resorbierbare Material erspart dem Patienten das spätere Fädenziehen. Weiterhin trägt es dazu bei, die Festigkeit der Wunde über einen längeren Zeitraum zu halten, insbesondere wenn mit der Chemotherapie frühzeitig begonnen wird. Hier kommt es zu einer verzögerten Wundheilung oder einer Störung der Wundheilung, die dann zu einer Dehiszenz der Wunde führen kann, wenn nach 10–14 Tagen der nichtresorbierbare intrakutane

Hautfaden gezogen wurde. Dies konnten wir nicht mehr beobachten, nachdem resorbierbares Material angewandt worden ist, das eine Resorptionszeit von ca. 50 Tagen aufweist.

Nach durchgeführtem Wundverschluss erfolgt der sterile Verband. Sollte jedoch unmittelbar mit der Therapie begonnen werden, in Form von Ernährung, Chemotherapie oder Infusionsbehandlung, kann bereits intraoperativ eine Gripper-Nadel steril eingelegt werden. (◻ Abb. 6.12).

Die Standardtechnik der Portkatheterimplantation durch Venae sectio der V. cephalica, wie sie an der Chirurgischen Klinik des Universitätsklinikums Heidelberg durchgeführt wird, ist in ihren wichtigsten Schritten in der schematischen ◻ Abb. 6.13 noch einmal zusammengefasst. Außerdem ist sie im Video unter http://www.springermedizin.de/vzb-ports zu sehen.

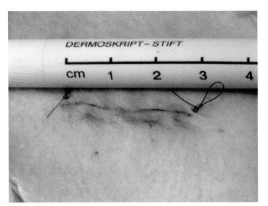

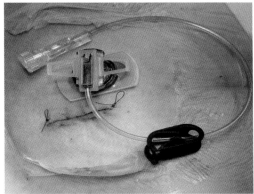

◻ **Abb. 6.11** Abschließende Wundnaht

◻ **Abb. 6.12** Intrakutannaht mit intraoperativer Anlage einer Portdauernadel zum sofortigen Therapiebeginn

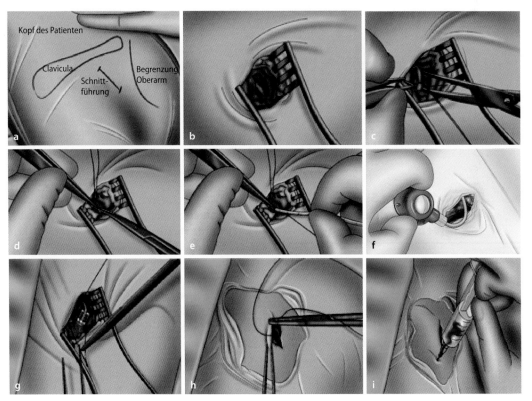

◻ **Abb. 6.13a–i** Portkatheterimplantation durch Venae sectio der V. cephalica. **a** Planung, **b** Darstellung der V. cephalica, **c** Anschlingen der V. cephalica, **d** Venae sectio der V. cephalica, **e** Einführen und Vorschieben des Portkatheters, **f** Konnektion des Portkatheters, **g** Präparation der Porttasche, **h** Subkutannaht, **i** Funktionsprüfung. (Mit freundlicher Genehmigung des Deutschen Ärzteverlags)

◻ Abb. 6.14 a Ein 6,6-fr-Portkatheter neben der 1 mm kleinen Vene. Die Vene ist angezügelt. **b** Venae sectio mit mikrochirurgischen Instrumenten. **c** Einführen eines 0,89 mm feinen beschichteten Führungsdrahtes in die Vene. **d** Bildwandlerkontrolle intraoperativ mit korrekter Lage des Führungsdrahtes. **e** Einführen von Schleuse und Dilatator über den Führungsdraht. **f** Nach Entfernen des Dilatators Einführen des Katheters und Entfernen der Schleuse

6.2 Die modifizierte Seldinger-Technik für die offene zentralvenöse Portanlage

Vorüberlegungen Anhand einer retrospektiven analytischen Studie von 400 Patienten konnte gezeigt werden, dass für das Scheitern der Portanlage über einen zentralvenösen Zugang in offener Venae-sectio-Technik zwei wesentliche Gründe gefunden wurden: eine zu klein dimensionierte Vene und die Unmöglichkeit, den Portkatheter über die V. cephalica in die V. subclavia vorzuschieben (Seiler et al. 2006).

In weiteren Studien, die die offene Venae-sectio-Technik untersuchten, konnte gezeigt werden, dass in keinem einzigen Fall ein Pneumothorax oder Hämatothorax auftrat (Knebel et al. 2011).

In einer dieser Studien, der Portas-1-Studie, in der die Punktionstechnik mit der Vena sectio der V. cephalica verglichen wurde , konnte die Erfolgs-rate auf 94 % verbessert werden. Die spezifischen Komplikationen von Pneumothorax oder Hämatothorax wurden bei der Venae-sectio-Technik in keinem Fall beobachtet.

Dem ist hinzuzufügen, dass auch das Pinch-off-Phänomen und die arterielle Fehllage spezifische Komplikationen der Anlage eines Portkatheters über die Punktion der V. subclavia sind.

In diesem Kontext halten wir die modifizierte Seldinger-Technik als eine sehr nützliche und wertvolle ergänzende Technik für den Patienten, da sie schwere und für manche Patienten lebensbedrohliche Komplikationen wie z. B. einen Hämatothorax verhindert.

Technik und Material Für die technische Umsetzung sind ein Punktionsset, bestehend aus Schleuse und Dilatator und ein Führungsdraht notwendig. Darüber hinaus kann diese Methode auch in mikrochirurgischer Technik ausgeführt werden. Dann sind Lupenbrille und Mikroinstrumente sowie ein gecoateter feiner Führungsdraht notwendig. Die üblichen, relativ steifen Stahldrähte, die in Standardsets zur Anwendung kommen, sind gerade für sehr kleine Venen (ca. 1 mm Durchmesser) nicht geeignet.

Die mikrochirurgische Umsetzung der modifizierten Seldinger-Technik sehen sie in ◘ Abb. 6.14a–f.

Zusammenfassend stellt die modifizierte Seldinger-Technik eine gute und sichere Methode da, bei schwierigen Venenverhältnissen die Implantation des Portkathetersystems erfolgreich durchzuführen.

> **Praxistipp**
>
> Oftmals kann die Technik auch so abgewandelt werden, dass zunächst nur ein feiner beschichteter Führungsdraht genutzt wird, wenn z. B. der Portkatheter in die Vene eingebracht werden konnte, sich jedoch nicht vorschieben lässt. Unter Bildwandlerkontrolle kann dann der Führungsdraht korrekt platziert und darüber der Portkatheter eingebracht werden.

Die Technik der Portimplantation durch die modifizierte Seldinger-Technik – offen in Kombination mit der Venae sectio der V. cephalica – ist im Video unter http://www.springermedizin.de/vzb-ports zu sehen.

Literatur

Fischer L, Knebel P, Schröder S et al. (2008) Reasons for explantation of totally implantable access ports: a multivariate analysis of 385 consecutive patients. Ann Surg Oncol 15(4): 1124–1129

Hennes R (2013) Portkatheter und krankheitsbedingte Mangelernährung. 5. GHD-Symposium am 18. September 2013 in Bremen (GesundHeits GmbH Deutschland). XOPE, Deutscher Ärzteverlag

Knebel P, Lopez-Benitez R, Fischer L et al. (2011) Insertion of totally implantable venous access devices: an expertise-based, randomized, controlled trial. Ann Surg Onc 253(6): 1111–1117

Seiler CM, Frohlich BE, Dorsam UJ et al. (2006) Surgical technique for totally implantable access ports (TIVAD) needs improvement: a multivariant analysis of 400 patients. J Surg Oncol 93:24–29

Portimplantationen über die V. subclavia

H.A.F. Hofmann

R. Hennes, H.A.F. Hofmann (Hrsg.), *Ports*,
DOI 10.1007/978-3-662-43641-7_7, © Springer-Verlag Berlin Heidelberg 2016

Als Niederhuber et al. 1982 über die ersten 30 Portimplantationen und Anwendungen am Menschen berichteten, waren dabei auch 20 venös platzierte Systeme. Die Katheter wurden jeweils durch eine Subklaviapunktion in das zentralvenöse System eingebracht. Einzige Komplikation war ein Pneumothorax. 1952 hatte Seldinger die Punktion von Arterien in Lokalanästhesie beschrieben, um einen Katheter perkutan intravasal einzubringen. Damit waren die methodischen Voraussetzungen generell für solche Interventionen am Gefäßsystem geschaffen.

7.1   Erschwernisse und Risikofaktoren

Die V. subclavia kann über den infra- oder supraklavikulären Zugang punktiert werden. Letzterer gilt als die gefährlichere Variante und sollte deshalb gemieden werden. Aber auch für den infraklavikulären Zugang ergeben sich wegen anatomischer Gegebenheiten und Faktoren aus der bisherigen Krankengeschichte Widrigkeiten, die Einfluss auf die Gestaltung des Eingriffs nehmen können. Bei einer landesweit wie international steigenden Zahl von Portimplantationen werden immer häufiger Patienten überwiesen, die keine nativen Venenverhältnisse oder andere regelrechte anatomische Strukturen in dem jeweiligen Operationsgebiet aufweisen:

— Veränderungen am Skelett des Schultergürtels sind dabei besonders für die Katheterplatzierung mittels Subklaviapunktion kritisch zu sehen oder sogar auf der betroffenen Seite ein Ausschlusskriterium. Frakturen der Klavikula, deren Verlauf in Fehlstellung mit überschießender Kallusbildung oder hypertropher Pseudarthrose mündet, fordern ein gründliches Überdenken der Seitenwahl vor dem Eingriff. Klinisch manifestieren sich solche Veränderungen als kostoklavikuläres Zwingensyndrom, das auch durch Exostosen der ersten Rippe bedingt sein kann. Die obligate präoperative Röntgenkontrolle des Thorax liefert neben dem Befund an der Lunge solche ossären Veränderungen als Zusatzinformation.

— Hautveränderungen im Sinne exulzerierender Tumoren sind auch heute noch anzutreffen und verlangen die Portimplantation weit entfernt vom Herd pathogener Keimbesiedlung

und -vermehrung. Hautschäden als Folgen ionisierender Strahlen beeinflussen ebenfalls Seitenwahl und Implantationsort.

— Voroperationen in Hals-, Schulter- und Thoraxbereich (Neck Dissection, Herz-, Gefäß- oder Lungeneingriffe) führen zu Verziehungen oder Narben in der Umgebung des zur Punktion vorgesehenen Venenabschnittes. Eine Subklaviapunktion kann dadurch erschwert werden. Die Entscheidung über die Implantatsplatzierung erfolgt individuell und situationsgerecht.

— Intravasale Implantate im Venenstamm erfordern in jedem Falle unsere besondere Aufmerksamkeit. Dazu zählen Pacemaker, ventrikuloatriale Ableitungen beim Hydrozephalus, Cava-Stents u. a. Einerseits ist zu vermeiden, dass die präexistenten Implantate beschädigt werden, und andererseits ist vor der Portimplantation abzuklären, inwiefern evtl. thrombosierte Gefäßabschnitte im interessierenden Venenbereich vorliegen. Dies wäre sowohl bei der perkutanen Punktionstechnik als auch beim offenen chirurgischen Vorgehen ein unüberwindbares Hindernis für die Katheterpassage. In solchen Fällen ist es dringend erforderlich, präoperativ durch geeignete diagnostische Verfahren: Duplexsonografie, Phlebografie oder andere bildgebende Möglichkeiten den realen Zustand in den Venen und deren Umgebung darzustellen.

— Gleiche Ansprüche an eine aufwendigere präoperative Abklärung gelten bei Patienten, die zur Implantation vorgestellt werden, nachdem bei einem anderen Operateur aus unterschiedlichen Gründen die Versorgung mit einem Port nicht gelungen ist oder wegen Komplikationen eine Explantation erfolgen musste. Dies gilt für beide Operationsverfahren.

— Bei der klinischen Voruntersuchung werden nicht allein die Verhältnisse am möglichen Implantationsort untersucht. Es gilt auch, sich ein Bild über den Konstitutionstyp und den Ernährungszustand des Visavis zu verschaffen. Probleme kann es bei einem Punktionsversuch an sehr schlanken bzw. kachektischen Menschen geben, weil hier wenig Gewebsstrukturen (Fett- und Bindegewebe, Muskulatur) um den ausgesuchten Venenabschnitt vorhanden sind, die bei einem ersten Punktionsversuch an der Gefäßwand vorbei die Nadelspitze noch umkleiden, bevor sie die nahe Arterie oder die Pleurablätter erreicht und eine arterielle Blutung bzw. einen Pneumothorax auslöst. Bei stark adipösen Kranken kann es sein, dass die Stärke der subkutanen Fettschicht ein Maß überschreitet, welches die typische Subklaviapunktion noch zulässt. Die Länge der vom Hersteller mitgereichten Punktionsnadel reicht dann nicht mehr aus, um bei üblichem Vorgehen die Venenwand im Zielgebiet zu erreichen. Die Wiederholung von Punktionen erhöht die Rate intraoperativer Komplikationen, weil die »suchende« Nadel auch in kritische Nachbarregionen geführt wird.

Für die Versorgung mit einem Port gibt es weder absolute noch relative Kontraindikationen. Hier wurde dargestellt, es liegen lediglich lokale Probleme vor, denen mit der Wahl eines anderen Implantationsortes begegnet werden kann.

Die geringsten Schwierigkeiten bei der Subklaviapunktion treten bei Männern mit normal bis kräftig ausgebildeter Muskulatur auf.

7.2 Präoperative Phase

Erheben der Anamnese, klinische Untersuchung, besonders der möglichen Implantationsorte, Dopplersonografie über beiden Vv. subclaviae, Auswerten von Vorbefunden aus dem Labor und bildgebender Verfahren sowie das Berücksichtigen der aktuellen Medikation gelten für alle genannten Operationstechniken. Sollten hierbei eine Bakteriämie, Gerinnungsstörungen oder Allergien gegen Port- oder Kathetermaterial erkannt werden, stellen sich diese Fakten nicht als absolute Kontraindikationen dar. Es ist allein eine Zeitfrage, bis die Bakteriämie sicher beherrscht ist. Im interdisziplinären Zusammenwirken lassen sich Gerinnungsstörungen beeinflussen. Materialallergien werden durch die Wahl verschiedener Produkte anderer Porthersteller irrelevant.

Für den Portimplanteur hat in jedem konkreten Fall die Aussage: »Es geht nicht.« keine Gültigkeit.

Eine sog. Prämedikation erfolgt vor der Portimplantation nicht.

Zu einer routinemäßigen Antibiotikaprophylaxe vor der Portimplantation gibt es aktuell keine verbindlichen Empfehlungen. Weil bei einem großen Teil der Klientel für diesen Eingriff kein erhöhtes Infektionsrisiko besteht, wird in 3/5 der implantierenden Zentren auf eine solche Maßnahme verzichtet. Besteht aber präoperativ wegen einer Granulozytopenie doch ein erhöhtes Infektionsrisiko für das Implantat und seinen Träger, ist nach einer Time-out-Checkliste eine perioperative Antibiotikaprophylaxe wohl erforderlich (▶ Kap. 16 und ▶ Kap. 17).

7.3 Operationsvorbereitung und Anästhesie

Der Patient kommt nach der üblichen Nahrungsaufnahme im häuslichen Milieu in Begleitung einer Zweitperson in die Einrichtung. Hier wird er durchgehend von einem Arzt, der ihn auch später operiert und einer Schwester, die als sog. Springer im Operationsraum fungiert, betreut. Beide bringen den Patienten in Rückenlage auf den Operationstisch.

> **Praxistipp**
>
> Gewünscht ist die Position nach Trendelenburg. Neben der beabsichtigten Zentralisation des Kreislaufs zum Vermeiden einer Luftembolie wird dadurch auch einem Lagerungsschmerz in Streckstellung für die Zeit von bis zu einer Stunde der oft degenerativ veränderten Lendenwirbelsäule in dieser Altersgruppe vorgebeugt.

Es ist stets auf eine angepasste sichere Lagerung zu achten, um Lagerungsschäden zu vermeiden. Hilfreich sind Lagerungshilfen und Gurte.

Wiederholung der dopplersonografischen Kontrolle beider VV. subclaviae, nachdem die nichtärztliche Assistenz die EKG-Elektroden angelegt und das Gerät eingeschaltet und überprüft hat. Ist die Entscheidung für die Zugangsseite gefallen und damit die aus dem Erstkontakt anlässlich der präoperativen Aufklärung getroffenen Wahl bestätigt, wobei auch die Wünsche des Kranken mit berücksichtigt werden (Bauer 2012), wird dessen Gesicht auf die Gegenseite gedreht und verbleibt dort bis zum Ende des Eingriffs. Am Arm dieser Seite werden die Geräte für Blutdruckmessung und Pulsoxymetrie durch die Schwester angebracht sowie eine Flexüle durch den Operateur gelegt. Der Einsatz von Lokalanästhetika zur Infiltrations- oder Leitungsanästhesie verlangt obligat den venösen Zugang, Kreislaufmonitoring (EKG, Pulsoxymetrie), Bereitstellen von Notfallinstrumentarium und Notfallmedikamenten.

> **Praxistipp**
>
> Unter die Schulter der Operationsseite wird weit lateral ein festes, mindestens 3 cm hohes Polster gelegt. Damit wird dieses Schultergelenk nach ventral gebracht und der Abstand zwischen der Rückfläche der Klavikula und der Vorderfläche der ersten Rippe während des Eingriffs erweitert und bleibt so durch die Unterlage fixiert.

Dies erleichtert das Aufsuchen der V. subclavia und deren Punktion, weil der Patient in einer möglichen bewussten oder unbewussten Abwehrhaltung eine akzidentelle kostoklavikuläre Enge nicht herbeiführen kann. Wird während des Punktionsmanövers durch die freie Hand des Operateurs diese Schulter noch nach kranial geführt, kann damit der Spalt, durch den wir die Kanüle führen, zusätzlich erweitert werden. Hierdurch ist der Kontakt mit der nahen Pleurakuppel noch besser zu vermeiden.

Die Regionalanästhesie ist bei der onkologischen Klientel, die oft auch zusätzlich eine Multimorbidität aufweist, für ambulante Operationen das risikoärmere Verfahren (Fischer 2006). Mit dem Patienten wird unter Respektieren seiner Meinung wie dem Beachten fachlicher Aspekte entschieden, ob er eine Vollnarkose favorisiert. Unter Vollnarkose würde man einen iatrogen ausgelösten Pneumothorax erst nach Narkoseende feststellen. Die Praxis zeigt, dass die Mehrzahl der Kranken die Regionalanästhesie bevorzugt. Neben dem raschen Wirkungseintritt ist auch das langanhaltende Ausschalten der postoperativen Schmerzsymptomatik durch die Kombination von Methoden möglich.

> **Praxistipp**
>
> Bei den eigenen Patienten hat sich eine Kombination aus Infiltrations-, Plexus- und Tumeszenzanästhesie bewährt.

— Infiltrationsanästhesie (20 ml Xylonest 1 % mit Adrenalinzusatz in Größe von 10×10 cm subkutan über dem M. pectoralis major am Ort des zu erwartenden Portlagers),
— infraklavikuläre Plexusanästhesie (10 ml Xylonest 1 % ohne Adrenalin von kaudal hinter das mittlere und das sternumnahe Schlüsselbeinsegment unmittelbar an das Periost) und
— Tumeszenzanästhesie (20 ml Lösung mit der Spritzpistole zirkulär um das vorher mit Xylonest infiltrierte Areal: Xylonest 1 % 35,0 ml, Adrenalin 1:1000 0,5 ml, Triam 20 0,5 ml, $NaHCO^2$ 8,4 % 4 ml, NaCl 0,9 % ad 500,0 ml).

Neben dem raschen Wirkungseintritt wird so eine Analgesie von 20–24 h erreicht. Patientenschonend und kostengünstig kann auf die postoperative Gabe von Analgetika verzichtet werden (Hofmann 2007). Das Gesicht des Patienten bleibt frei, um per Blickkontakt dessen Beobachtung zu komplettieren.

Nach dreimaliger Haut-Wisch-Desinfektion mit der nötigen Einwirkungszeit erfolgt das sterile Abdecken durch ein großes Lochtuch aus geeignetem Material.

Vor der Intervention werden Portkörper und Katheter mit physiologischer Kochsalzlösung gespült, gefüllt und damit luftleer gemacht.

7.4 Durchführen der Punktion, Platzieren des Katheters und sicheres Einbringen der Portkammer

Als Orientierung für das Punktionsmanöver dient die Unterkante der Klavikula an der Grenze zwischen dem mittleren und lateralen Drittel und 3 cm kaudal davon über dem Sulcus deltoideopectoralis (◻ Abb. 7.1).

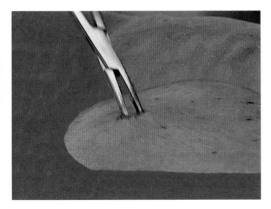

☐ **Abb. 7.1** Stichinzision infraklavikulär

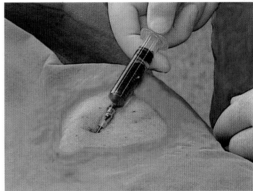

☐ **Abb. 7.2** Punktion der V. subclavia mit Blutaspiration

> **Praxistipp**
>
> Hier erfolgt eine 2 mm breite Stichinzision, durch welche die Punktionskanüle eingeführt wird. Diese Zugangsvariante vermeidet den störenden Reibewiderstand an der Nadel durch die Hautränder beim Vorführen und schafft eine unbehinderte Sensibilität für den Operateur beim Passieren des Lig. costoclaviculare.

Die Nadel wird durch die Stichinzision eingebracht und dann behutsam unter ständigem Aspirationsbemühen mittels aufgesetzter 10 ml-NaCl-Spritze in einen nach lateral 30 ° offenen Winkel gekippt und an der Dorsalfläche des Schlüsselbeins in Richtung auf die Prominenz, die durch die Oberkante des gleichseitigen Sternoklavikulargelenks gebildet wird, vorgeführt. Nach ca. 5–6 cm erreicht man die Venenwand, perforiert diese und kann mühelos und deutlich erkennbar venöses Blut aspirieren. Gelingt dies nicht a priori, können die Punktionsversuche mehrfach wiederholt werden (☐ Abb. 7.2).

> **Praxistipp**
>
> Zu beachten ist bei der Punktion der V. subclavia, die Punktionsrichtung und -tiefe nicht unkritisch zu variieren.

Die bei dieser Technik beobachteten Komplikationen, wie Verletzungen der beiden Pleurablätter,

der A. subclavia, des Ductus thoracicus oder des Plexus brachialis treten während der Punktion auf, werden aber bis auf den Nervenkontakt erst im weiteren Verlauf des Eingriffs oder postoperativ klinisch manifest.

Ist per Punktion der Zugang zur V. subclavia sicher gefunden und bewahrt, wird in der bekannten Seldinger-Technik nach der orientierenden Passage mit dem Führungsdraht entweder unter radiologischer Kontrolle mit dem C-Bogen oder dem ohnehin mitlaufenden EKG durch Anzeigen einer erhöhten Pulsfrequenz und Veränderungen an der P-Welle unter Drahtkontakt der Katheter eingebracht (☐ Abb. 7.3).

Getreu der Seldinger-Technik wird nun das Introducer-Set über den Führungsdraht platziert (☐ Abb. 7.4). Danach wird dieser entfernt, und aus Sicherheitsgründen erfolgt eine erneute Blutaspiration.

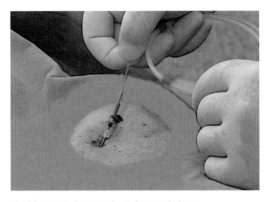

☐ **Abb. 7.3** Einbringen des Führungsdrahtes

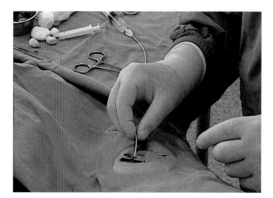

Abb. 7.4 Der Katheter wird durch das Introducer-Kit eingeführt

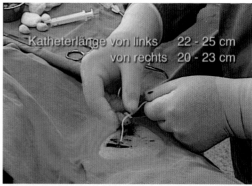

Abb. 7.5 Orientierende Angaben zur Katheterlänge

Die Technik der Portimplantation durch Punktion der Vena subclavia ist nochmals zusammengefasst im Video unter http://www.springermedizin.de/vzb-ports zu sehen.

Die Katheterlänge wird wegen der verschieden langen Wege zum Eingang in den rechten Herzvorhof bedarfsgerecht variabel bemessen: Bei Körpergröße des Patienten um 1,75 m – von der Hautpassage bis zum rechten Vorhof rechts 20–23 cm und links 23–26 cm, was in etwa einer intravasalen Katheterlänge von der Gefäßeintrittsstelle bis zum kavoatrialen Übergang von rechts 12 cm und links 18 cm entspricht (Hofmann 2007). Bei Individuen mit einer Körpergröße von über 1,80 m oder unter 1,65 m sind etwa 3 cm Katheterlänge hinzuzufügen bzw. abzuziehen (**Abb.** 7.5). Wiederholte erfolgreiche Aspirationsversuche bestätigen die intravasale Position der Katheterspitze (**Abb.** 7.6).

Sollte es aus nicht immer nachvollziehbaren Gründen zu einem Abknicken der Katheterspitze in der V. cava bzw. einem Abweichen in die kontralaterale V. brachiocephalica kommen, was nur mittels Bildwandlerkontrolle zu erkennen ist, müssen diese unerwünschten Positionen in gleicher Sitzung korrigiert werden. Dazu wird der Führungsdraht mit seinem gekrümmten Ende voran gezielt in der venösen Strombahn vorbewegt, um dem Katheter den rechten Weg zu weisen. Treten im weiteren Verlauf während des Gebrauchs des Portkathetersystems Veränderungen in der Lage der Katheterspitze bzw. dem Katheterverlauf ein, werden diese u. U. zufällig entdeckt. Oft ist eine Blutaspiration nicht mehr möglich oder der Portträger berichtet bei Gaben von In-

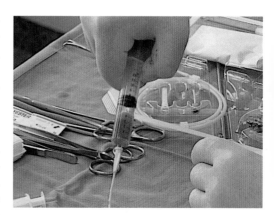

Abb. 7.6 Blutaspiration nach Lösen der Sperre durch Katheterklemme mit breiten Branchen

jektionen oder Infusionen über Druckempfindungen an untypischer Stelle. Gezielte oder kontinuierliche klinische und radiologische Kotrollen zeigen dann die neu eingetretene Situation am Katheter an.

> **Katheterfehllagen**
> – Katheterspitzendislokation aus der V. cava heraus in die V. brachiocephalica der Gegenseite
> – Katheterspitzendislokation kopfwärts in die Vv. jugulares ipsi- oder kontralateral
> – Schlaufenbildung in der gleichseitigen V. subclavia bzw. V. jugularis interna
> – Knickbildung in der V. cava meist im Spitzenbereich

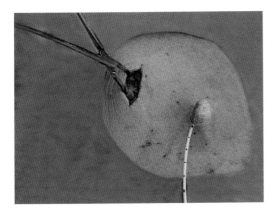

◨ **Abb. 7.7** Hautschnitt für Porttasche

Gelegentlich korrigiert sich die Fehllage von allein, ehe man aktiv werden kann. Ganz dringlich ist ein zeitnahes Eingreifen aber, wenn die Katheterspitze in der V. jugularis interna bis zur Schädelbasis hinaufreicht, weil sich hier bei Gaben von Chemotherapeutika Phlebitis und Thrombose entwickeln können. Die Thrombosierung kann die gesamte gleichseitige Hirnhemisphäre betreffen und eine Hemiparese kontralateral zur Folge haben.

Bewährt hat sich in all diesen Fällen das Einbeziehen eines Interventionsradiologen (Rathmann et al. 2011). Die Technik seiner Korrektur über die Iliakalvenen rechts oder links geht nach kranial zum korrekturbedürftigen Katheterabschnitt und wird vom Betroffenen als nicht wesentlich störend empfunden. Ein weiterer Vorteil ist hierbei, dass Portlager, Portkörper und portnaher Katheterabschnitt nicht involviert sind und somit Wundheilungsstörungen oder Infektionen vermieden werden können.

Ist der Katheter eindeutig und in der erforderlichen Länge intravenös platziert, wird innerhalb des betäubten Areals infraklavikulär die Position für das Portlager gewählt. Entscheidend ist dabei die gute Punktionsmöglichkeit für den späteren Portnutzer. Von einem 2–3 cm langen Hautschnitt quer zur Körperachse wird stumpf eine Tasche präpariert, die den Ausmaßen des Portkörpers entspricht (◨ Abb. 7.7).

»Tunneln« zwischen den beiden Hautöffnungen, Durchziehen des Katheters zum Portlager und Ankoppeln desselben an den Korpus erfolgen in typischer Weise.

Da bei der Subklaviapunktion der Katheter nicht mit Ligaturen in Gefäßabschnitten oder an nahe gelegene Strukturen fixiert werden muss, hat er in seinem Verlauf noch freies Spiel und kann ohne Schlaufenbildung zwischen Konnektionsvorrichtung und dem Eintritt nach laterokranial in das subkutane Fett gut positioniert werden.

> **Praxistipp**
>
> Um Porttorsionen beim Punktieren oder Portwanderungen mit der Schwerkraft in einem stärkeren Fettdepot an der Thoraxwand zu vermeiden, ist es obligat, den Portkörper mittels Nähten unter Nutzen der an seinem Rand eingebrachten 3 oder 4 Öffnungen zu fixieren.

Es ist möglich, an den beiden Öffnungen neben dem Konnektionsstück den Portkörper mit einer tabaksbeutelähnlichen Naht fest in die Porttasche hineinzudrücken und zu befestigen.

7.5 Postoperative Phase

Vor dem Anlegen eines sterilen Verbandes über dem Operationsgebiet wird mittels Punktion des Implantats eine Funktionsprobe mit Blutaspiration und nachfolgendem Ausspülen mit physiologischer Kochsalzlösung vorgenommen. Auf den vorher schriftlich oder telefonisch vorgetragenen Wunsch des Überweisers erfolgt diese Funktionsprobe bereits über eine armierte Verweilkanüle, die danach verbleibt und durch den sterilen Verband bis auf das Verbindungsstück eingeschlossen wird. Der Portnutzer hat damit die Möglichkeit unverzüglicher therapeutischer Maßnahmen, ohne den frischen, sterilen Verband vom Operationsgebiet zu entfernen.

Verbindlich ist die Röntgenkontrolle des Thorax in 2 Ebenen zum Ausschluss eines frühen Pneumo- oder Hämatothorax und zur Dokumentation des Operationssitus mit korrekter Katheterlage 2 h nach dem Beenden des Eingriffs. Diese Aufnahmen stellen auch eine Dokumentation des Operationssitus dar und ermöglichen den Vergleich, um spätere radiologisch fassbare Veränderungen am System oder an den anatomischen Strukturen belegen zu können. Das Ergebnis wird auch im Operationsbericht festgehalten.

Ein modifizierter Desault-Verband zum Einschluss der Thoraxhälfte mit dem neuen Port und des gleichseitigen Oberarmes beendet den Eingriff. Einerseits soll durch Druckwirkung auf das Operationsgebiet eine Nachblutung verhindert werden, andererseits will man durch Minderung der Mobilität im involvierten Schulter-Arm-Bereich die Wundheilung unterstützen.

Für die nächsten 10 Tage bis zur ersten postoperativen Nachschau mit klinischer Untersuchung, Inspektion des Operationsgebietes, Entfernen von Nähten und radiologischer Kontrolle des Thorax in einer Ebene ist der Operateur eingriffsbezogen der erste Ansprechpartner für den Portträger. Eine Epikrise wird mitgereicht. Der Patient wird mit dem dringenden Hinweis, dass alle möglichen Fragen zum Port und Probleme am Port mit dem Operateur zu klären sind, entlassen.

7.6   Auswahlkriterien für ein geeignetes Implantationsverfahren

Im klinischen Alltag haben sich die klassische Venae sectio, die ultraschallgestützte Punktion der V. jugularis sowie die Blindpunktion der V. subclavia zum Einbringen des Katheters in das Venensystem bewährt.

Die Konzeption zur Rangfolge der eingesetzten Operationsverfahren wird durch die Klientel mit den behandlungsbedürftigen Diagnosen und dem aktuellen Situs ebenso bestimmt wie durch den Erfahrungsschatz und die Zugehörigkeit des Operateurs zu einer Fachdisziplin.

Chirurgen und Gefäßchirurgen wählen nach ihrem Ausbildungsmuster öfter die sog. Cut-down-Technik an der V. cephalica. Dominieren bei ihren Patienten ohne bisherige onkologische Infusionsbehandlungen und deshalb überwiegend mit nativen Gefäßverhältnissen, ist hierbei die geringste Quote gravierender Komplikationen zu erwarten. Einen Pneumothorax, arterielle Blutungen und die Pinch-off-Läsion sieht man hier gar nicht. Andernfalls kann mit dieser Technik ein Zugang für den Katheter fallgerecht an der V. basilica oder der V. saphena magna bei Patienten gesucht werden, wo die üb-

lichen venösen Ressourcen nicht mehr zur Verfügung stehen.

Interventionsradiologen bedienen sich oft der ultraschallgestützten Punktion der V. jugularis interna bzw. V. subclavia und Anästhesisten favorisieren die Blindpunktion der V. subclavia.

Ungeachtet dessen kann ein Implanteur jedem Patienten mit allen möglichen morphologischen Varianten nur gerecht werden, wenn er mehr als eine Technik und alle bekannten Zugangswege sicher beherrscht. Dies bedeutet, bei einem hohen Anspruchsniveau an sich selbst wird er nicht durchgehend ein Verfahren praktizieren, sondern auch andere Methoden beherrschen wollen. Dabei lässt er sich objektiv von seinem Kenntnisstand über Vor- und Nachteile der Verfahren leiten und greift auf diese situationsgerecht zurück. Entscheidend ist seine Überzeugung von der Validität eigener Fähigkeiten und Erfahrungen, um Komplikationsraten vertretbar niedrig zu halten und keine wesentlichen Unterschiede zu den anderen Verfahren zuzulassen.

Bei den statistischen Auswertungen von Portimplantationen ist es eher unwahrscheinlich, Zahlen zu erhalten, die nur von einem Operateur erbracht worden sind bzw. im Klinikbereich nur ein Operationsverfahren – abgesehen von Studien – in diesen Angaben berücksichtigt wurden.

In der eigenen 19-jährigen Implantationstätigkeit wurde in den beiden ersten Jahren ausschließlich die Venae-sectio-Technik am Unter- und Oberarm bzw. an der Schulter unter Zugang über die Kubitalvenen, die V. basilica und die V. cephalica gewählt. Bei den Krebskranken mit mehreren vorausgegangenen Behandlungszyklen und zu versorgenden Aids-Patienten mit langer Krankheitsvorgeschichte und Eigeninjektionen der Substanzen mit Abhängigkeitspotenzial in die Venen u. a. der oberen Extremitäten waren diese Gefäße hierdurch stark geschädigt, teilweise oder total obliteriert. Mitunter fand sich an Stelle der ursprünglichen Venen ein venöser Umgehungskreislauf mit sehr zarten Gefäßen, die auch für die Aufnahme kleinkalibriger Katheter nicht geeignet waren. Nach kollegialer Einweisung durch zwei Anästhesiologen aus dem universitären Bereich in Leipzig wurde dann primär und fast ausschließlich die Subklaviablindpunktion durchgeführt.

Mit der Absicht, die Quote von Pneumothoraces zu senken, wurde in den letzten 2 Jahren der Implanteurstätigkeit gezielt in einer Serie von 300 mit einem Port zu Versorgenden der Eingriff nach dem Prinzip des offenen chirurgischen Vorgehens gestartet, was schließlich für den vollen Berichtszeitraum bei 5688 Operationen einem Anteil von 5,27 % der Gesamtklientel entspricht. Bei 45 Kranken (15 %) war eine V. cephalica entweder gar nicht vorhanden oder so kleinlumig, dass diese geplante Eingriffsgestaltung nicht umsetzbar war. So wurde die Venae sectio an der V. basilica des Armes der gleichen Seite in 17 Fällen (5,67 %) durchgeführt. 25 Implantationen (8,33 %) wurden dann doch über die Punktion der gleichseitigen V. subclavia realisiert. Die V. saphena magna wurde in 3 Fällen (1 %) als Zugangsweg für den Katheter gewählt, was auch bei anderen Autoren gemeinsam mit der Femoralvene bei 6 von 581 Patienten (1,3 %) eine Alternative darstellt (Toro et al. 2012). Hierbei ist zu beachten, dass die Katheterspitze so zu platzieren ist, dass sie nicht an der Einmündung der beiden Nierenvenen zu Thrombosen in der V. cava führt und eine dauerhafte postoperative Antikoagulation erforderlich ist. Alle beschriebenen Veränderungen des Vorgehens in dieser Serie, die sich aus den anatomischen Gegebenheiten erforderlich machten, führten schließlich doch zur erfolgreichen Implantation.

Der Vergleich von Operationsstatistiken aus der Fachliteratur zeigt durchgehend, dass die Implantation von Portkathetersystemen besonders für Krebskranke eine sehr hilfreiche Errungenschaft der Medizin in den letzten 30 Jahren ist.

> **Auswahlkriterien für ein geeignetes Operationsverfahren**
> - Primäre Erfolgsaussichten für eine Portimplantation
> - Freie Wahl von Katheterstärke und -lumen
> - Iatrogene Veränderungen am Kathetermaterial
> - Reduktion von Fremdmaterial durch Wegfall unnötiger Ligaturen
> - Radiologische Belastung

> - Optionen für alleinige Katheterwechsel bei Verbleib des primären Portsystems
> - Katheterverlauf und Katheterlänge
> - Iatrogene Schäden an benachbarten anatomischen Strukturen
> - Operationszeiten

Primäre Erfolgsaussichten für eine erfolgreiche Portimplantation Naturgemäß ist die primäre Erfolgsrate bei der perkutanen Punktion in Abhängigkeit vom Gefäßstatus höher (▶ Kap. 21). Durch verfeinerte Operationstechniken können hier Nachteile ausgeglichen werden. Die Subklaviapunktion hat eine mittlere primäre Erfolgsrate von 99 % gegenüber der klassischen Venae sectio mit 80 %. Mit einer modifizierten Seldinger-Technik an der V. cephalica (▶ Kap. 6.2) konnte diese Quote von 80 auf 93 % gesteigert werden (Knebel et al. 2008). Die übrigen Implantationen erfolgten mit Hilfe der Subklaviablindpunktion.

In einer weiteren Vergleichsstudie betrug die primäre Erfolgsquote bei der Venae sectio 71 % und 90 % mit der Seldinger-Technik (Nocito et al. 2009). Ultraschallgesteuert und unter radiologischer Kontrolle gab es eine primäre Erfolgsrate von 99,8 % (Scordamaglia et al. 2012). Im eigenen Krankengut lag sie bei 99,9 %, wobei – wie dargestellt – bewusst das offene und das Punktionsverfahren sowie verschiedene Zugangswege gewählt worden sind (Hofmann 2007).

In Kenntnis der konkreten Situation am Patienten wird der Implanteur sich für ein Vorgehen entscheiden, was den meisten Erfolg und das größte Vermeiden möglicher Komplikationen verspricht. Er wird sich auf seine Erfahrungen und die statistischen Werte der 3 Hauptmodifikationen bei der Verfahrenswahl stützen. In der überwiesenen Klientel wurde eingedenk der Profilierung der eigenen Praxis mit einem Operateur ohne ärztliche Assistenz und dem Einhalten eines strikten Zeitregimes eingebunden in eine chirurgische Sprechstunde ein sehr durchorganisiertes Vorgehen entwickelt, in dessen Mittelpunkt die zügige Portimplantation mit geringster Komplikationsquote stand.

> **Praxistipp**
>
> Ausgedehnte gefäßchirurgische Interventionen sind für eine Portimplantation in der Ambulanz ohne ärztliche Assistenz bzw. die Stand-by-Variante unter Anwesenheit eines Anästhesiologen nicht zu empfehlen.

Freie Wahl von Katheterstärke und -lumen Für die beiden Punktionstechniken stellen diese Kriterien keinen limitierenden Faktor dar, weil die Lumina der V. subclavia oder V. jugularis regelhaft so weit sind, dass die firmenübergreifend in den Sets angebotenen Katheterstärken nach erfolgter Punktion problemlos in die Venen eingebracht und durch diese zum geplanten Ziel geführt werden können. An der V. cephalica ist durch bereits stattgehabte Anwendungen von Chemotherapeutika die Tendenz zu Phlebosklerose und Lumenobliteration oder -teilobliteration vorhanden. Damit wird der Einsatz einer optimalen Katheterstärke mit entsprechendem Lumen limitiert. Gerade die Weite des Lumens ist für den alle Aspekte der onkologischen Versorgung einschließenden Gebrauch des Portsystems bedeutsam. Ein weiter Rohrdurchmesser schafft nach dem Hagen-Poiseuille-Gesetz der laminären Strömung visköser Flüssigkeiten durch Rohre günstige Voraussetzungen für parenterale Ernährung, Transfusionen u. a., weil hier pro Zeiteinheit ein größerer Volumenfluss erzielt werden kann und somit die behandlungsbedingte zeitliche Belastung des Kranken mindert.

Iatrogene Veränderungen am Kathetermaterial bei offensichtlicher Inkompatibilität von Katheterstärke und Gefäßlumen Mitunter wird bei der Venae-sectio-Technik beobachtet, dass die Katheterspitze mit einem Scherenschlag angeschrägt wird, um mit dieser »technischen Hilfe« die im Set angebotenen Katheter mit verschiedenen Außendurchmessern auch in und durch genuin zarte bzw. nach bereits durchgeführte Infusionsbehandlungen partiell obliterierte Venenabschnitte führen zu können. Ein analoges Vorgehen ist bei den Punktionstechniken nicht erforderlich (Hofmann 2007). Diese Veränderung an der Katheterspitze ist in jedem Falle zu unterlassen, da durch sie bei ungünstiger Lage das Chemotherapeutikum konzentriert auf eine umschriebene Region der Wand der V. cava trifft und dort Entzündungen mit einer Thrombusbildung auslösen kann. Zum Vermeiden solcher Manipulationen am Material sind für das Erleichtern des Einbringens der Katheter diese an ihrer Spitze oft konisch geformt.

Wegfall von Ligaturen zum Unterbinden des Gefäßes bzw. Fixieren des Katheters bei den beiden angeführten Punktionstechniken Damit entfällt das Unterbrechen der Strombahn von Venen, in die der Katheter eingebracht worden ist. In der Vergangenheit war auch zu beachten, dass die Ligaturen durch nichtresorbierbares Material so eng geknüpft worden sind, was eine Einengung des Katheterlumens mit entsprechenden Turbulenzen und Durchströmungsbehinderungen zur Folge hatte.

Erhebliche Reduktion der radiologischen Belastung bei allen Verfahren unter Einsatz der EKG-kontrollierten Katheterplatzierung Ein erfahrener Implanteur kann bis auf die Kontrolle mittels Bildwandler am Ende der Katheterpositionierung ganz auf Strahleneinsatz im Operationsraum verzichten. Später kommen für den Patienten die Röntgenaufnahmen des Thorax in zwei Ebenen 2 h nach dem Ende des Eingriffs und nach 10 Tagen in einer Ebene sowie mögliche verlaufsbedingte Kontrollen hinzu.

Optionen für einen möglichen Katheterwechsel im Rahmen eines »minimierten Zweiteingriffs« Mitunter ist wegen einer gravierenden, allein die Katheterfunktion betreffenden Situation (Pinch-off-Läsion, Katheterleckage anderer Genese, Umscheidungsthrombus an der Katheterspitze oder Passageverlust durch Knickbildung) bei intaktem und keimfreiem Portkörper Abhilfe dringend notwendig, indem schonend und kostengünstig nur der Schlauch, der natürlich zum Port passen muss, gewechselt wird. Beim Ersteingriff – egal, in welcher Technik ausgeführt – ist zu bedenken, die Wege für ein solch patientenfreundliches Verfahren offenzuhalten.

Katheterverlauf und Katheterlänge Hier bieten sowohl die Venae-sectio-Technik an der V. cephalica als auch die Punktion der V. subclavia den Vorteil gegenüber dem Zugang über die Vv. jugulares einer ca. 20 cm geringeren Länge des Katheters. Zudem entfällt der Verlauf subkutan über die Klavikula hinweg, der als mechanisches Schädigungspotenzial anzusehen ist

Iatrogene Schäden an benachbarten Strukturen der aufzusuchenden Venen Diese zählen erfreulicherweise zu den seltenen intraoperativen Komplikationen. Die Wahrscheinlichkeit, es könnte beim offenen Verfahren an der V. cephalica zu Läsionen an Nerven, Arterien, der Pleura, ossären oder muskulären Strukturen kommen, ist mit nahezu Null zu veranschlagen. Hingegen können bei beiden Punktionstechniken naturgemäß solche Verletzungen entstehen, besonders wenn Abweichungen von normalen anatomischen Verhältnissen auftreten. Narben nach Eingriffen an den Halsgefäßen, an der Lunge oder am Herz sensibilisieren den Implanteur. Fehlpunktionen in die A. subclavia bzw. A. carotis sind möglich. Die Blutung aus dem umschriebenen Punktionsschaden der Arterienwand muss sofort erkannt und durch eine ausreichend lange gezielte Kompression unter wiederholten Kontrollen durch kurzfristige Freigabe – wie in der Gefäßchirurgie üblich – beherrscht werden. Angesichts des geringen Umfangs und der Form der Punktionsverletzung ist die Indikation für eine gefäßchirurgische Intervention außerordentlich selten. Kontakte mit dem Periost der Klavikula bzw. am Sternoklavikulargelenk sind bei sachgerechter und behutsamer Technik möglich, sollten aber nicht dazu führen, dass in der Folge überschießende Reaktionen im Sinne von Exostosen auftreten, die evtl. später den Katheter in seinem Verlauf tangieren. Kontakte mit den nahegelegenen Nervenstrukturen wie dem Armplexus werden vom Patienten sofort bemerkt und dem Operateur mitgeteilt. Sie führen zur unverzüglichen Korrektur der Nadelführung und hinterlassen regelhaft keine Schäden, sollten aber neurophysiologisch kontrolliert werden. Am häufigsten kann es bei den Punktionen unter das Schlüsselbein bzw. vorn seitlich am Hals zu einem Kontakt mit der Pleura parietalis kommen. Dem Operateur wird in den meisten Fällen dieses Vorkommnis unmittelbar dergestalt bewusst, als der Patient unruhig wird, eine Dyspnoe sich anfänglich durch vermehrten Reiz zu vernehmbaren »Hüsteln« ankündigt und er

fragt, ob etwas Besonderes passiert sei, weil er sich auf der Brustseite, wo der Eingriff stattfindet, nun anders fühle. Liegt der Katheter in dieser Situation bereits sicher in der Vene, sollte die Portimplantation fortgesetzt und zügig abgeschlossen werden, weil dadurch das Operationsziel dennoch erreicht wird und ein zusätzlicher venöser Zugang vorhanden ist. Bestätigt sich der Verdacht auf einen frühen Pneumothorax durch die Auskultation und die radiologische Exploration, wird der Betroffene unverzüglich mit einem Rettungswagen in Begleitung eines in der Notfallmedizin geschulten Arztes in eine nahe Klinik gebracht, mit der vorher eine entsprechende kooperative Hilfe abgesprochen worden ist.

> **Praxistipp**
>
> Jeder Patient mit einem iatrogenen Pneumothorax wird zur weiteren Beobachtung und Betreuung sofort in den stationären Bereich verbracht.

Wurde ambulant primär lediglich ein Mantelpneumothorax festgestellt und gab es im Krankenhaus unter klinischer und radiologischer Kontrolle keine Veränderungen zwischen den Pleurablättern, war eine Pleurapunktion nicht erforderlich, was bei zwei Dritteln der eigenen Patienten der Fall war.

❗ Gibt es bereits beim Erstbehandler bzw. dann unter stationären Bedingungen – evtl. auch erst nach Tagen – Hinweise auf die Entwicklung eines Spannungspneumothorax, muss sofort eine Pleuradrainage mit Sog angelegt und kontrolliert werden.

Diese Möglichkeit einer zweizeitigen Entwicklung der Symptome muss vorher dem Patienten erklärt worden sein, sollte aber auch den in dieser Phase zuständigen betreuenden Personen bewusst sein.

Operationszeiten Die Operationszeiten divergieren zwischen den 3 zu vergleichenden Verfahren und hängen wesentlich von der Art des Einbringens des Katheters in das Venensystem bzw. dem verfahrenstypischen Equipment sowie dem Ausbildungsstand des Operateurs und seiner Position in der Lernkurve ab. Generell sollte aber stets das Ziel einer sicheren und möglichst risikoarmen Implantation mit Aussichten auf eine lange Gebrauchsdauer des Implantats im Vordergrund stehen. Das pure Orientieren auf kurze Schnitt-Naht-Zeiten wird der Bedeutung des Portsystems für den Tumorpatienten keineswegs gerecht und ist abzulehnen. Beim Planen und Durchführen des Eingriffs sollte konsequent die eingeschränkte Belastbarkeit des Kranken mit einer häufig bereits länger bestehenden Krankheitsgeschichte berücksichtigt werden. Bei der Subklaviablindpunktion ist ein mitunter mühsames Präparieren vorgeschädigter Venen nicht erforderlich. Deshalb gibt es die Methode her, Schnitt-Naht-Zeiten von 12–15 min zu erreichen, ohne dass unkritisch ein unangemessener Zeitdruck aufgebaut werden muss (Hofmann 2007). Eine Implantation kann aber auch mit dieser Methode unter Umständen 2 h in Anspruch nehmen. In einer Studie wurden durch Chirurgen bei der venösen Cut-down-Technik im Mittel 21 min erreicht im Vergleich zur Punktion durch Radiologen mit median 45 min (Knebel et al. 2011). Eine andere Quelle gibt für diese Berufsgruppe 36(20–55) min an (Herrmann et al. 1999). Die Operationszeiten bei der Seldinger-Technik liegen mit 48,9 min deutlich unter der Zeit beim offenen Verfahren mit 64,8 min (Nocito et al. 2009). Erfahrene Operateure erreichen aber auch deutlich geringere Schnitt-Naht-Zeiten z. B. bei der Venae sectio (▶ Kap. 6).

Zahl der Eingriffe von 6/1992–6/2011
- 5.672 Portimplantationen
- 16 Broviac-Katheter
- 768 Portexplantationen (davon in 209 Fällen Portneuimplantationen in gleicher Sitzung)

Bei 6 Patienten, die sich zum Eingriff bereits im Operationsraum befanden, kam es nicht zu einer erfolgreichen Portimplantation, was 0,0015 % entspricht. Gründe für die unterbliebenen Implantationen nach mindestens einen Tag vorher erfolgter umfassender Aufklärung waren:
- Ablehnung, eine liegende Position auf dem Operationstisch einzunehmen. Die Patientin wünschte die Implantation in sitzender Stellung, was durch den Operateur abgelehnt worden ist.

- Angaben, seelisch dem Eingriff in Lokalanästhesie doch nicht gewachsen zu sein.
- Adipositas permagna: Trotz Einsatz aller Erfahrungen gelang es bei dieser Frau nicht, auch nicht mit der Punktionstechnik (Nadel zu kurz) bzw. der Venae sectio, im Schulter-Arm-Bereich überhaupt eine Vene zu finden.
- Pleuraläsion beim ersten Punktionsversuch an der V. subclavia mit zunehmender Unruhe und Dyspnoe bei der Patientin. Sofortige stationäre Einweisung.
- Ein Epileptiker gab an, seine Medikation vergessen zu haben, und befürchtete Krämpfe.
- Subklaviathrombosen beidseits bei einem ehemaligen Ringer mit mehreren Klavikulafrakturen, die mit ausgeprägten Exostosen bzw. Konsolidierungen in Fehlstellung als Unfallfolgen aufgetreten waren. Eine Implantation über die Iliakalvenen lehnte der Mann ab.

7.7   Komplikationsstatistik

7.7.1   Intraoperative und Frühkomplikationen

Es ist hilfreich, die Komplikationen nach dem Zeitpunkt ihres Auftretens und ihren möglichen Ursachen zu unterscheiden. Damit wird leichter zu erkennen sein, wo der Operateur, die Portnutzer, die Portträger oder die Hersteller Defizite haben, die korrigiert werden können.

Für die operationsbedingten Störfälle schwanken die Zahlen zwischen <2 % (Haeder et al. 2013, Hofmann 2007) und 5 % (Nocito et al. 2009).

Bei der eigenen Klientel wurde in 79 Fällen ein Pneumothorax beobachtet, was 1,39 % entspricht. Fremde Angaben hierzu gehen bis 5,7 % der Fälle (Herrmann et al. 1999).

19 lokale Blutungen traten auf (0,33 %), wobei sich ein Fall intraoperativ an der V. subclavia zeigte (0,02 %), als sich der Wanddefekt als doppelt so groß erwies, wie punktionsbedingt zu erwarten war. Eine Gefäßnaht behob den Schaden. In 18 Fällen (0,32 %) traten bis 24 h nach dem Ende des Eingriffs im Zusammenhang mit einer gestörten Gerinnung diffuse Einblutungen im Operationsgebiet auf. Eine Gefäßrevision war nicht erforderlich.

Bei 6 Portträgern (0,11 %) kam es innerhalb der ersten 10 postoperativen Tage zu einer manifesten Infektion, die eine Explantation erforderlich machten. Die Ursache lag hier ganz offensichtlich im defizitären Hygieneregime innerhalb der eigenen Einrichtung, obschon es zu den Abläufen bei den übrigen Implantationen keinerlei erkennbare Abweichungen gab. Nutzungsbedingte Portpunktionen durch Dritte hat es interkurrent nicht gegeben.

Intraoperativ war bei 2 Patienten (0,04 %) unmittelbar im Zusammenhang mit dem Punktionsmanöver trotz Trendelenburg-Lagerung das für eine Luftinsufflation typische »schlürfende« Geräusch zu vernehmen. Das rasche Einbringen des Führungsdrahtes in die Kanüle und danach des Katheters in die Splitschleuse verhinderten den Eintritt der kritischen Luftmenge in das Herz bzw. den Lungenkreislauf, sodass die entsprechende Luftemboliesymptomatik nicht auftrat.

In einem Fall (0,02 %) erfolgte das Einbringen des Katheters in die A. subclavia, ohne dass dies durch Pulsation bzw. die Farbe von oxygeniertem Blut erkennbar war. Es lag ein kombiniertes Herzvitium vor. Die postoperative Röntgenkontrolle ließ am atypischen Katheterverlauf im Schulter-Hals-Bereich die Fehllage vermuten. Es erfolgte die Vorstellung in der gefäßchirurgischen Abteilung einer hauptstädtischen Klinik, wo die Explantation des betreffenden Portsystems und simultan die Neuimplantation auf der kontralateralen Seite vollzogen wurden.

Ein Hämo- oder Hydrothorax bzw. Katheterdiskonnektionen oder Materialunverträglichkeiten traten im eigenen Krankengut nicht auf.

7.7.2 Spätkomplikationen

Hierunter sind in der eigenen Klientel Auffälligkeiten zu verstehen, die in der Zeit des Gebrauchs ab dem 11. postoperativen Tag auftraten.

65 (1,14 %) der insgesamt 71 klinisch manifesten Infektionen (1,26 %) traten in der Zeit auf, als das System bereits durch Dritte benutzt worden war. In der Literatur finden wir dazu Angaben, die von 0–16,4 % reichen (Herrmann et al. 1999, Ignatov et al. 2009, Scordamaglia et al. 2012). Es ist wohl Ausdruck der intensiven Schulung für Mitarbeiter und Ärzte über fast 2 Jahrzehnte, mit denen gemeinsam Patienten betreut worden sind, die zum Vermeiden einer unsachgemäßen Handhabung der Systeme führte, um diese Probleme auf einem niedrigen Niveau zu halten.

Zum kritischen Überprüfen dieser relativ günstigen Ergebnisse erfolgte bei allen 768 Portexplantationen – auch wenn keine klinische Manifestation eines Infektionsgeschehens nachweisbar war – ein bakteriologisches Screening dergestalt, dass ein Abstrich aus dem Portlager, Spülflüssigkeit und die abgetrennte Katheterspitze bakteriologisch untersucht worden sind. Bei 149 Fällen (2,82 % der Gesamtklientel und 18,49 % dieser Gruppe) ließen sich an ein oder zwei Abstrichen Keime nachweisen.

70-mal wurden klinisch, sonografisch und durch Armphlebografie Thrombosen im Bereich der V. subclavia nachgewiesen(1,23 %), ohne dass eine ausgeprägte Symptomatik bestand. Die Dunkelziffer ist hier sicher ähnlich hoch, wie bei Thrombosen an den unteren Extremitäten. War das Portsystem funktionstüchtig und nicht okkludiert (Nachweis mittels Kontrastmittelgabe über das Portkathetersystem), so verblieb es zur weiteren Nutzung in corpore. Periodisch wurde geprüft, ob sich der Thrombus weiter herzwärts entwickelt. Dieses wäre ein Grund zur Explantation und eine 4-wöchige Thrombosebehandlung mit Heparin.

Katheterbrüche waren bei 22 Portträgern zu beobachten (0,39 %). Hier wurde stets eine Explantation des kompletten Systems vorgenommen. Die beiden Migrationen der zentralen Katheterteile in Herz oder Lunge sanierte der kooperierende Interventionsradiologe.

Bei 3 Porttorsionen (0,05 %) erfolgte in Lokalanästhesie der Zugang zur Porttasche mit korrekter Fixation mittels nichtresorbierbarem Nahtmaterial.

12 Okklusionen (0,20 %) konnten alle mittels geeigneter Lyse und Spülung gelöst werden.

148 Katheterfehllagen (2,57 %) im Verlauf der onkologischen Portnutzung korrigierte der in Anspruch genommene Interventionsradiologe. Erneute Dislokationen traten bei diesen Patienten nicht auf.

Ergänzende Informationen finden Sie unter http://www.portimplantation.de.

Literatur

Bauer H (2012) Selbstbestimmung und Mitverantwortung. Mitt Dtsch Ges Chir 41: 304–310

Fischer G (2006) Regionalanästhesien beim Ambulanten Operieren – eine Standortbestimmung. Ambulant Operieren 3: 94–968

Haeder L et al. (2013) Indikation, Technik und Komplikationen der Portimplantation. Chirurg 84: 572–579

Herrmann KA et al. (1999) Interventionell – radiologische perkutane Implantation intravenöser Port-Katheter-Systeme. Radiologe 39: 777–782

Hofmann HAF (2007) Die Portimplantation. Bericht über 15 Jahre Erfahrungen bei 4.600 ambulanten Eingriffen. Mitt Dtsch Ges Chir 36: 324–328

Ignatov A et al. (2009) An 11-year retrospective study of totally implanted central venous access ports: complications and patient satisfaction. EJSO 35: 241–246

Knebel P et al. (2008) Kann die chirurgische Port-Implantation durch eine Seldinger Technik verbessert werden? Chirurg Forum 37: 323–325

Knebel P et al. (2011) Insertion of totally implantable venous access devices: an expertise – based, randomized, controlled trial (NCT00600444). Ann Surg 253: 1111–1117

Narducci F et al. (2011) Totally implantable venous access port systems and risk factors for complications: a one-year prospective study in a cancer centre. EJSO 37: 1–6

Niederhuber JE et al. (1982) Totally implanded venous and arterial access system to replace external catheters in cancer treatment. Surgery 92: 706–712

Nocito A et al. (2009) Randomiced clinical trial comparing venous cutdown with the Seldinger technique for placement of implantable venous access ports. Br J Surg 96: 1129–1134

Rathmann N et al. (2011) Komplikationen venöser Portsysteme: Radiologische Diagnostik und minimalinvasive Therapie. Radiologe 5: 397–404

Scordamaglia R et al. (2012) Totally implantable central venous access devices: results of a mono-centre series of 1610 port implantations performed under ultrasound and fluoroscopic guidance. Eur Surg 44/2: 116–119

Seldinger SV (1952) Catheter replacement of the needle in percutaneous arteriography. Acta Radiol 39: 369–376

Teichgräber UK et al. (2011) Portsysteme als integraler Bestandteil von Chemotherapien. Dtsch Ärztebl Int 108: 147–154

Toro A et al. (2012) Totally implanted venous access devices implanted in the saphenous vein. Relation between the reservoir site and comfort/discomfort of the patients. Ann Vasc Surg 26: 1127–1127

Ultraschallgestützte Punktion der V. jugularis interna

M. de Bucourt

R. Hennes, H.A.F. Hofmann (Hrsg.), *Ports*,
DOI 10.1007/978-3-662-43641-7_8, © Springer-Verlag Berlin Heidelberg 2016

Die ultraschallgestützte Punktion der V. jugularis interna ist eine minimalinvasive, risikoreduzierende, schonende, zügig zum Erfolg führende und von hochrangigen internationalen Wissenschaftszeitschriften propagierte Methode zur sicheren Anlage sämtlicher zentralvenöser Katheter. Durch die Visualisierung im Ultraschall kann nicht nur die Vene von der Arterie einwandfrei unterschieden werden, sondern auch das Vorbewegen der Punktionsnadel dargestellt werden. Die Positionierung der Nadelspitze im Lumen der Vene schließt den eigentlichen Punktionsvorgang ab und ist Ausgangspunkt der sog. Seldinger-Technik, einer schonenden, minimalinvasiven und universellen Kathetertechnik. Die sachgerechte ultraschallgestützte Punktion der V. jugularis interna schließt das iatrogene Risiko eines Pneumothorax bei der Portanlage nahezu aus.

8.1   Vorbereitung

Für die ultraschallgestützte Punktion der V. jugularis interna erfolgt nach Hautdesinfektion und sterilem Abdecken eine übliche Lokalanästhesie der geplanten Punktionsstelle am Hals. Meistens wird der rechts-juguläre Zugang gewählt, insbesondere da die Katheterstrecke bis zum cavoatrialen Übergang geringer ist. Auch die Punktion für die Gabe des Lokalanästhetikums sowie die subkutane Verteilung kann und sollte ultraschallgestützt validiert werden. Der Ultraschallkopf wird für den Eingriff ebenfalls steril verpackt (◘ Abb. 8.1).

Für die Punktion und die anschließend erforderliche Seldinger-Technik muss das entsprechende Instrumentarium vorgehalten werden, insbesondere eine Punktionsnadel (z. B. 19 Gauge; zur besseren Visualisierung nach Möglichkeit mit für die sonografische Nutzung entsprechend reflektierender/angerauter Spitze) und ein Führungsdraht (z. B. Standard J-wire; 0.035 Inch). Hierfür muss der Führungsdraht durch das Lumen der Punktionsnadel geführt werden können, was in den gängigen Sets entsprechend berücksichtigt ist.

8.2   Durchführung

◘ Abb. 8.1 zeigt den Zeitpunkt der ultraschallgestützten Punktion der V. jugularis interna rechts oberhalb des Schlüsselbeins (der Kopf des Patienten befindet sich im Bild auf der linken Seite). Durch Anzug (Aspiration) von etwas Blut wird die korrekte Lage zusätzlich überprüft, bevor mit der Katheteranlage fortgefahren wird (Video unter http://www.springermedizin.de/vzb-ports).

8.3   Anmerkungen für eine zeitgemäße Punktionstechnik

– Die Venenpunktion sollte zur Vermeidung von Komplikationen heutzutage stets ultraschallgestützt erfolgen (◘ Abb. 8.1 sowie Video unter http://www.springermedizin.de/vzb-ports). Detaillierte sehenswerte Video-Dokumentationen zur ultraschallgestützten Venenpunktion sind z. B. im New England Journal of Medicine (Graham et al. 2007, Ortega et al. 2010) publiziert. Grundsätzlich kann die Gefäßpunktion in Kenntnis der Anatomie auch »blind« erfolgen, dies sollte jedoch heutzutage nur noch in Ausnahmefällen bzw. Notfällen erfolgen.

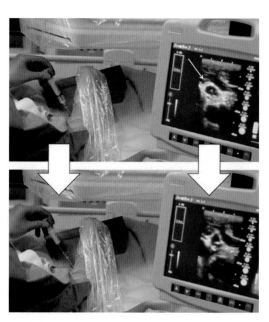

◘ **Abb. 8.1** Ultraschallgestützte Punktion der V. jugularis interna. Das Gefäß (*schmaler Pfeil oben rechts*) ist *dunkel* dargestellt und lässt im Inneren einen *hellen Punkt* erkennen, welcher der Nadelspitze entspricht und anzeigt, dass das Gefäß erfolgreich angesteuert wurde

– Die ultraschallgestützte Punktion der V. jugularis interna sollte stets unter sterilen Kautelen (Prinzip der maximalen sterilen Barriere) nach sorgfältiger Hautdesinfektion und Abdeckung, in steriler Kleidung und Handschuhen, inklusive Mundschutz und Haube, erfolgen.

– Die ultraschallgestützte Punktion der V. jugularis interna kann prinzipiell unter lokaler Betäubung, umfangreicherer Medikation bis hin zur anästhesiologischen Abdeckung erfolgen.

– Die anschließende Portanlage sollte unter Anwendung einer möglichst sicheren und chonenden Katheterplatzierungstechnik (Seldinger-Technik, Seldinger 1953; ◘ Abb. 8.2) unter röntgenologischer Sichtkontrolle erfolgen. Hier kann zum Abschluss noch auf dem Implantationstisch eine röntgenologische Kontrollaufnahme erfolgen, um Komplikationen (z. B. einen Pneumothorax) nach Möglichkeit auszuschließen.

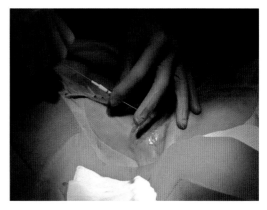

◘ **Abb. 8.2** Platzierung eines Führungsdrahtes in Seldinger-Technik nach erfolgter ultraschallgestützter Punktion der V. jugularis interna. (Der abgebildete konisch geformte Aufsatz zwischen Kanüle und Führungsdraht dient als Einführhilfe für den Führungsdraht)

> **Praxistipp**
>
> Für die eigentliche Punktion wird der übliche B-Mode der Sonografie verwendet. Die farbkodierte Dopplersonografie ist hier nicht zielführend, da die Farbkodierung die Visualisierung der Nadelspitze beeinträchtigt. Wohl aber kann man sich zuvor zur eindeutigen Unterscheidung zwischen Arterie und Vene die farbkodierte Dopplersonografie zunutze machen (ggf. auch Flussgeschwindigkeiten messen).

Dem erfahrenen Interventionalisten reicht gewöhnlich die durch den B-Mode gewonnene Information (Vene ist kompressibel, Arterie ist pulsatil) zur sicheren Unterscheidung und erfolgreichen Punktion vollkommen aus.

8.4   Erfolgskontrolle

Durch die kontinuierliche Visualisierung des Punktionsprozesses führt der Eingriff in den meisten Fällen visuell in Echtzeit nachvollziehbar zum gewünschten Ergebnis. In seltenen Fällen kann es als sinnvoll erachtet werden, die venöse Punktion durch eine Blutgasanalyse (BGA) zu validieren (und

von einer arteriellen Fehlpunktion abzugrenzen). Im weiteren Verlauf der Intervention per Seldinger-Technik kann es wünschenswert sein, die korrekte Lage des Führungsdrahtes (bzw. anschließend des hierüber platzierten Katheters) unter Durchleuchtung periinterventionell zu validieren. Hierfür wird ein C-Bogen oder eine Angiografieanlage benötigt (inkl. der erforderlichen Röntgen-Fachkunde des Nutzers), unter Anwendung von Röntgenstrahlen. Alternativ kann für die anschließende Platzierung der Portkatheterspitze eine EKG-gestützte Validierung erfolgen. Auch ist es möglich, postinterventionell die korrekte Projektion des Portsystems – insbesondere der Katheterspitze auf den cavoatrialen Übergang – durch Anfertigung eines Thoraxröntgenbildes zu validieren. Hierbei kann auch eine Aussage über den (bei sachgerechter Durchführung der ultraschallgestützten venösen Punktion nahezu unwahrscheinlichen) Fall eines möglichen Pneumothorax getroffen werden.

8.5   Mögliche Risiken und Beherrschung potenzieller Komplikationen

Mögliche Risiken sind die Blutung und die Ausbildung eines Blutergusses unter der Punktion, die Fehlpunktion der Halsschlagader, das Eindringen von

Luft in das Gefäßsystem bzw. den Pleuraspalt im Sinne eines Pneumothorax, die Verletzung von Nerven oder Nachbarorganen, eine Infektion oder die Ausbildung eines Abszesses im weiteren Verlauf und die Thrombose der Vene oder dann des Katheters.

Im Rahmen dieses Kapitels soll auf 4 – wenn auch seltene bzw. vermeidbare – Risiken gesondert eingegangen werden.

- **Einbringung von Luft in das Gefäßsystem** – ggf. geringe Mengen, welche der Logik des Blutkreislaufes folgend (meist) kleinere pulmonalarterielle Embolien verursachen können; vor Punktion/Portanlage ggf. Herzfehler (insbesondere Vorhof- und Ventrikelseptumdefekte und Shunts nach Möglichkeit) ausschließen, wodurch Embolien u. a. im Versorgungsgebiet der A. carotis interna möglich wären.
- **Pneumothorax** – bei sachgerechter Durchführung der ultraschallgestützten Punktion kaum möglich; Röntgen-Thorax-Kontrollaufnahme – bei bestehender oder drohender Ventilkomponente ggf. Thoraxdrainageanlage erwägen.
- **Arterielle Fehlpunktion** – Kompression und dopplersonografische Kontrolle insbesondere in Bezug auf Pseudoaneurysmabildung und Fluss der A. carotis interna; ggf. bei klinischer Symptomatik anschließende Diagnostik bzgl. Emboli und ischämischen Ereignis: computertomografische Angiografie (CTA), kraniale Computertomografie (CCT), kraniale Magnetresonanztomografie (cMRT).
- **Temporäre einseitige Parese des N. phrenicus durch Diffusion des Lokalanästhetikums** – sehr selten; bei kontralateral bereits bestehender Dysfunktion des N. phrenicus (dies muss dem Patienten nicht zwingend bekannt sein) kann es temporär zu einer die Atmung beeinträchtigenden Parese des Diaphragmas kommen. Hier sind zwingend Maßnahmen zur Unterstützung der Atmung zu ergreifen, ggf. assistierte/kontrollierte Beatmung. (Dem Autor ist insgesamt ein einziger Fall bekannt: Hier musste in ambulantem Umfeld bei einer Portanlage der Notarzt gerufen werden, die Atmung wurde bis zum Abklingen der Wirkung des Lokalanästhetikums erfolgreich unterstützt. Zugrunde lag eine latente, kontralaterale, dem Patienten nicht bekannte Phrenikusparese.)

❶ Im Rahmen des operativen Eingriffs, der die ultraschallgestützte Punktion der V. jugularis interna umfasst, ist der Patient für gewöhnlich 24 h vor dem geplanten Eingriff über Vorhaben, Vorgehen, mögliche Risiken, Komplikationen und Alternativen des Eingriffs aufzuklären, insbesondere über Blutung/Hämatom, Entzündung/Infektion und Organ-, Nerven- und Gefäßläsion inkl. Pneumothorax.

Durch die Kombination aus sonografisch gesteuerter Venenpunktion und durchleuchtungsgesteuerter Platzierung des Portkatheters können die möglichen Risiken auf ein sehr niedriges Niveau reduziert werden. Insgesamt ist diese Methode die sicherste zur Implantation zentralvenöser Katheter und Ports.

Literatur

Ahn SJ, Kim HC, Chung JW et al. (2012) Ultrasound and fluoroscopy-guided placement of central venous ports via internal jugular vein: retrospective analysis of 1254 port implantations at a single center. Korean J Radiol 13: 314–323

American Society of Anesthesiologists Task Force on Central Venous Access, Rupp SM, Apfelbaum JL, Blitt C et al. (2012) Practice Guidelines for Central Venous Access: a report by the American Society of Anesthesiologists Task Force on Central Venous Access. Anesthesiology 116: 539–573

Aribaş BK, Arda K, Aribaş O et al. (2012) Comparison of subcutaneous central venous port via jugular and subclavian access in 347 patients at a single center. Exp Ther Med 4: 675–680

Biffi R, Orsi F, Pozzi S et al. (2009) Best choice of central venous insertion site for the prevention of catheter-related complications in adult patients who need cancer therapy: a randomized trial. Ann Oncol 20: 935–940

Chang DH, Boecker J, Hellmich M, Krug KB (2012) Ergebnisse sonografisch gesteuerter Portkatheterimplantationen über die laterale Vena subclavia: eine retrospektive Analyse bei 1532 Patienten. Fortschr Röntgenstr 184: 726–733

Di Carlo I, Pulvirenti E, Mannino M, Toro A (2010) Increased use of percutaneous technique for totally implantable venous access devices. Is it real progress? A 27-year comprehensive review on early complications. Ann Surg Oncol 17: 1649–1656

Ge X, Cavallazzi R, Li C et al. (2012) Central venous access sites for the prevention of venous thrombosis, stenosis and infection. Cochrane Database Syst Rev CD004084

Graham AS, Ozment C, Tegtmeyer K et al. (2007) Videos in clinical medicine. Central venous catheterization. N Engl J Med 356(21): e21. PubMed PMID: 17522396

Knebel P, Fischer L, Huesing J et al. (2009) Randomized clinical trial of a modified Seldinger technique for open central venous cannulation for implantable access devices. Br J Surg 96: 159–165

Knebel P, Lopez-Benitez R, Fischer L et al. (2011) Insertion of totally implantable venous access devices: an expertise-based, randomized, controlled trial (NCT00600444). Ann Surg 253: 1111–1117

Nagasawa Y, Shimizu T, Sonoda H et al. (2014) A comparison of outcomes and complications of totally implantable access port through the internal jugular vein versus the subclavian vein. Int Surg 99: 182–188

Nocito A, Wildi S, Rufibach K, Clavien PA, Weber M (2009) Randomized clinical trial comparing venous cutdown with the Seldinger technique for placement of im-plantable venous access ports. Br J Surg 96: 1129–1134

O'Grady NP, Alexander M, Dellinger EP et al. (2002) Guidelines for the prevention of intravascular catheter-related infections. Centers for Disease Control and Prevention. MMWR Recomm Rep 51(RR-10):1–29. PubMed PMID: 12233868

Orci LA, Meier RP, Morel P, Staszewicz W, Toso C (2014) System-atic review and meta-analysis of percutaneous subcla-vian vein puncture versus surgical venous cutdown for the insertion of a totally implantable venous access device. Br J Surg 101: 8–16

Ortega R, Song M, Hansen CJ, Barash P (2010) Videos in clini-cal medicine. Ultrasound-guided internal jugular vein cannulation. N Engl J Med 362(16): e57. doi: 10.1056/NEJMvcm0810156. PubMed PMID: 20410510

Plumhans C, Mahnken AH, Ocklenburg C et al. (2011) Jugular versus subclavian totally implantable access ports: catheter position, complications and intrainterventional pain perception. Eur J Radiol 79: 338–342

Seldinger SI (1953) Catheter replacement of the needle in percutaneous arteriography; a new technique. Acta Radiol 39(5): 368–376. PubMed PMID: 13057644

Silberzweig JE, Sacks D, Khorsandi AS, Bakal CW, Society of Interventional Radiology Technology Assessment Com-mittee (2003) Reporting standards for central venous access. J Vasc Interv Radiol 14(9 Pt 2): S443–452

Portimplantation über die V. basilica und die V. femoralis

R. Hennes, H.A.F. Hofmann

R. Hennes, H.A.F. Hofmann (Hrsg.), *Ports*,
DOI 10.1007/978-3-662-43641-7_9, © Springer-Verlag Berlin Heidelberg 2016

Wegen des Postulats nach einer möglichst immer erfolgreich zu beendenden Portimplantation sollte der Operateur neben seinen gewohnten Zugängen für die zum Port gehörenden Katheter auch Wege kennen, die unter allen Umständen zur Verfügung stehen und zu nutzen sind.

9.1   Zugang über die V. basilica

Hier bietet sich an der Innenseite des Oberarms im mittleren Drittel die V. basilica an. Bei den eigenen Patienten wurde sie stets gefunden. Auch wenn Chemotherapien über Flexülen am Unterarm bzw. der Ellenbeuge vorausgegangen waren, zeigte dieser Gefäßabschnitt bis zu seiner Einmündung in die V. brachialis ein solches Profil, dass gute Voraussetzungen für die klassische Venae sectio, das Einbringen und Vorführen auch von Kathetern mit einem stärkeren Kaliber geboten waren.

Die Auswahl des Systems richtet sich wegen der Größe einer passenden Portkammer nach der Stärke des Subkutanfettes am distalen Oberarm, wo die Kammer im peripheren Drittel ulnar platziert und auf der Muskelfaszie per Naht fixiert wird. Der Katheter sollte eine Markierung besitzen und eine Länge von 60 cm haben, um während des Eingriffs vor dem Ankoppeln bedarfsgerecht gekürzt zu werden. Der Weg des Katheters vom Eintritt in die V. basilica bis zum Konnektionsstück am Portkörper ist so zu wählen, dass er eine leichte Kurve als Reserve bildet und nicht auf nervalen oder Gefäßstrukturen zu liegen kommt. Ein schichtweiser Wundverschluss deckt den Port sicher ab. Dabei ist zu berücksichtigen, dass die Hautnaht und spätere Narbe nicht zu nah an dem Punktionsareal zu liegen kommt.

Da im Gefäßverlauf durch die Axilla keine kurzbogigen Stellen vorliegen, ist der Katheter beim normalen Gebrauch diese Armes keinen allzu großen mechanischen Belastungen ausgesetzt und neigt damit nicht häufiger zu Brüchen als in anderen Positionen, wo er nicht an großen Gelenken vorbei führt. Die Bedingungen für den Gebrauch des Ports entsprechen eben jenen an anderen Positionen, z. B. der Thoraxwand.

Gegenüber einem Zugang für den Katheter über die V. saphena magna bzw. die Iliakalvenen mit

Platzieren des Portkörpers im Oberschenkelbereich proximal sind die Implanteure auch heute noch zurückhaltend.

Das resultiert aus 4 wesentlichen Gründen:

- Auch bei mobilen Patienten sind wegen der hygienischen Probleme, die sich aus der Nähe der Harnröhrenöffnung und des Afters ergeben, die Vorbehalte enorm. Das Einhalten des Hygieneregimes beim Punktieren und Nutzen des Ports muss noch viel konsequenter umgesetzt werden als bei Platzierungen oberhalb des Nabels. Sind die Kranken bettlägerig, wird diese Gefahr einer Kontamination noch verschärft. Erleichterung kann hier durch eine Platzierung in der Bauchdecke erreicht werden (Toro et al. 2012).
- Sind verlaufs- und behandlungsbedingt die venösen Ressourcen in den sonst zur Verfügung stehenden Körperregionen nicht mehr nutzbar, muss damit gerechnet werden, dass im Bein-Becken-Bereich thrombotische Veränderungen vorliegen, die das Vorführen des Katheters in die geforderte Position erschweren oder behindern.
- Die Katheterspitze muss sich an dem Level der Einmündung der Nierenvenen orientieren, um nicht hier vitalbedrohliche Thrombosen in diesen beiden Organvenen auszulösen.
- Da in dieser Körperregion unterhalb des Nabels ein höheres Thromboserisiko besteht als im Zufluss zur V. cava superior, gilt das Postulat nach einer kontinuierlichen Thromboseprophylaxe, solange der Katheter einliegt.

9.2   Zugang über die V. femoralis

Der Zugang über die Leistenregion, die den Portkatheter über die V. femoralis in die V. cava inferior münden lässt, stellt eine weiter Möglichkeit da, Patienten einen dauerhaften, sicheren Zugang zu verschaffen. Diese Technik ist eine Ausnahmetechnik, da sie weitere Therapiemaßnahmen und Komplikationen (▶ Abschn. 9.1) verursachen kann. Gleichzeitig stellt sie für viele Patienten eine sehr gute und manchmal letzte Option da, einen sicheren, dauerhaften venösen Zugang zu nutzen. Indikationen für diese Implantationstechnik sind Patienten mit beid-

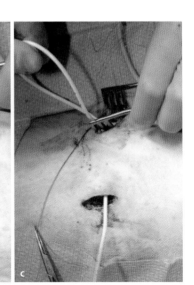

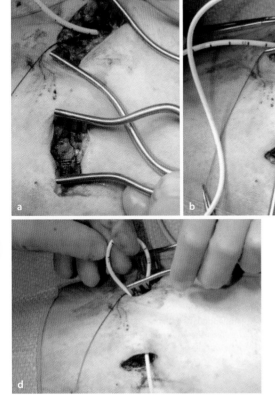

☐ **Abb. 9.1a-d** Eine Schnittführung inguinal und eine Schnittführung ventrolateral über dem proximalen Oberschenkel. Einführen des Katheters in eine Crossvene und Tunnelung zur Ausleitung der Portkammer nach Platzierung der Portspitze in der V. cava inferior. (Abb. 9.1–9.3 Fotografie P. Rudolph, Heidelberg)

seitigen Thrombosen der V. subclavia, onkologische Patienten mit Tumoren im Kopf-Hals-Bereich mit Kompressionen des venösen Gefäßsystem, exulzerierenden Tumoren etc. (☐ Abb. 9.1). Aus unserer Erfahrung von 120 Implantationen/Revisionen über die Leiste hat sich die folgende Technik entwickelt, die die oben beschriebenen Komplikationen reduzieren kann.

Für die Planung dieser Implantation ist die spezifische Diagnostik hinsichtlich freiem venösen Abfluss im Bein-Becken-Bereich notwendig. Eine Sonografie oder ggf. höherwertige Diagnostik kann genutzt werden Zu beachten sind auch gefäßchirurgische oder unfallchirurgische Voroperationen in diesem Bereich.

Besteht ein freier Abfluss, ist die erste Planung die Position der Portkammer. Zu fordern ist eine gute Tastbarkeit des Portkörpers mit leichter Punk-tion und gutem Widerlager. Dies stellt sich bei erstem Hinsehen – insbesondere bei adipösem Patienten – als besonders schwierig dar. Eine sehr gute Lösung ist die Position und Fixierung der Portkammer auf dem Tensor fascia latae (☐ Abb. 9.1). Das bedeutet lateroventral des proximalen Oberschenkels. Hier besteht auch bei adipösen Patienten eine relativ geringe Fettschicht (diese Fettschicht kann ggf. auch noch über dem Portkörper reduziert werden; s. Implantation über die V. femoralis, ☐ Abb. 9.2).

Diese Position hat auch einen ausreichenden Abstand zu Harnröhre und After, sodass bei kompetenter Pflege kein erhöhtes Infektionsrisiko besteht.

Der erste Zugang ist ein inguinaler Schnitt in Längsrichtung zu Auffindung einer beliebigen Crossvene, die mittels Venae sectio zur Einführung des Katheters genutzt werden kann. Auch ein Führungsdraht kann hilfreich sein, über den in offener/

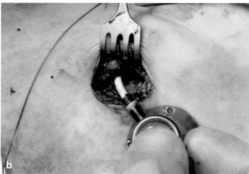

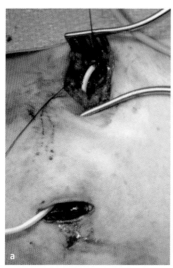

Abb. 9.2a,b Fixierung des Katheters mit einer resorbierbaren Naht an der Vene. Nach Tunnelung (**a**) Einkürzen des Katheters und Konnektion mit der Portkammer (**b**)

9

modifizierter Seldinger-Technik der Katheter vorgeschoben werden kann (▸ Kap. 6).

Unter Bildwandlerkontrolle erfolgt das Vorschieben des Katheters in die V. cava inferior, mit dem oben bereits beschriebenen wichtigen Aspekt, die Katheterspitze unterhalb der Nierenvenen zu platzieren. Nach unserem Dafürhalten sind ca. 4 cm Katheterlänge in der V. cava inferior ausreichend.

Nach der Platzierung des Katheters erfolgt die Tunnelung zur ausgewählten Position der Portkammer und eine zweite Schnittführung zur Ausleitung des Katheters sowie Konnektion und Platzierung der Portkammer (**Abb. 9.3**).

Literatur

Toro A et al. (2012) Totally implanded venous access devices implended in the saphenous vein. relation between the reservoir site and comfort/discomfort of the patients. Ann Vasc Surg 26: 1127–1127

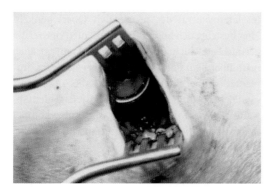

Abb. 9.3 Positionierung der Portkammer auf dem Tensor fascia latae und Fixierungsnähte

Venöser Port bei Kindern

M. Keßler

R. Hennes, H.A.F. Hofmann (Hrsg.), *Ports*,
DOI 10.1007/978-3-662-43641-7_10, © Springer-Verlag Berlin Heidelberg 2016

Portkatheter haben auch in der Pädiatrie eine lange Tradition. Die ersten Kathetersysteme wurden bei Kindern vor 30 Jahren implantiert (La Quaglia et al. 1992). Die medizinischen Produktehersteller haben sich dem zunehmenden Bedarf angepasst und kleinere, kindgerechte Systeme entwickelt, die schon im 1. Lebensjahr eingesetzt werden können.

10.1   Indikationen und Portsysteme

Die Indikationen betreffen wie auch beim Erwachsenen meist onkologische Krankheitsbilder, intestinale Erkrankungen wie Kurzdarmsyndrom, Malassimilation, aber auch immunologische Defekte, Stoffwechselerkrankungen oder Krankheitsbilder, die langfristig eine Substitution von Medikamenten notwendig machen.

Durch die fehlende Einschränkung der körperlichen Aktivität und der Körperpflege bietet der Port auch bei Kindern Vorteile gegenüber den getunnelten Kathetersystemen wie Hickman- oder Broviac-Katheter.

> **Indikationsliste für einen venösen Port bei Kindern**
> — Chemotherapie bei malignen Erkrankungen
> — Bei längerer Bestrahlungstherapie zur Sedierung und Narkose von Kleinkindern
> — Substitution von Faktoren bei Hämophilie und schweren Formen des Von-Willebrand-Jürgens-Syndroms
> — Zur regelmäßigen Substitution von Medikamenten bei Stoffwechselerkrankungen wie z. B. bei Mukopolysaccharidosen (Enzymersatztherapie)
> — Zur regelmäßigen Substitution von Antibiotika und Nahrungsergänzung bei zystischer Fibrose und anderen genetischen Erkrankungen
> — Zur teil- oder vollparenteralen Ernährung bei Patienten mit Kurzdarmsyndrom
> — Substitution von Nahrungsbestandteilen bei Malabsorption oder Maldigestion
> — Zur Substitution von Blutprodukten bei hämolytischen Anämien

> — Zur regelmäßigen Substitution von Immunglobulinen bei immunologischen Erkrankungen (z. B. hereditäre B-Zelldefekte)
> — Zur Schmerztherapie in der Palliativsituation oder bei chronischen Erkrankungen
> — Bei schlechter peripherer Venensituation und rezidivierenden Notfallsituationen zur Sicherung eines schnellen venösen Zugangs

Bei Kindern wird das Portsystem vor allem bei Krankheiten eingesetzt, die keine kontinuierliche, sondern eine intermittierende oder Intervalltherapie erforderlich machen. Einige Anbieter von Kathetersystemen haben auch für Säuglinge, Klein- und Schulkinder Ports in entsprechender Größe entwickelt. Sie bestehen aus einem Silikon- oder Polyurethanvenenkatheter zwischen 4,5 und 10 French sowie aus einer Titan- oder Kunststoffportkammer. Bei den runden und ovalen Kammern variieren die Durchmesser von 18–34 mm, die Höhe der Gehäuse reichen von 8,0–13,5 mm. Für besondere Indikationen, wie z. B. Knochenmarktransplantationen sind auch für pädiatrische Patienten flache Doppelkammersysteme erhältlich. Viele der heute verwendeten Ports sind MRT-tauglich sowie an hohe Einlaufdrücke für Kontrastmittel (bis 325 PSI) angepasst. Die Punktionsmembran aus Silikon kann mit der vertikal geschliffenen Huber-Nadel mehrere 1000-mal punktiert werden, ohne einen Schaden zu nehmen.

Es sind unterschiedliche Nadelgrößen erhältlich: Die Durchmesser variieren von 22 G (0,7 mm) bis 19 G (1,1 mm). Die Nadellängen unterscheiden sich erheblich und liegen zwischen 10 mm und 38 mm. Häufig sind spezielle latexfreie Halteplatten an der Nadel angebracht, die bessere Fixierungsmöglichkeiten erlauben und mit unterlegten Polstern den Druck auf die Haut verteilen. An die Nadelsysteme sind PVC- und DHEP(Diclofenac + Heparin)-freie Leitungen mit Klemme und Konnektoren für Infusionssysteme angebracht. Einige dieser Modelle sind ebenfalls hochdrucktauglich (bis 325 PSI). Viele kombinierte Nadel- und Zuleitungseinheiten sind mit Schutzsystemen ausgestattet, die beim Herausziehen aus der Portkammer automatisch die Nadelspitze absichern, um eine Selbstverletzung zu verhindern.

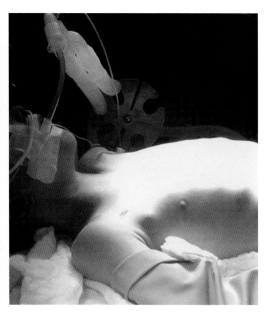

◻ Abb. 10.1 Lagerung eines Kindes in Vollnarkose zur Port-implantation

10.2 Präoperative Maßnahmen und Narkose

Präoperativ ist die Untersuchung und Inspektion des Kindes obligat, um das passende Portimplantat auszuwählen. Eine dopplersonografische Untersuchung der zentralen Venen ist ebenso notwendig, um im Vorfeld zu kleine oder thrombosierte Gefäße sowie anatomische Variationen zu erkennen.

Die Anlage erfolgt in der Regel in Vollnarkose. Bei Jugendlichen ab 14 Jahren kann die Operation auch in Lokalanästhesie erfolgen. Bestehen pulmonale Risiken, wie z. B. bei der zystischen Fibrose, wird auf eine Intubationsnarkose verzichtet. In diesen Fällen werden auch Kleinkinder in Lokalanästhesie und Sedierung operiert (◻ Abb. 10.1).

Eine präoperative intravenöse Antibiotikaprophylaxe mit einem Cephalosporin der II. Generation kann sinnvoll sein. Evidenzbasierte Untersuchungen liegen für Kinder nicht vor, bei Erwachsenen ist die Datenlage uneinheitlich. Es gibt Studien, die eine Reduktion der Frühinfektionen nachweisen konnten (Babu u. Spicer 2002). In neueren Untersuchungen wurde dieser Effekt nicht bestätigt (Haeder u. Jähne 2013).

Die operative Portanlage kann auch bei Kindern und Jugendlichen ambulant durchgeführt werden, häufig ist jedoch im Rahmen der Grunderkrankung eine stationäre Betreuung für 24 h notwendig. Bei Implantation des Systems in ein großes herznahes Gefäß (V. jugularis interna oder Punktion der V. subclavia) favorisieren wir ebenfalls eine Überwachung für einen Tag.

10.3 Implantation

Analog zu den Erwachsenen wird die Portkammer im Bereich der Mohrenheim-Grube auf der Pektoralisfaszie platziert. 1–2 Querfinger unterhalb der Klavikula in einem Winkel >90° verläuft ein 2–4 cm langer Hautschnitt. Es wird die Muskelfaszie dargestellt und für die Portkammer ein entsprechender Raum geschaffen (◻ Abb. 10.2). Die Kammer wird hier mit mindestens 3 nichtresorbierbaren Fäden fixiert (3-0/4-0).

> **Praxistipp**
>
> Es ist darauf zu achten, dass ein ausreichend dicker Subkutanmantel über der Portkammer zu liegen kommt, um bei den wiederholten Punktionen die Haut nicht zu zerstören.

Manche Autoren favorisieren für Kinder eine subpektorale Lage, um einen dickeren Weichteilmantel über der Portkammer zu erreichen. Hautnekrosen sollen dadurch signifikant reduziert werden (Rouzrokh et al. 2009). Es ist darauf zu achten, dass die Punktionsfläche des Ports nicht unter dem Hautschnitt zu liegen kommt.

Über den Zugang für die Portkammer wird die V. cephalica freigelegt, angezügelt und nach distal ligiert. Dann wird die Vene mit einer geraden spitzen Schere eröffnet und der Katheter über eine Einführhilfe (»Schuhlöffel«) nach intraluminal vorgeschoben. Häufig gelingt es nur mit Mikropinzetten, die punktförmige Venenöffnung aufzuhalten und den Katheter zu platzieren. In einer Vielzahl der Fälle ist die V. cephalica bei Säuglingen und Kleinkindern so fein, dass größerlumige Venen wie die V. jugularis externa oder interna zur Einlage des Katheteranteils benutzt werden müssen. Dafür wird

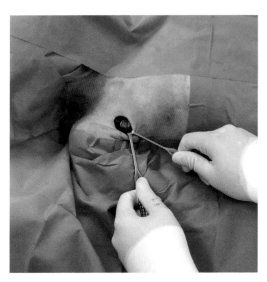

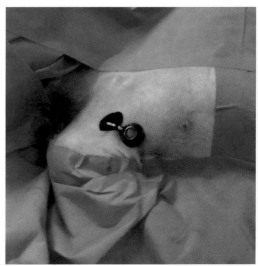

◘ Abb. 10.2 Einbringen der Portkammer in die Porttasche

◘ Abb. 10.3 Konnektion von Portkammer und Portkatheter

die entsprechende Vene über einen separaten Hautschnitt frei präpariert und angezügelt. Der Katheter wird dann subkutan mit einem stumpfen Spieß über die Klavikula zu der frei gelegten Vene vorgeschoben und nach Venotomie herznah platziert. Das Schlauchsystem wird gekürzt und an der Portkammer konnektiert (◘ Abb. 10.3). Bei der V. jugularis interna wird die Eintrittsstelle vorher mit einer Tabaksbeutelgefäßnaht (z. B. Prolene 6-0) gesichert. Der bogenförmige Verlauf des Katheteranteils muss mit resorbierbaren Fixierungsnähten gesichert werden, um ein Abknicken zu verhindern.

Auch die direkte Punktion der V. subclavia mit Einbringen des Schlauchsystems in der Seldinger-Technik ist im Kindesalter möglich. Hier sind jedoch die Komplikationsraten hinsichtlich Pneumothorax oder arterielle Fehlpunktion deutlich höher als beim Erwachsenen. Bei kachektischen Jugendlichen besteht die Option, flache Portkammern (»low profile«) an der Oberarminnenseite zu implantieren. Der Katheter wird in diesen Fällen über die V. basilica herznah vorgeschoben. Durch den langen Schlauchanteil ist das Risiko einer Okklusion erhöht.

Die Lage des Katheters wird mittels Bildwandler intraoperativ dokumentiert. Die Katheterspitze soll in der V. cava superior, vor dem rechten Vorhof zu liegen kommen. Dieser Bereich projiziert sich in der radiologischen Durchleuchtung auf Höhe der 5.–6. Rippe. Bei tieferer Lage im Vorhof ist ein Kontakt zur Pulmonalklappe möglich, der langfristig zu mechanischen Schäden führen kann. Bei zu distaler Lage schlägt der Katheter leichter um oder verliert durch das Wachstum des Kindes seine zentrale Lage.

Die Operationswunde wird nach Platzierung des Systems wieder schichtweise mit selbstauflösendem Nahtmaterial verschlossen und die Haut mit einem resorbierbaren Intrakutanfaden (z. B. Monosyn 4-0/5-0) genäht. Die Portkammer wird dann mit der speziellen konisch geschliffenen Huber-Nadel angestochen. Der Heparin-Block wird inzwischen kontrovers diskutiert insofern in einer randomisierten Studie, der Heparin-Block gegenüber der Blockung mit Kochsalzlösung keinen Vorteil erbrachte. Die Infektionsrate war in dieser Studie bei Heparin-Blockung sogar signifikant erhöht (Gossens et al. 2013).

10.4   Punktion der Portkammer

Nach der Implantation kann der Port auch bei Kindern sofort benutzt werden. Die unterschiedlichen Längen und Stärken der Punktionsnadeln müssen an die Größe der Portkammer und die Dicke des

Weichteilmantels angepasst sein. In der Nachsorge sollten immer unterschiedlich Nadeln mit den kombinierten Zuleitungssystemen (Gripper, Intrastick etc.) vorrätig sein, da sie an das Wachstum der Kinder und an Veränderungen über der Portkammer angepasst werden müssen.

❶ **Das Punktionssystem kann bis zu 7 Tage belassen werden. Je kleiner das Kind, umso mehr Aufmerksamkeit und Sorgfalt ist bei der Fixierung der Nadel notwendig.**

Dislokationen sind durch eigene Manipulation oder rasche, unkoordinierte Bewegungen möglich und erfordern daher ein sicheres Abkleben der Halteplatte und des Schlauchsystems (z. B. mit Fixomull). Transparente Folien ermöglichen eine kontinuierliche Beurteilung der Punktionsstelle, stabilisieren das System aber weniger sicher.

Bei der wiederholten Punktion der Portkammer ist darauf zu achten, dass die Haut mit einem ausreichenden Abstand zur alten Nadellage durchstoßen wird. Dies ist bei den kleineren Portmembranen der Kinder schwierig, jedoch unerlässlich, um kutane Nekrosen zu verhindern.

> **Praxistipp**
>
> Vor der Punktion wird das Hautareal über der Kammer mit Emla-Salbe anästhesiert. Die Einhaltung einer ausreichend langen Einwirkzeit von mehr als 40 min (!) ist dringend angezeigt (Lüllmann et al. 2010). Der Vertrauensverlust bei einer schmerzhaften oder traumatisierenden Punktion ist bei Kindern nur schwer rückgängig zu machen.

Die Punktion wird dann unter strikter Einhaltung aseptischer Bedingungen durchgeführt (z. B. 3-fache Wischdesinfektion mit Polyalkohol oder Octenisept, sterile Handschuhe etc.). Der Ablauf muss in einem Behandlungsalgorithmus automatisiert und auch entsprechend dokumentiert werden. Für die tägliche Kontrolle der Punktionsstelle sowie die Entfernung der Nadel sind ebenfalls Standards mit entsprechenden Protokollen notwendig.

Bei der Punktion muss die kleine Kammer mit dem 2. und 3. Finger gut fixiert und die Nadel sicher und tief genug platziert werden. Ein »Klickgeräusch«

beim Kontakt der Nadelspitze mit dem Kammerboden sichert dem punktierenden Arzt oder dem Pflegepersonal die korrekte Lage und verhindert damit Fehllagen mit möglichen Paravasaten. Die Konnektion des Nadel-Schlauch-Systems mit der Infusion oder dem zu injizierenden Medikamenten erfolgt in der Non-touch-Technik mit sterilen Kompressen.

10.5 Komplikationen

In einer großen Metaanalyse von Komplikationen der unterschiedlichen Verweilsysteme bei Kindern und Erwachsenen schneidet der Port besser ab als die kutan getunnelten Katheter wie Hickman- oder Broviac-Katheter (Kulkarni et al. 2013). Entscheidend ist jedoch, wie gut das System bei den Anwendern und in der Nachsorge etabliert ist. Fehlende Routine in der Anlage, Unsicherheit bei der Punktion, schlechte Fixierung der Portnadel oder fehlende Standards bei den Hygienemaßnahmen fördern Komplikationen und Systemversagen (Simon et al 2013).

Komplikationen der venösen Ports bei Kindern
- Frühkomplikationen
  - Hämatom
  - Fehllage (zu tief mit Arrhythmien/Klappenirritation) oder Umschlagen des Katheteranteils
  - Wundinfektion
  - Pneumothorax
- Spätkomplikationen
  - Thrombotischer Verschluss des Katheters oder des Gefäßes
  - Infektion des Systems
  - Hautnekrosen
  - Katheterleckage
  - Dislokation des Katheters oder des Reservoirs

Hauptkomplikationen der Katheterverweilsysteme stellen thrombotische Verschlüsse der Venen selber oder im Bereich des Schlauchsystems und/oder der Portkammer dar. Hier werden Komplikationsraten zwischen 8 und 62 %(!) in der Literatur angegeben (Bass 2003, Kulkarni et al. 2013). Insbesondere bei maligner Grunderkrankung und thrombophilen Risiken (z. B. Faktor-V-Leiden-Mutation, hochdosierte Steroide etc.) sind diese entsprechend hoch (Glaser et al. 2001). Evidenzbasierte Strategien zur Verhinderung der Komplikation liegen bei Kindern nicht vor. Eine Heparinblockung des Kathetersystems wird in der Altersgruppe bis 16 Jahre noch favorisiert. Dazu wird eine 0,9 %ige NaCl-Lösung mit 100 I.E. Heparin/ml in das System eingebracht. Bei fehlender Nutzung wird der Port alle 4 Wochen nach Abziehen des Heparinblocks mit 10–20 ml 0,9 %iger NaCl-Lösung gespült und anschließend wieder mit 3 ml geblockt. Für Erwachsenen besteht keine Empfehlung zur Spülung des »ruhenden« Ports. Einige pädiatrische Zentren haben sich dieser Maßgabe bereits angeschlossen. Bei Verschluss des Systems kann durch Einbringen von Urokinase versucht werden, den Port wieder durchgängig zu bekommen. Ein entsprechendes Schema ist in der folgenden Übersicht dargestellt (Teichgräber et al. 2011).

Lyse bei Portokklusion
- 10.000 I.E. Urokinase in 2 ml 0,9 %iger NaCl-Lösung
- Injektion von 1 ml dieser Lösung in den Port
- Nach 20 min Aspiration der Lösung aus dem Port
- Spülung des Systems mit 20 ml 0,9 %iger NaCl-Lösung
- Schritt 1 bis 4 mit zeitlichen Abständen bis zu 3-mal wiederholen

---

Bei Portokklusionen, die nicht auf Urokinase ansprechen, kann unter Berücksichtigung der Kontraindikationen eine lokale Lyse mit rekombinantem Plasminogenaktivator (rtPA) versucht werden (Simon et al 2013).

Infektionen stellen auch bei Kindern die zweithäufigste Komplikation dar. Zur Vermeidung portassoziierter Infektionen werden jetzt auch in der Kindermedizin taurolidinhaltige Blocklösungen (TauroLock) empfohlen. Dies wurde in prospektiven Studien bei der heimparenteralen Ernährung nachgewiesen. Der TauroLock-Block sollte für mindestens 4 h im System verweilen, Nebenwirkungen wurden auch bei Kindern nicht beobachtet (Simon et al. 2013).

Der klassische Infektionsweg des Systems erfolgt meist über eine unsterile Punktion oder durch Kontamination beim Wechsel am Zuleitungsschlauch. Häufig handelt es sich dabei um grampositive Hautkeime. Aber auch das gramnegative Keimspektrum kann Auslöser von Infektionen sein. Die häufigste Erreger sind: Staphylococcus epidermidis, Staphylococcus aureus, Enterobacteriaceae, Acinetobacter, Enterokokken, Corynebakterien und Pseudomonas aeruginosa.

Je nach Erregernachweis kann versucht werden, über ein Sanierungsprogramm ähnlich wie bei den getunnelten Zugängen eine Dekontamination des Systems zu erreichen. Auch Pilzinfektionen, z. B. mit Candida, sind beim Port möglich. Die Erfolgsaussichten, das System zu sanieren, sind jedoch deutlich eingeschränkt. Von einer kathetervermittelten Infektion muss dann ausgegangen werden, wenn bei einem klinisch infektfreien und afebrilen Portträger 1 bis maximal 2 h nach Manipulation am Port ein fieberhaftes, mit Frieren oder Schüttelfrost einhergehendes, septisches Krankheitsgeschehen entsteht. Bei klinischem Verdacht auf eine portvermittelte Infektion muss eine systemische Antibiotikatherapie mit Ceftazidim und Vancomycin oder Teicoplanin, ggf. mit einem Aminoglykosid begonnen werden. Vorher sollte ein Aspirat von 5 ml entnommen und als Blutkultur zur mikrobiologischen Untersuchung gesandt werden. Zur Kontrolle der Systemsanierung muss diese Maßnahme während der Therapie wiederholt werden.

Bei generalisierter Infektion oder Sepsiszeichen ist eine notfallmäßige Entfernung des kompletten Portsystems notwendig. Hierzu zählen Oligurie, niedriger Blutdruck, anhaltend hohes Fieber (>48 h) sowie assoziierte Komplikationen (Thrombose, septische Embolie, Osteomyelitis, Abszesse) und nachgewiesene Infektionen mit Candida oder Aspergillus (Simon et al. 2013).

In der folgenden Übersicht sind die verschiedenen Behandlungswege nach dem Keimspektrum aufgeschlüsselt.

Portsanierung mit Antibiotikablock
(Primär empirisch oder bei nachgewiesenen
grampositiven Keimen)
1. Heparinblock abziehen
2. Verdünnte Urokinaselösung 2–3 ml für
   2–4 h in Katheter instillieren (Verdünnung:
   Urokinase 50.000 I.E. in 10 ml NaCl 0,9 %)
3. Dann ausreichende Menge Urokinase-Blut-
   Gemisch abziehen und mit 10 ml NaCl 0,9 %
   spülen
4. Verdünnte Vancomycinlösung 2 ml für 1 h
   in Katheter instillieren (Verdünnung: 5 mg
   Vancomycin in 1 ml mit 9 ml NaCl 0,9 %
   verdünnen)
5. Dann ausreichende Menge Vancomycin-
   Blut-Gemisch abziehen und mit 10 ml NaCl
   0,9 % spülen
6. Mit 2 ml Heparinlösung (100 I.E./ml) ab-
   stöpseln
7. Schritt 1–6 an 3 aufeinanderfolgenden
   Tagen wiederholen

Alternativ kann auch Teicoplanin verwendet werden. In den aktuellen Empfehlungen der Gesellschaft für pädiatrische Onkologie und Hämatologie (GPOH) zur Anwendung implantierter zentralvenöser Zugänge, ist der 70 %ige Äthanolblock bei Portinfektionen immer noch aktuell. Entsprechende prospektive Studien liegen jedoch hierfür nicht vor. Die Gefahr einer Katheterokklusion ist bei der Anwendung erhöht, ebenso können durch Lösen von Biofilmfragmenten Endotoxine freigesetzt werden, die, wenn sie in den Blutkreislauf eingeschwemmt werden, zu einer schwerwiegenden Kreislaufreaktion führen können. Insgesamt muss daher die Anwendung des Äthanolblockes kritisch eingeschätzt werden.

10.6   Zusammenfassung

Portsysteme sind im Kindesalter ein etabliertes System zur parenteralen Substitution von Medikamenten und Nährlösungen. Bei der Wahl der Größe der Ports spielen Alter, Gewicht und Dicke des Subkutangewebes der Patienten eine entscheidende Rolle.

Komplikationen sind abhängig von der Akzeptanz und Etablierung des Kathetersystems bei den betroffenen Kindern, ihren Eltern, den Pflegenden sowie den behandelnden Ärzten. Mit dem subkutanen Verweilsystem haben die Kinder deutlich mehr Freiheiten (Baden, Sport etc.) gegenüber den getunnelten und aus der Haut heraushängenden Broviac- oder Hickman-Kathetern. Der Nachteil der Punktion kann durch eine gute Lokalanalgesie und angstreduzierende Maßnahmen ausgeglichen werden.

Literatur

Babu R, Spicer RD (2002) Implanted vascular access devices (ports) in children: Complications and their prevention. Pediatr Surg Int 18: 50–53

Bass J (2003) Port-related complications in children. Pediatr Surg Int 19: 127–132

Glaser DW, Medeiros D, Rollins N, Buchanan, GR (2001) Catheter-related thrombosis in children with cancer. J Pediatr 138: 255-259

Guineva JP, Wilsond MM, van Noeselb WC et al. (2006) The catheter is stuck: complications experienced during removal of a totally implantable venous access device. A single-center study in 200 children. J Ped Surg 41: 1694–1698

Haeder L, Jähne J (2013) Indikation, Technik und Komplikationen der Portimplantation. Chirurg 84: 572–579

Kulkarni S, Wu O, Kasthuri R, Moss JG (2013) Centraly inserted external catheters and totally implantable ports for the delivery of chemotherapy: a systematic review and meta-analysis of device-related complications. Cardiovasc Intervent Radiol 11: 1–19

La Quaglia MP, Lucas A, Thaler HT et al. (1992) A prospective analysis of vascular access device-related Iinfections in children. J Ped Surg 27: 840–842

Lüllmann B, Leonhardt J, Metzelder M et al. (2010) Pain reduction in children during port-à-cath catheter puncture using local anaesthesia with EMLA™. Eur J Pediatr 169: 1465–1469

Petersen C, Fuchs J, Kotzur A, Straus G (1998) Zentralvenöse Verweilsysteme in der pädiatrischen Onkologie aus chirurgischer Sicht. Klin Pädiatr 210: 65–69

Rouzrokh M, Shamsian BS, Tabari AK et al. (2009) Totally implantable subpectoral vs. subcutaneous port systems in children with malignant diseases. Arch Iran Med 12: 389–394

Sánchez L (2006) Protocol for the implantation of a venous access device (Port-A-Cath System). The complications and solutions found in 560 cases. Clin Translat Oncology 8: 735–741

Simon A, Beutel K, Hasan C, Bode U (2013) Evidenz-basierte
  Empfehlungen zur Anwendung dauerhaft implantierter,
  zentralvenöser Zugänge in der Pädiatrie. Deutsche Ge-
  sellschaft pädiatrische Onkologie und Hämatologie
  (GPOH), 4. Aufl. mhp-Verlag, Wiesbaden, S 1–71
Teichgräber UK, Pfitzmann R, Hofmann HA (2011) Portsys-
  teme als integraler Bestandteil von Chemotherapien. Dt
  Ärzteblatt 108 (9): 147–153
Wildhaber B, Kistler W, Caflisch U (2000) Erfahrungen mit dem
  Port-A-Cath-System bei Kindern. Schweiz Med Wochen-
  schr 130: 732–738

10

Reeingriffe, Mehrfachimplantationen und Explantationen in der Portchirurgie

R. Hennes, H. Felcht, U. Teichgräber, H.A.F. Hofmann

R. Hennes, H.A.F. Hofmann (Hrsg.), *Ports*,
DOI 10.1007/978-3-662-43641-7_11, © Springer-Verlag Berlin Heidelberg 2016

Besondere Anforderungen an den Implanteur stellen die Eingriffe am Portkathetersystem wie Reeingriffe und Revisionen bei Dysfunktionen oder Komplikationen. Mehrfacheingriffe oder auch synchrone Portex- und -implantationen können bei Infektionen, Materialschäden oder Katheterfehllagen erforderlich sein. Portexplantationen sind oftmals kein Routineeingriff, insbesondere nach längerem Verbleib des Portkathetersystems im Körper des Patienten.

11.1   Vorüberlegungen

Jedem Portimplanteur sind aus seiner Tätigkeit folgende Faktoren stets bewusst:

Mitunter kann es schwierig sein, ein Portimplantat korrekt und mit großer Zuversicht auf eine lange Gebrauchsdauer in den bedürftigen menschlichen Organismus einzubringen. Eindrücke von besonders anspruchsvollen Implantationen prägen die Position des Operateurs in seiner Haltung zu möglichen Explantationen. Diese Erkenntnisse sollten uns um jedes gut funktionierende System ringen lassen, um es so lange wie möglich in corpore zu bewahren.

Es stellen sich Portträger zu einer Portexplantation vor, entweder aus eigener Intension oder weil ihnen Mitkranke bzw. betreuende Ärzte vermittelt haben, der erste Schritt zur Genesung sei mit Hilfe dieses Zuganges getan, das Implantat habe seine Schuldigkeit getan und könne nun wieder entfernt werden. Es ist sicher vorteilhaft davon auszugehen, dass die sog. Heilungsbewährung zwischen 2 und 5 Jahren angesetzt werden sollte, weil danach die Gefahr, ein Rezidiv zu bekommen, deutlich geringer ist. Solange ein Port gut funktioniert und auch sonst komplikationsfrei im Organismus verweilt, sollte man diesen Zustand so belassen.

Der Operateur wird sich bei der Erstimplantation um ein Ergebnis bemühen, dass Reeingriffe zu erforderlichen Korrekturen oder gar Zweit- bzw. Mehrfachimplantationen weitestgehend ausschließt. Mit jedem Eingriff reduziert sich die Zahl weiterer möglicher Zugänge und nutzbarer Venenabschnitte. Solche Entwicklungen haben auch Einfluss auf die Bewertung der Methode durch die in die onkologische Betreuung einbezogenen Ärzte und die Akzeptanz durch die Patienten, die das dringend erfor-

derliche Vertrauen und Engagement für den Port aus ihrer zentralen Betroffenenrolle vorbehaltlos einbringen müssen.

Die Frage nach einer möglichen Portexplantation ist sehr gewissenhaft mit dem Patienten zu erörtern. Dieser muss verstehen, dass es nicht immer so leicht ist, nach Belieben ein zweites System zu implantieren, wenn sich durch ein mögliches Rezidiv wieder onkologischer Handlungsbedarf ergibt. Garantien für ein rezidivfreies weiteres Auskommen kann kein Arzt geben.

Außerordentlich anspruchsvoll sind Dialoge mit Portträgern, oft Frauen, die den Fremdkörper am Thorax an exponierter Stelle als eine seelische Belastung empfinden. Bei jedem morgendlichen Blick in den Spiegel oder bei jedem manuellen Kontakt mit dem prominenten Substrat unter der Hautoberfläche würde an die sehr ernsthafte Krankheit, ihr Schicksal, die ungewisse Prognose und die Folgen für die Kinder erinnert. Auch wenn wir uns in einem solchen Falle bemühen, an die Ratio zu appellieren und zu erinnern, es handele sich doch vordergründig um ein physisches, organisches Problem der Auseinandersetzung mit aggressiven Zellen, wird der uns gegenübersitzende Patient auf seinem Wunsch bestehen, den Port loszuwerden. Für diese Fälle können wir weder für die eine oder andere Variante eine Erfolgsgarantie geben. So werden wir uns öfter in der Situation wiederfinden, dass wir uns dem Patientenwunsch beugen und den funktionierenden Port entfernen.

> **Praxistipp**
>
> Hier und bei allen anderen Explantationen sollte es nicht versäumt werden, vor der Entnahme eines gut funktionierenden Portsystems – aber auch bei Entfernung wegen Komplikationen – eine duplexsonografische Untersuchung der Venenstämme an den Armen, am Hals und wie wir es neuerdings auch für sinnvoll halten, an der Bein-und Beckenachse zu veranlassen.

Damit sind wir sicher, unser explantierter Port kann im Bedarfsfall einen Nachfolger bekommen. Es entfällt später schwierige Erklärungsnot, wenn eine Neuimplantation nicht mehr möglich sein sollte.

Unumgänglich ist es, bei jedem operativen Schritt am onkologischen Patienten von Anfang an zu überlegen, ob man sich und dem Patienten damit weitere Optionen offenlasse oder verbaue. Strategisches Denken ist verlangt.

In diesem Kontext wollen wir mit großem Nachdruck darauf hinweisen, dass gerade Reeingriffe, Revisionen bei Funktionsverlust und schlechter Durchgängigkeit des Portsystems, Mehrfachimplantationen und Portexplantationen nach mehreren Jahren Verbleib im Körper eines sehr erfahrenen Implanteurs bedürfen. Dies ist kein Eingriff für einen Anfänger. Verschiedene Techniken der Implantation, Umgang mit verschiedenen Führungsdrähten, intraoperative Kontrastmittelgabe zur Darstellung des venösen Gefäßsystems sollten mit Erfahrung ausgeführt werden.

11.2 Reeingriffe

Diese speziellen und meist minimierten Eingriffe am Portkathetersystem sollten ebenfalls zum Spektrum des Implanteurs gehören. Dazu zählen Korrekturen am Katheter in seinem Verlauf und bei umschriebenen Defekten wie der »Pinch-off-Läsion«.

Ziel ist es dabei, wieder ein störfreies System vorzuhalten, das gut punktierbar ist und den gleichen Gefäßabschnitt bzw. die Region in der Nähe der alten Implantationsstelle benutzt, um die venösen Ressourcen an den übrigen Implantationslokalisationen für der Notfall zu schonen. Kompatibles Katheter- und Portmaterial vom gleichen Hersteller muss zur Verfügung stehen.

Bevor der Eingriff durchgeführt wird, ist – soweit dies möglich ist – die Ursache der Dysfunktion zu eruieren (◘ Abb. 11.1–◘ Abb. 11.9).

> **Häufige Dysfunktionen/Komplikationen**
> - Umscheidungsthrombus des Katheters mit schlechtem Abfluss oder weitgehendem Verschluss (◘ Abb. 11.1)
> - Abknicken des Katheters im Verlauf (◘ Abb. 11.2)
> - Defekt des Katheters im Verlauf mit Austritt des Therapeutikums/Kontrastmittels

> - Kippen/Verdrehen der Portkammer mit der Unmöglichkeit der Punktion (◘ Abb. 11.3)
> - Umschlagen des Katheters in eine Halsvene (◘ Abb. 11.4)
>
> **Seltene Dysfunktionen/Komplikationen**
> - Knöcherne Verwachsung des Portkatheters nach Punktion mit dem Periost und somit aufwendige Entfernung des Portkathetersystems (◘ Abb. 11.5a–d)
> - Austritt des Katheters aus dem venösem Gefäßsystem
> - »Wandern« der Portkammer mit Herausziehen/Aufrollen des Katheters bei fehlender Fixierung der Portkammer (◘ Abb. 11.6)
> - Arterielle Fehllage nach Punktion (◘ Abb. 11.7)
> - Membrandefekte (◘ Abb. 11.8)
> - Diskonnektion des Portkatheters von der Portkammer (◘ Abb. 11.9)

Voraussetzungen hierfür sind die gute Kooperation und ein ungestörter Informationsfluss zwischen Implanteur und den Portnutzern aus dem Arzt- und Pflegebereich. Durch diesen Personenkreis sind Defekte am Material früh zu erkennen, sodass nicht erst Paravasate durch Chemotherapeutika ausgedehnte Nekrosen auslösen. Denn damit wäre die

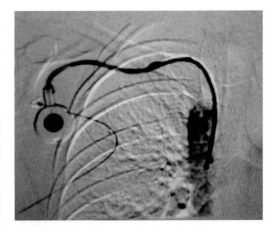

◘ **Abb. 11.1** Komplette Umscheidung des Katheters: Rückfluss des injizierten Kontrastmittels (*schwarz*) von der Katheterspitze bis zur Portkammer

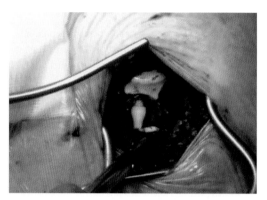

◘ **Abb. 11.2** Komplikation: Abknickung des Katheters

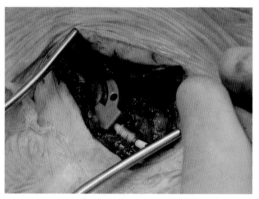

◘ **Abb. 11.3** Gedrehter, nicht angenähter Port mit der Unmöglichkeit der Punktion

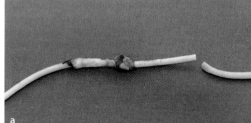

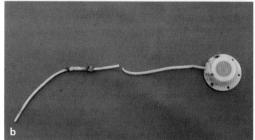

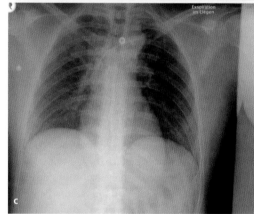

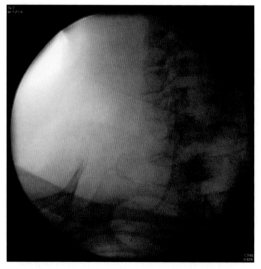

◘ **Abb. 11.4** Umgeschlagener Katheter im Röntgenbild

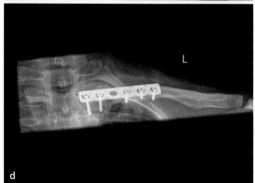

◘ **Abb. 11.5 a** Abgerissener Katheter bei knöcherner Verwachsung mit der Klavikula nach Punktion **b** Abgerissener Katheter mit Portkammer zweifach rupturiert und **c** mit abgerissenem verbliebenem Katheterstück. **d** Nach Entfernung des knöchernen eingewachsenen Katheters durch Osteotomie der Klavikula und Plattenosteosynthese

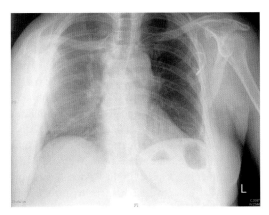

◼ **Abb. 11.6** Schlaufenbildung und Zurückwandern des Portkatheters bei fehlender Fixierung und Weggleiten der Portkammer (Röntgenbild)

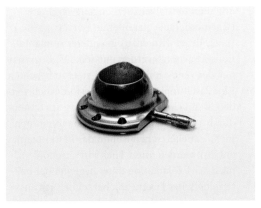

◼ **Abb. 11.8** Seltene Komplikation: Membrandefekt. Die zerstörte Silikonmembran nach 16 Jahren Verbleib im Körper und zuletzt ausgeprägtem Paravasat der Ernährungsflüssigkeiten

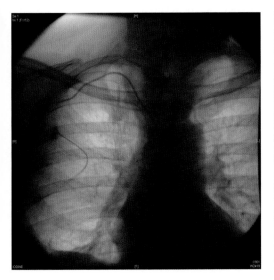

◼ **Abb. 11.7** Seltene Komplikation: Arterielle Fehllage nach Punktion der A. subclavia in Seldinger-Technik (Röntgenbild)

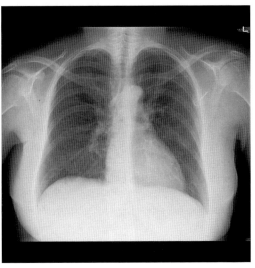

◼ **Abb. 11.9** Diskonnektion des Portkatheters von der Portkammer

Vorstellung, in Lokalanästhesie und bei geringster Patientenbelastung durch einen minimierten ambulanten Eingriff hinfällig, und das gesamte Portkathetersystem müsste gewechselt werden, dann unter Inanspruchnahme einer weiteren Lokalisation. Ein solcher Eingriff setzt ein radiologisches bzw. sonografisches Equipment voraus und kann auch Operationszeiten bis zu einer Stunde bedingen.

11.3 Mehrfachimplantationen

Sie werden erforderlich, um dem Krebskranken bedarfsgerecht und zeitnah ein Portsystem vorzuhalten. Dies ist u. a. ein logistisches Problem.

— Zweit- oder weitere Implantationen können erforderlich sein, wenn im größeren zeitlichen Abstand zu einer Explantation – weil aus dem Verlauf heraus zunächst ein Port nicht mehr erforderlich schien, die aktuelle Situation einen erneuten zentralvenösen Zugang verlangte (Chemotherapie, parenterale Ernährung etc.). In der Regel wird dazu ein anderer Implantationsort genutzt werden müssen. Die Begrenztheit der venösen Reserven ist stets zu beachten.

— Eine Zweitimplantation kann erforderlich werden, wenn eine manifeste Infektion am System durch antibakterielle Sanierungsmaßnahmen nicht zu beherrschen ist und das Erstimplantat entfernt werden muss. Hier wird empfohlen, nach der Explantation unter begleitender bakteriologischer Diagnostik bei schließlich ausgeschlossener Bakteriämie das neue System zu implantieren. Dies kann in der Regel nach mehr als einer Woche geschehen.

— Synchrone Portex- und -implantationen in einer Sitzung sind bei bestimmten Problemlagen möglich (Hofmann 2007). Zeigen sich am liegenden Portsystem Störfaktoren in Form von Materialschäden, nicht lösbaren Okklusionen oder bedenklichen Katheterfehllagen, die weder selbst noch durch den Interventionsradiologen korrigiert werden können, so sind beim gleichen Patienten-Arzt-Kontakt ipsilateral die Explantation und kontralateral die Implantation durchzuführen. Eine Infektion des Systems muss aber eindeutig ausgeschlossen sein. Alle operativen Abläufe beim Einbringen des Zweitsystems entsprechen den Vorgaben für das offene Verfahren, die Blindpunktion oder die ultraschallgestützte Versorgung.

11.4   Portexplantation

In einer größeren Analyse wurde über 438 Portexplantationen berichtet, wovon 385 in eine Studie eingeschlossen worden sind (Fischer et al. 2008). Gründe für die Explantationen waren 178 Infektionen (46,2 %), Ende der Behandlung in 129 Fällen (33,5 %), 44 Thrombosen (11,4 %), 22-mal Dysfunktionen (5,7 %) und andere Gründe bei 12 Patienten (3,1 %).

Im eigenen Patientengut war eine radiologisch gesicherte, umschriebene und häufig nur ca. 3 cm lange Thrombose, die im zentralen Teil der V. subclavia den Katheter umschloss und bei den Kontrol-

len kein Wachstum zum Herzen zeigte, bei gut funktionierendem Port nie Grund für eine Explantation.

In der täglichen Routine kann dieser Eingriff ambulant in einer Schnitt-Naht-Zeit von 10–15 min erfolgen (Hofmann 2007). Mit der Narbenexzision wird das Portlager eröffnet. Bakteriologischer Abstrich und Biopsie. Freilegen des Katheters am Konnektionsstück. Z-Naht über dem Beginn des Katheterkanals vor dessen Extraktion, um eine Blutung bzw. eine Luftembolie zu vermeiden. Punktion der Portkammer mit Aspirat für die Bakteriologie. Vorsichtiges Extrahieren des Katheters in ganzer Länge. Knüpfen der Z-Naht. Überprüfen der Vollständigkeit des Katheters durch Kontrolle der Markierung und Prüfen der originären Katheterspitze. Von dieser werden 3 cm zum Versand für eine bakteriologische Untersuchung abgetrennt. Herausleiten einer Drainage aus dem Portlager an dessen Fuß. Fixieren mit Naht. Verschluss der Porttasche kranial. Nach 2 Tagen kann bei Sistieren der Sekretion im Portlager die Drainage entfernt werden. Das Portlager verschließt sich wie bei einer Primärheilung. Nach weiteren 8 Tagen können die Hautnähte am kranialen Wundverschluss entfernt werden. Mit diesem Vorgehen entfallen aufwendige wochenlange Wundpflegerituale wie bei sekundär heilenden Wunden.

Die Chance einer histologischen und bakteriologischen Qualitätskontrolle sollte man sich bei der Explantation nicht entgehen lassen. Bei 768 eigenen Portexplantationen zeigte sich in etwa 20 % an ein oder zwei Abstrichen ein Keimnachweis, ohne dass es hierfür klinisch einen Infektionsverdacht gab (▶ Kap. 7). Das Material für histologische Kontrollen kann bestätigen, dass keine Tumormetastasen im Portlager oder in der Narbe vorliegen. In der Literatur wurde ein solcher Fall bestätigt (Zelnick et al. 1990). Im eigenen Krankengut wurde ebenfalls nur ein Fall beobachtet.

Explantierte defekte Systeme sollten nach Meldung an den Hersteller diesem zur Prüfung durch Materialexperten zugesandt werden (◘ Abb. 11.8).

Portexplantationen erscheinen oft als ein Anfängereingriff, der keiner höheren Expertise bedarf. Dies ist oftmals gerade das Gegenteil und keine Routine, insbesondere wenn das Portsystem länger als 5 Jahre im Körper verblieben ist.

Dann kommt einerseits die Materialermüdung zum Tragen (▶ Kap. 1), die ein Brechen oder Ab-

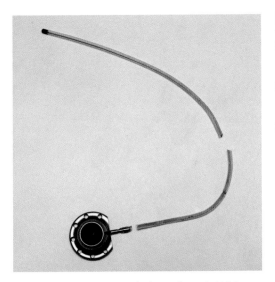

Abb. 11.10 Gerissener Portkatheter, der nach 16 Jahren entfernt wurde. Bergung durch den Radiologen

Literatur

Fischer L et al. (2008) Reasons for explantation of totally implantable access port: a multivariate analysis of 385 consecutive patients. Ann Surg Oncol 15: 1124–1125
Hofmann HAF (2007) Spezialisierung in der ambulanten Chirurgie: Die Portimplantation. Dtsch Ges Chirurgie, Mitteilungen 4/07: 324–328
Zelnick R et al. (1990) Tumor metastasis to an infusaport site. NY State J Med 90: 216

reißen des Portkatheters begünstigt, oder der Portkatheter ist im Gefäßsystem verwachsen (◘ Abb. 11.2, ◘ Abb. 11.5a–d). Oft stellt auch die nichtresorbierbare Fixierung des Katheters an die Vene nach der Venae-sectio-Technik im Bereich der Einmündungsstelle ein Problem da. Für diesen Fall ist das Auffinden und Durchtrennen dieser Ligatur im Narbengewebe notwendig, um den Katheter zu entfernen.

> **Praxistipp**
>
> Für alle Entfernungen von Portsystemen empfehlen wir zunächst das Auffinden und Bergen des Portkatheters, um dann die Verwachsungen um den Portkörper zu lösen und schließlich das gesamte Portsystem zu entfernen.

So kommt es nicht zum versehentlichen Durchtrennen des Portkatheters, der dann in das venöse System abgleiten kann. Ein behutsames Vorgehen bei Verwachsung des Portkatheters ist notwendig, durch Drehungen um die Achse und/oder Stabilisierung über einen Führungsdraht lassen sich solchen Situationen oft erfolgreich beenden. Reißt der Katheter, kann der interventionelle Radiologe diesen Katheter im Gefäßsystem aufsuchen und bergen (◘ Abb. 11.10).

Postoperative Betreuung nach Portimplantation

H.A.F. Hofmann

Literatur   – 107

R. Hennes, H.A.F. Hofmann (Hrsg.), *Ports*,
DOI 10.1007/978-3-662-43641-7_12, © Springer-Verlag Berlin Heidelberg 2016

Die Portimplantation stellt für die meisten Patienten den letzten Eingriff in ihrem Leben dar und bildet damit den Einstieg in eine entscheidende Phase unter neuem Vorzeichen. Vor dem Start in die postoperative Betreuung ist ein Komplex organisatorischer, personeller und materieller Voraussetzungen zu schaffen. Die Gestaltung der Behandlungsabläufe kann es aber auch erforderlich machen, diesen Eingriff an den Anfang oder in den zentralen Abschnitt der onkologischen Bemühungen zu stellen.

Ziel dieser Bemühungen ist die therapiefreie Remission, wobei für den Patienten ein großer Unterschied darin besteht, ob er nicht behandelt werden kann oder nicht behandelt werden muss – und demnach mit einer normalen Lebenserwartung und -qualität rechnen darf (Vetter 2015).

Dabei muss auch der Patient wissen, welche Aufgaben auf ihn im Rahmen der Selbstbestimmung und Eigenverantwortung zukommen werden und wer seine konkreten Bezugspersonen aus den operativen Disziplinen zum Beheben von Störfällen am System bzw. einem Portwechsel, dem onkologischen und pflegerischen Bereich sein werden und wie sich deren Rollen- und Aufgabenverteilung im Betreuungsablauf gestaltet wird.

> **Praxistipp**
>
> Im abschließenden postoperativen Patienten-Arzt-Gespräch werden die Röntgenbilder und -befunde vom Thorax, die Epikrise und Hinweise auf dringliche Arztkontakte übergeben.

Der Patient sollte wissen, dass alle Überlegungen Zeiträume sehr differenter Länge und Behandlungsintensität betreffen:

- 6 Wochen vom Stellen der Diagnose bis zum onkochirurgischen Eingriff innerhalb einer Woche, über das Verlassen der Klinik und die Entlassung aus einer Rehabilitationseinrichtung mit onkologischem Profil
- 10 Tage von der Portimplantation bis zur häufig geübten Freigabe für die erste Portpunktion
- Monate- oder jahrelange onkologische und pflegerische Betreuung unter Nutzen des Portsystems, was davon abhängt, ob die Bemühungen einen palliativen oder kurativen Charakter

haben werden. Verbesserung der Lebensqualität und Verlängerung des Lebens stehen dem Überwinden einer malignen Erkrankung gegenüber, indem aus ihr ein chronisches, jederzeit beherrschbares Leiden wird.

- Mit dem permanenten zentralvenösen Zugang ist uns hierfür ein hervorragend geeignetes Mittel in die Hand gegeben. Verlaufsbegleitende klinische, apparative und Laboruntersuchungen haben Einfluss auf Befindlichkeiten, genesungsfördernde Emotionen oder Rückschläge. Die Beteiligten bewegen sich zwischen »Wir haben es geschafft« und der Erkenntnis über das Vorhandensein eines nicht mehr beherrschbaren Lokalrezidivs oder ausufernder Metastasierung. In dieser längsten Phase der Patientenführung besteht am ehesten die Gefahr sich einschleichender Gewohnheiten mit nachlassender Aufmerksamkeit.

Leitlinien, in denen sich karitatives Verhalten, naturwissenschaftliche Gesetzmäßigkeiten und humanmedizinische Erfahrungswerte wiederfinden, verhindern mit ihrem Einhalten, dass in diesem sehr langen Abschnitt der postoperativen Betreuung gravierende Fehler gemacht werden, welche alle bis dahin erfolgten Bemühungen zum Überwinden des Krebsleidens zunichtemachen.

> ❗ Allen vom Kranken gemeldeten Symptomen wird akribisch mit dem Ziel einer umfassenden Aufklärung nachgegangen. Die Distanz und Abnehmen des Engagements vermittelnde verbale Plattitüde: »Es wird schon nichts sein« führt allzu oft dazu, Komplikationen hinterher zu hetzen und den Betroffenen in vielerlei Weise zu gefährden.

Die Bedeutung der meisten Implantate aus anderen Disziplinen der modernen Medizin (Traumatologie, Orthopädie, Gefäßchirurgie, Kardiologie u. a.) besteht darin, eine Functio laesa zu beheben. Dabei unterscheiden sie sich weitgehend von dem Portkathetersystem, dessen Anwesenheit nicht nur Defizite ausgleicht, sondern damit auf eigene Art Lebensqualität sichert. Daneben ist mit Hilfe dieses speziellen Implantats das Überwinden einer bösartigen Grunderkrankung mit Garantie des Überlebens möglich. Das Mitwirken von Chemotherapeuten, Strahlentherapeuten, Ernährungswissenschaftlern, Schmerztherapeuten, Psychologen und anderen ist erforderlich für Chemotherapie, parenterale Ernährung sowie die Applikation von Blutderivaten, anderen Medikamente und Therapieergänzungen. Dies und der Anspruch an das System im Verlauf von einer großen Zahl ärztlicher und nichtärztlicher Betreuer unmittelbar benutzt, d. h. punktiert zu werden, macht es zu einer »Res publica«. Nicht jeder Vertreter aus diesem großen Kreis zum Teil unbekannter Beteiligter hinterlässt seine Visitenkarte oder ein Zertifikat.

Der im Fokus stehende Krebskranke weist zudem mehrere Handicaps auf, was wegen der unterschiedlichen Voraussetzungen oft eine differente Herangehensweise erfordert.

> **Unterschiedliche Handicaps bei Portimplantation**
> — Immunschwäche, die den Krebs ermöglichte
> — Unterschiedliche körperliche Verfassung beim Bekanntwerden der Diagnose
> — Chemotherapie, welche die allgemeine Abwehrlage weiter schwächt
> — Bestrahlungen, die u. U. lokale Gewebsschäden setzen
> — Hospitalisation mit Besiedlung durch multiresistente Keime
> — Ärzte und Mitarbeiter, die gültige Hygienestandards nicht mit der letzten Konsequenz beachten
> — Ein Gesundheitswesen mit Kommerzialisierungs- und Sparzwängen

Junge Kollegen, die sich in das Implantieren von Portsystemen einarbeiten, wie auch die erfahrenen Implanteure dürfen nicht aus dem Auge verlieren, mit welchen Vorstellungen des Erweisens von Hilfe für Patienten sie sich für das Medizinstudium entschieden haben. Sie wollten Arzt und dann auch noch Operateur mit der hier besonderen individuellen Verantwortung werden. Unter den wirtschaftlichen Zwängen im Gesundheitswesen wurden sie dann letztlich zu einem rationell und naturwissenschaftlich tadellos funktionierenden Spezialisten, der durch seine Tätigkeit in Klinik oder Praxis auch seinen Lebensunterhalt verdienen muss.

Der Operateur hat für den weiteren Verlauf im Leben eines Krebskranken über die Operation und die unmittelbare postoperative Phase hinaus eine große Verantwortung für diesen und dessen Implantat und sollte auch in der Folge konkreter Ansprechpartner bleiben. Er muss sich wehren, als letzter oder möglicherweise letzter und entscheidender Operateur eines Schwerstkranken von der ihn dirigierenden Bürokratie instrumentalisiert zu werden.

Mit dem Bemühen um ordnungspolitisch gesteuerte Eingriffe in das Gesundheitswesen setzt sich eine Tendenz zur staatsregulierten Medizin fort. Mit einem sehr niedrigschwelligen Zugang zum Arzt und dem bisherigen Prozedere »alles für alle« wird es nicht zur Entlastung für das Gesundheitswesen kommen. Andrerseits haben alle gesundheitspolitischen Regularien Angriffe auf die freie Arztwahl insbesondere bei schwerwiegenden Erkrankungen zu berücksichtigen.

Das Stehen vor einem Problem, dort zu verharren und Dienst nach Vorschrift zu tun, bedeutet nicht die beste Möglichkeit des Eindringens in das Problem und dabei das Umfeld, insbesondere aber den Kranken, mitzunehmen. Wer heutzutage die Kraft für eine solche Berufsausübung aufbringt, wird auch in der Lage sein, das Sterben als einen Teil des Lebens zu akzeptieren, es muss aber nicht Folge durchaus vermeidbarer medizinischer und psychologischer Fehler sein.

> » Nur wenn der Arzt zumindest zeitweise seinem eigenen Tod in Gedanken gegenübertreten kann, wird er auch mit dem Patienten darüber sprechen können. (Sellschopp 2006)

Die Basis der Kommunikation auf einem solch gehobenen Niveau ist die absolute Ehrlichkeit gegenüber dem anvertrauten Kranken. Dann kann man auch über mögliche Fehler und eventuell daraus resultierende Komplikationen sprechen. Da operationsbedingte Komplikationen vergleichsweise selten auftreten und in erfahrenen Händen unter 2 % liegen (Schild et al. 2013), entstehen die meisten Probleme im früh- oder spätpostoperativen Verlauf mit bis zu 15 %. Hiermit stellen neben patientenimmanenten Risikofaktoren insbesondere die unsachgemäße Handhabung gerade in Bezug auf Portinfektionen einen wesentlichen Faktor dar, sodass dem sorgfältigen Umgang mit Portsystemen sowie der Schulung aller an der Behandlung von Patienten beteiligten Personengruppen eine zentrale Bedeutung zukommt (Haeder et al. 2013).

Erst wenn jeder Schritt von der Portimplantation nach diagnose- und situationsgerechter Indikationsstellung durch den Onkologen über mit Punktionen einhergehenden Therapiezyklen bis zur Frage einer geplanten Portexplantation nach im fachlichen Konsens gefasster Meinung erfolgt, kann der Tumorpatient sich allseits gut betreut fühlen. Da ein Portkathetersystem in der Mehrzahl der Fälle nicht als belästigender Fremdkörper empfunden wird, sollte mit der Explantation, falls keine Komplikationen dazu zwingen, der sichere Hafen einer Heilungsbewährung zwischen 2 und 5 Jahren abgewartet werden. Vor der Portentfernung ist aus Gründen einer möglichen Neuimplantation durch Duplexsonografie oder Phlebografie zu prüfen, ob für den Fall einer notwendigen Folgeimplantation noch genügend venöse Ressourcen im Organismus vorhanden sind. Haben hingegen Tumorpatienten ein seelisches Problem und verstehen den Port fortwährend als Erinnerung an ihr Krebsleiden, ist mit diesen sehr behutsam umzugehen und eine Explantation nach onkologischen Erfahrungen und gewissenhafter Kontrolle des Venenstatus vorzunehmen.

Eine von Erfolg gekrönte postoperative Betreuung beginnt normalerweise, wenn der Frischoperierte den Operationsbereich verlässt und der Operationsbericht übergeben wird.

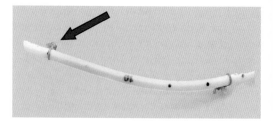

◻ Abb. 12.1 Katheter mit umschriebener Einengung der zu straff angezogenen und geknoteten Ligatur. Turbulenzen und schließlich thrombusbedingte Okklusionen im Lumen

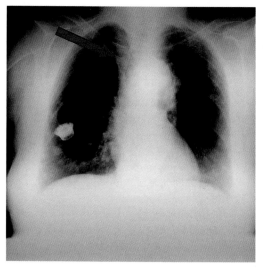

◻ Abb. 12.2 Torsion des Portkörpers bei unterlassener Fixierung mit mindestens 2 Nähten im Portlager

» Grundlage eines komplikationslosen Verlaufs nach einem operativen Eingriff ist eine perfekte operative Technik. (Schwenk 2008)

Bei der Versorgung mit einem Port müssen Gewebe-und Materialgefühl eine offensichtliche Einheit bilden. Gelingt es dem Operateur nicht, diese Qualitäten zusammenzuführen, wird er – ohne es zunächst selbst zu bemerken – bereits intraoperativ Voraussetzungen für spätere Störungen schaffen, die einer postoperativen Betreuung entscheidend abträglich sind. Alle geplanten onkologischen Behandlungsmaßnahmen müssen dann vorübergehend eingestellt werden. Schlimmstenfalls muss der Port entfernt und an anderer Stelle ein neues System implantiert werden (◻ Abb. 12.1, ◻ Abb. 12.2).

Der Korpus wandert im Laufe von Monaten mit der Schwerkraft nach kaudal, wodurch der Ka-

theter immer weiter im Venenstamm zurückgezogen wird, mit der Spitze in Richtung der Einführungsstelle in die Venenwand näher kommt und schließlich herausluxiert. Weil dieser Vorgang unbemerkt abläuft, ist ein Paravasat im Thorax unvermeidlich (◻ Abb. 12.3, ◻ Abb. 12.4).

Die Versorgung mit einem Portsystem kann entweder getrennt von anderen operative Maßnahmen – dann meist ambulant oder tagesklinisch und in Lokalanästhesie erfolgen – oder synchron in einer Sitzung mit der onkochirurgischen Intervention im Sinne einer sog. kurativen Resektion. Das operative Prozedere und das Betreuen in den ersten 10 Tagen nach der Implantation weisen in beiden Abläufen keine Unterschiede hinsichtlich des Implantats auf. Allenfalls kann der Zugang un-

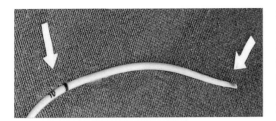

Abb. 12.3 Nachweis eines langfristig an der Enge zwischen zentralem Teil der Klavikula-Unterfläche und der Vorderfläche der 1. Rippe komprimierten Katheterabschnittes mit Tendenz zum Pinch-off-Syndrom. Ohne das empfohlene Vorspritzen mit physiologischer Kochsalzlösung wäre ein Paravasat am Sternoklavikulargelenk aus dem verwendeten Chemotherapeutikum entstanden

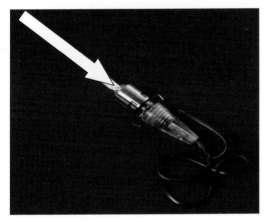

Abb. 12.4 Der Portkörper in Form eines Projektils liegt so unter der Haut, dass eine Punktion nur tangential möglich ist. Die zuständigen Mitarbeiter waren über diese neuen Umstände nicht informiert und haben über 2 h aus allen nur möglichen Richtungen versucht, die Membran zu finden und den Port zu punktieren. Es gelang ihnen nicht, aber die Membran hatte anschließend erhebliche Defekte und war somit undicht geworden. Ein angespitztes Streichholz konnte leicht in die Portkammer eingeführt werden.

mittelbar nach dem Wundverschluss und zum Durchführen perioperativer Maßnahmen genutzt werden.

Hat z. B. zeitgleich eine Kolonresektion stattgefunden, befindet sich der Tumorpatient ohnehin in stationärer und zeitweise intensivmedizinischer Betreuung, weil Regulationsstörungen oder Dekompensation erwartet werden können. Gravierende Komplikationen im Zusammenhang mit der Portimplantation im Thoraxbereich würden erkannt und mitbetreut. Regelhaft hat eine Port-

implantation keinen Einfluss auf Homöostase oder Autonomie des Kranken. Durch einen Mantelpneumothorax kann aber der Toleranzbereich schon tangiert werden, was zumindest bei einem ambulant durchgeführten Eingriff einer stationären Einweisung sowie klinischer und radiologischer Verlaufskontrollen bedarf. Ist sogar ein Spannungs-, Chylo- oder Hämatothorax aufgetreten, kann es zu Regulationsstörungen oder zu einer Dekompensation kommen, was unverzüglich den Bedarf an kontinuierlichen intensivmedizinischen Maßnahmen postuliert. Darin besteht eine hohe Verantwortung beim Operateur in der Ambulanz hinsichtlich des Beherrschens vitalgefährdender Zustände gemeinsam mit seinem Team. Das gute Kooperieren mit benachbarten Einrichtungen wegen des Gewährens kollegialer Hilfe mit stationärer Aufnahme des Problempatienten versteht sich von selbst.

Während dem aufmerksamen Operateur die intraoperativen Komplikationen nicht entgehen sollten, werden die Früh- oder Spätkomplikationen bis zu 4 und nach 4 Wochen (Haeder et al. 2013) bei der überwiegenden Zahl vom Patienten selbst oder von den nichtärztlichen Mitarbeitern registriert und hier auch dokumentiert, um dann ärztlichen Einsatz anzufordern. Unabhängig von ihrem zeitlichen Auftreten und ihrer Häufigkeit zeigt die klinische Praxis eine Unterscheidung in solche Störfälle, die aus ihrer Symptomatik heraus so eindrucksvoll und unverwechselbar sind, dass sie zweifelsfrei erkannt werden:

- Infektion im Kammer- und Katheterbereich
- Sepsis
- Thrombosen im katheterführenden Venenabschnitt
- Katheterokklusionen
- Abakterielle Entzündungen im Portlager durch Paravasate nach Fehlpunktionen oder Katheterleckagen anderer Genese (Abb. 12.5)
- Nachblutungen und Hämatome

Bei anderen weniger auffälligen oder bekannten Komplikationen wie Abstoßungsreaktionen durch Materialunverträglichkeit, Katheterspitzendislokation, Diskonnektion oder Rupturen des Katheters mit Migration des zentralen Fragments, Katheterperforation (Pinch-off-Syndrom), ein Pneumothorax, eine Luftembolie, ein Vena-cava-superior-

12

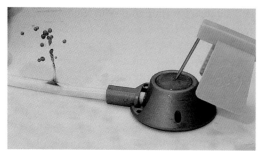

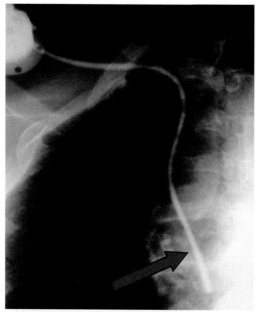

Abb. 12.5 Explantierter Port mit Katheterleckage nahe am Konnektionsstück durch den Gebrauch einer 2-mm-Spritze beim Spülversuch, Perforation und folgendem Paravasat. Dokumentation der enormen austretenden Flüssigkeitsmenge in einer kurzen Zeiteinheit durch Auffüllen mit roter Tinte

Syndrom (Hueber et al. 2006), ein Hämo- oder Chylothorax (Schild et al. 2013) oder sich sukzessive einstellende Minderungen im ante- und retrograden Fluss, die sich aus einer Fibrinummantelung der Katheterspitze ergeben (Mehall et al. 2002), ist es wichtig, auch bei einer dezenten oder untypischen Symptomatik, stets an solche Möglichkeiten zu denken und eine Klärung herbeizuführen.

Bereits ab Beginn der Nutzung des Portsystems bildet sich an dem spitzennahen Katheterende eine zirkulär wachsende Fibrinschicht (**Abb. 12.6**). Die Flüssigkeitspassage zwischen der Öffnung am zentralen Katheterende und dem venösen Gefäßlumen wird zunehmend behindert. Zunächst gelingt keine Blutaspiration mehr, weil durch den ausgelösten Sog ein kompletter Stopp durch einen Ventilmechanismus entsteht. In der Folgezeit wird auch das Infundieren mühsamer, weil die sich entlang des Katheters portwärts ausweitende Fibrinscheide länger und enger wird. Der antegrade Fluss wird immer spärlicher und ist vor dem völligen Versiegen nur noch unter Aufwenden von Druck zu erzeugen. Hilfreich ist in dieser Phase zur Abklärung eine Kontrastmitteldarstellung über den Port. Geht der Behandlungszyklus dem Ende entgegen, kann hier Abhilfe geschaffen werden. In Lokalanästhesie werden Port und Katheter entkoppelt, und die Passage an der Katheterspitze wird freigemacht, indem ein steriler Führungsdraht durch den Katheter bis in das Kavalumen vorgeführt wird. Voraussetzung für dieses Vorgehen ist Keimfreiheit im System. Für den notwendig kurzen Behandlungs-

Abb. 12.6 Fibrinumscheidung (»fibrin sheath«)

zeitraum ist so die Passage frei. Ansonsten ist ein Portwechsel erforderlich, dessen Katheter muss allerdings 4–5 cm länger sein als sein Vorgänger. Damit vermeidet man, dass die Spitze dieses Katheters sich im Fibrinkonglomerat verfängt, wodurch ante- und retrograder Fluss erneut behindert sind.

> **Praxistipp**
>
> Bei einigen dieser Störfällen ist eine sofortige Explantation des Systems nicht zu vermeiden, insbesondere, wenn Paravasate drohen: Katheterleckage, Katheterbruch, Pinch-off-Syndrom, Sepsis und in den meisten Fällen einer Portkammer- oder Katheterinfektion bzw. einer nicht zu behebenden Kammer- oder Katheterokklusion.

Treten solche Komplikationen inmitten einer Behandlungsserie mit Chemotherapeutika auf und besteht prognostisch weiterer Betreuungsbedarf, ist zu entscheiden, ob nach der dringlichen Explantation eine Neuimplantation erforderlich ist. Diese kann – außer bei einer Infektion am alten System – auch simultan mit der Explantation erfolgen. Ist ein Nachweis von Bakterien bestätigt, wird erst nach

Antibiose und späterer Keimfreiheit in der Blutkultur über den frühestmöglichen Implantationszeitpunkt entschieden. Ansonsten gefährdet man das neue Portkathetersystem wegen einer möglichen hämatogenen Keimbesiedelung. Ist dann das Zweitimplantat in corpore, gelten in der postoperativen Betreuung die gleichen Leitlinien wie zuvor.

Oft steht man als derjenige, der bei einem akuten Störfall gerade präsent ist oder dazu gerufen wird, unter Zeitdruck, und apparative Diagnostik in einer Notfallabteilung ist erforderlich. Gerade auf solche Situationen muss das Team vorbereitet sein, um rasch, kompetent und harmonisch reagieren, die Komplikation zu beherrschen und Leben retten zu können. Diese möglichen auf das Portsystem bezogenen Fehlentwicklungen sind mitunter lebensbedrohlich, aber erfahrungsmäßig beherrschbar.

Periodisch durchzuführende Schulungen durch Notfallmediziner und Operateure sind unumgänglich, weil hier Spezialkenntnisse erforderlich und zu vermitteln sind und Wiederholungsrituale zum lückenlosen Beherrschen dieser Prozesse führen. Das Bildungsbedürfnis bei den Mitarbeitern in Kliniken, Praxen und Sozialstationen ist vorhanden. Während bei einer Befragung der Mitarbeiter im Klinikbereich 87,90 % zugaben, noch keine Weiterbildungsveranstaltung zum Thema »Port« besucht zu haben, wünschten sich 96,77 % eine solche Aktivität der Einrichtung mit dem Inhalt »Portpflege und Beratung« (Becker et al. 2008).

Es ist ein Dogma:

» Die Krebskrankenpflege ist ein unverzichtbarer Teil der Tumortherapie. Sie trägt dazu bei, dass Patient und Familie ihre Energien nutzen und aufrechterhalten, um die Probleme von Diagnose und Behandlung von Krebs zu bewältigen. (Bodenmüller-Kroll 2006)

Das Arbeiten nach Leitlinien hat sich inzwischen durchgesetzt. Dabei sind aber zwei Postulate zu erfüllen: »Die Akzeptanz von Leitlinien im klinischen Alltag hängt von der Verständlichkeit der Empfehlungen ab.« (Nast et al. 2013). Die Leitlinien müssen schriftlich vorliegen und dürfen nicht im Widerspruch zu den Begleitpapieren der Porthersteller stehen. Noch aus der Frühzeit der Onkologie stammt die Heparinbefüllung des Ports, als hämatologische maligne Krankheitsbilder im Mittel-

punkt der Bemühungen standen und Blutgerinnsel und Okklusionen im System befürchtet wurden, weil Gerinnungsstörungen zu erwarten waren. Das Spülen und Blocken mit heparinisierter physiologischer Kochsalzlösung vor und nach Benutzung bzw. in regelmäßigen Abständen zwischendurch wurde vorgegeben. Zweifel hierzu mussten aufkommen, da die Heparinkonzentrationen in der Spülflüssigkeit und die Abstände zwischen diesen »Pflegeritualen« über 6–8 oder 10–12 Wochen reichten. Evidente Daten gibt es für diese Vorgaben bis dato nicht. An tausendfachen Verlaufsbeobachtungen bei Krebskranken konnte in praxi nachgewiesen werden, das Nichtbeachten solcher Empfehlungen hat keine Nachteile gebracht. In der Diskussion sind hingegen

» …medikamentenassoziierte Nebenwirkungen (Blutung, heparininduzierte Thrombozytopenie) bei Überdosierungen und auch die unklare rechtliche Situation hinsichtlich der intravenösen Applikation von Arzneimitteln durch ambulante Pflegedienste. (Haeder et al. 2013)

❶ Jede unnötige Punktion gefährdet das Portsystem durch mögliche Fehlpunktionen und Infektionen.

Nachdem über Jahre die Argumentation gegen solches Tun darin bestand, es gäbe keine Daten oder Studien, die für eine Berechtigung solcher Maßnahmen sprächen, gibt es aktuell aus Belgien eine umfangreiche Studie über den Vergleich von heparinisierter Kochsalzlösung und reiner Kochsalzlösung im Portkathetersystem. Bei den untersuchten Kriterien: Zentrale Venenthrombose, Injektions-/ Aspirationsprobleme und katheterassoziierte Infektionen bot die Gruppe mit alleiniger Kochsalzbefüllung des Systems bessere Ergebnisse (Goossens et al. 2013).

Während in der Phase intensiver onkologischer und strahlentherapeutischer Maßnahmen die Patienten-Arzt-Kontakte durch die von den Herstellern der Zytostatika empfohlenen Behandlungstermine bzw. Terminvorgaben der Fachgesellschaften bestimmt werden, gibt es für die sog. behandlungsfreien Intervalle keine zentralen Regeln. Die betreuenden Ärzte oder Einrichtungen stehen dem Kranken, sofern er Probleme hat, wie vorher zugesagt, jederzeit zur Verfügung. Für die Zeit ohne verbindliche Behandlungsmaßnahmen hat es sich als vorteilhaft erwiesen, dass man einmal im Quartal mit dem Patienten Kontakt aufnimmt. So wird auch dem Versicherungsträger vermittelt, sein vorher mit viel Aufwand behandelter Klient befindet sich in einer terminlich geordneten Folge menschlich und fachlich bestimmter Kontakte zum betreuenden Arzt. Mögliche, noch nicht eindeutige Zeichen für eine Aktivierung der Grundkrankheit können andernfalls zu spät erkannt werden sowie bei verzögerter Wiederaufnahme der Behandlung den primären Erfolg gefährden und hohe Kosten verursachen.

Bei den vierteljährlichen Untersuchungen erfolgt neben dem Erheben einer Anamnese und der klinischen Untersuchung die Beurteilung des Implantats. Ergibt sich aus den Schilderungen des Kranken und dem klinischen Bild der Verdacht auf mögliche Schäden oder Veränderungen am Port, wird dieser punktiert, das Punktat wird bakteriologisch untersucht, und über die noch liegende Nadel erfolgt eine Kontrastmitteldarstellung des Systems. Neben einer noch symptomarmen Infektion desselben lassen sich Fibrinumscheidungen oder Dislokationen der Katheterspitze bzw. Leckagen bei einem Pinch-off-Syndrom in einer Phase nachweisen, in der sie klinisch kaum zu erkennen sind. Paravasate, eine Sepsis, Passagehindernisse oder andere Überraschungen bei einem unvorbereiteten, aus dem Verlauf heraus notwendigen Gebrauch des Systems können somit vermieden werden.

> **Praxistipp**
>
> Ergeben sich beim vierteljährlichen Patienten-Arzt-Kontakt Hinweise auf Probleme jeglicher Art am Port, wird punktiert, die Spülflüssigkeit wird bakteriologisch untersucht, und es erfolgt eine konventionelle radiologische Kontrastmitteldarstellung des Implantats. Dabei erreicht man Klarheit über klinisch noch nicht manifeste Störfaktoren.

Wegen der bemerkenswerten Fluktuation in den ambulanten Pflegediensten sind im Interesse der Portträger die entscheidenden Grundregeln stets zu wiederholen und mit schriftlich vorliegenden Pflegeanleitungen sowie einem Manual der Einrichtung zu allen Fragen der onkologischen Pflege zu verfestigen. Ergänzt werden diese durch Protokolle über alle Abläufe und Reanimationstraining, Qualitätsmanagement, Hygieneplan (Hände-, Haut- und Raumdesinfektion), Auswertungen von Begehungsprotokollen und Zertifikate des Mitarbeiters und der Einrichtung (Bundesgesundheitsblatt 2002).

> **Grundregeln aus der Praxis**
>
> ▬ Eine sog. Portpflege gibt es nicht. Ein Portsystem, das sich symptomfrei in corpore befindet, bedarf keiner Pflege oder Punktion.
>
> ▬ Empfehlungen für Spülrituale mit heparinisierter Kochsalzlösung konnten bisher mit evidenzbasierten Daten nicht bestätigt oder untermauert werden. Solche Abläufe sind also zu unterlassen.
>
> ▬ Der Portträger verhält sich nach den hygienischen Standards aller anderen Bürger. Er kann baden, duschen, saunieren, Hallen- oder Freibäder besuchen, und es bedarf am Implantationsort keiner besonderen Körperpflege.
>
> ▬ Vor jedem persönlichen Kontakt mit einem solchen immungeschwächten Patienten unterziehen sich Mitarbeiter und u. U. anwesende Ärzte einer gründlichen Reinigung der Hände.
>
> ▬ Vor dem Punktieren des Portsystems erfolgen die großzügige Hautdesinfektion der porttragenden Körperregion nach dem Prinzip »Sprühen und Wischen«.
>
> ▬ Bei guter Organisation aller Abläufe in Vorbereitung auf die Portnutzung gelingt es, ohne Zeitdruck die vom Hersteller angegebene Einwirkungszeit des Desinfektionsmittels einzuhalten.
>
> ▬ Hygienische Händedesinfektion und Anziehen steriler Handschuhe
>
> ▬ Verwenden ausschließlich steriler Verbrauchsmaterialien
>
> ▬ Alleiniger Gebrauch sog. Huber- oder Portnadeln, wobei die im Portpass vorsorglich mitgeteilte Nadellänge durch Gewichtszu- oder -abnahme beim Kranken nicht

mehr richtig sein muss. Die Frage nach merklichen Gewichtsveränderungen ist hilfreich.

- Verwenden von Nadeln mit Sicherheitsvorrichtungen gegen Selbstverletzung
- Ein Spüleffekt wird in der Portkammer erreicht, wenn die Kanülenöffnung in den Rücken des Hohlraumes kontralateral vom Konnektionsstück weist und die Nadel in dieser Position fixiert wird.
- Verwenden von Spritzen mit 10 oder 20 ml Fassungsvermögen, um durch Überdruck, der mit kleineren Spritzenkalibern erreicht werden kann, Katheterperforationen zu vermeiden
- Konsequentes Beaufsichtigen des Kranken und der Infusionsanlage während der Behandlung, um Schüttelfrost oder Unwohlsein als Zeichen einer Sepsis sofort zu erkennen, ebenso Stagnieren der Infusion
- Spülungen mit physiologischer NaCl-Lösung vor und nach erfolgter Behandlung
- Bei Okklusion Einstellen aller Aktivitäten und sofortiges Hinzuziehen des Arztes

Auf selbstorganisierten Tagungen der Fachkräfte wird an der eigenen Qualifizierung gearbeitet, und daneben werden Konzepte für ein sinnvolles Einbinden von Patienten entwickelt:

» Je nach Therapiezentrum wird die Verantwortung für die Pflege und Nutzung des Kathetersystems ganz oder teilweise den Patientinnen/en übergeben. Die Pflegefachpersonen sind für den Edukationsprozess verantwortlich. Individuelle Schulungen und Beratung. Genügend Zeit zur Verfügung haben für die Patientenedukation (Widmer et al. 2012).

Mehr als 30 Jahre Erfahrungen im Umgang mit Portkathetersystemen haben gezeigt, dass deren Wert als »pipeline for survival« für den Krebskranken sehr entscheidend ist. Prävention und Beherrschen von Komplikationen während der postoperativen Betreuung basieren demnach auf einem evidenzbasierten Management, das alle beteiligten Personen und Berufsgruppen abgestimmt ein-

schließt: Patienten, Onkologen, Pflegekräfte und Implanteure.

Komplexe Betreuungsmaßnahmen
- Einbinden des Patienten in den Behandlungs- und Genesungsprozess unter Wahren von Mitverantwortung und Selbstbestimmung
- Dem Kranken darf eine Portimplantation nicht verwehrt werden, auch wenn er zum Zeitpunkt der Indikationsstellung in einer schlechten Verfassung sein sollte
- Sensibilisierung durch offene und ehrliche Argumentation in Laiensprache
- Wecken von Interesse durch Vermitteln von Vor- und Nachteilen des Implantats
- Informationsinhalte dienen der Orientierung, Sicherheit und Alltagsbewältigung
- Patientenprofilierung durch Erfahrungsaustausch untereinander oder sogar in einer Gruppe
- Ausstatten mit Patienteninformationsbroschüren
- Einbeziehen in die Familie, in Vereine, in ehrenamtliche Tätigkeit, Kochkurse, Tanzschule
- Teilnahme an Reha-Maßnahmen, Verhältnis zu einem möglichen Arbeitsplatz etc.
- Psychoonkologische Betreuung mit Konfrontation der Malignomdiagnose sowie Neuorientierung im Leben
- Befassen mit dem Sterben und Orientierung auf ein oft schon beherrschbares Leiden und Ableben an einem Altersleiden
- Implanteur bzw. Implanteursteam einer Einrichtung und deren Rolle im weiteren Verlauf
- Aufklärungsgespräch sowie weitere Patienten-Arzt-Kontakte helfen, Vertrauen aufzubauen und die Kompetenz des Arztes zu bestätigen. Die Präsenz der Pflegekräfte bringt Vorteil für die postoperative Betreuung
- Gekonnte und ungekünstelte Selbstdarstellung als Ansprechpartner mit permanenter Erreichbarkeit und Präsenz in Bezug auf alle krankheitsbezogenen Sorgen, Fragen zum

Port und Problemen mit demselben (Erreichbarkeit über Mobilfunk oder Hotline-Nummer der Einrichtung)
- Einbinden in die situationsgerechte Auswahl von Port und Katheter
- Garantie für postoperative Schmerzfreiheit, z. B. durch Tumeszenzanästhesie
- Bestimmen der Narkoseform
- Festlegen des Implantationsortes
- Aufbau einer zwischenmenschlichen Beziehung auf karitativer und kameradschaftlicher Basis
- Fachkräfte agieren auf einem hohen Niveau pflegerischer Standards bei der Portnutzung und übernehmen im weiteren Verlauf mindestens 80 % der Behandlungsmaßnahmen
- Bestätigung, zu dem Personenkreis zu gehören, auf den das Delegieren ärztlicher Leistungen in der Onkologie bei der Portpunktion, der Medikamentengabe und der venösen Blutentnahme zutrifft, d. h. Zugehörigkeit zu einem Katheterpflegeteam
- Orientieren nach einem praktischen Hygieneleitfaden unter Einhalten hygienisch notwendiger und Meiden hygienisch überflüssiger Pflegemaßnahmen bei Krebspatienten

12

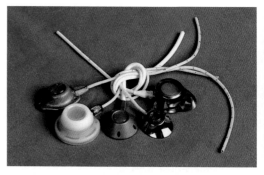

■ **Abb. 12.7** Explantierte Portkathetersysteme unterschiedlicher Größe, Höhe und Katheterstärke, deren Einsatz nach der individuellen Konstitution des Kranken und nach dem bevorzugten Bestimmungszweck festgelegt wird

Materielle Voraussetzungen Zu den materiellen Voraussetzungen erfolgreicher postoperativer Betreuung gehören die Versorgung mit einem geeigneten Portkathetersystem und das Nutzen der vorgeschriebenen Verbrauchsmaterialien. An den Tagen des Aufklärungsgesprächs und der Implantation wählt der Operateur unter Einbeziehung des Patienten aus einem sorgfältig zusammengestellten Sortiment dieser Medizinprodukte – ggf. auch von verschiedenen Herstellern – das geeignete Objekt aus, das u. a. dem aktuellen und zu erwartenden Ernährungszustand des Tumorkranken gerecht wird (■ Abb. 12.7). Er bedenkt dabei die Erwartungen, die eventuell wegen des Anteils der parenteralen Ernährung bzw. Gabe von Blut oder Blutderivaten an das Therapiekonzept gestellt werden. Damit wird die Entscheidung über Größe der Portkammer und die lichte Weite des Katheters getroffen. Berücksich-

tigt wird bei dieser Auswahl das Hagen-Poiseuille-Gesetz zur laminären Strömung visköser Flüssigkeiten durch eine Röhre. Das je Zeiteinheit durchfließende Volumen ist der Druckdifferenz zwischen den Rohrenden und der 4. Potenz des Rohrdurchmessers direkt und in der Viskosität wie der Rohrlänge umgekehrt proportional (Hofmann 2008).

Ein zu klein gewähltes Implantat wird beim Übergewichtigen durch Palpation nicht immer leicht zu finden sein, was die Punktion außerordentlich erschwert und Paravasate provoziert. Oft wird die Nadel für diese besonderen Umstände zu kurz gewählt, und beim unerfahrenen Betreuer fließen Chemotherapeutika in das Portlager mit den damit verbundenen Risiken.

Die Auswahl der verwendeten Systeme hat nicht nur Einfluss auf die verschiedenen dominierenden Einsatzmöglichkeiten, sondern auch auf die Art und Häufigkeit von Komplikationen (Vandoni et al. 2009). Dabei spielen insbesondere Infektionen, Katheterrupturen, Fehllagen, Obstruktionen und Diskonnektionen eine besondere Rolle.

> **Praxistipp**
>
> Wegen der begrenzten Ressourcen von Venenabschnitten, die für einen permanenten zentralvenösen Zugang geeignet sind, dürfen wegen Material- und Kostenfragen (Produkte mit zeitlich reduzierter Verwendbarkeit) keine zusätzlichen Risiken für den Krebskranken entstehen.

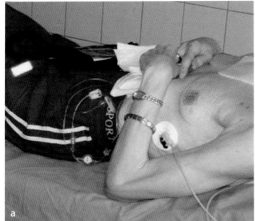

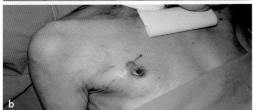

○ Abb. 12.8 a 54-jährige Patientin: Aktive Raucherin, Larynxkarzinom, Tracheostoma, Unterschenkelamputationen beidseits, Portimplantation rechts thorakal 2008. **b** Drucknekrose über dem primär zu groß gewähltem Portsystem bei krankheitsbedingtem Gewichtsverlust. Am 11.11.2009 Portim- und -explantation in einer Sitzung

○ Tab. 12.1 Kosten bei der Versorgung mit Portsystemen: Implantation, Erhaltung, Entfernung, Komplikationen. (Nach Sticca et al. 2012)	
Implantation, Erhaltung, Explantation (normaler Verlauf)	2.011 US$
Implantation	1.591 US$
Explantation	225 US$
Tascheninfektion (Antibiotika)	85 US$
Portbedingte Bakteriämie (Antibiotika)	1.145 US$
Portbedingte Bakteriämie (Antibiotika und Explantation	2.141 US$
Portbedingte Bakteriämie (Antibiotika und Explantation, stationär) bis	49.000 US$

Prominenz auffällt, ohne bei der Seitenwahl den Faktor »regelhaft Fahrer oder Beifahrer in einem Automobil zu sein« bedacht zu haben, sieht sich der Portträger mitunter veranlasst, beim Verkehrsamt die Befreiung von der Gurttragepflicht zu beantragen. Sein persönliches Risiko durch die Krebserkrankung wird damit noch durch die Gefahr, ohne Gurt zu fahren, bei der Teilnahme am Straßenverkehr gesteigert.

Jeder iatrogen verschuldete Portwechsel reduziert die Chancen des Patienten. Wird ein Portsystem zu groß gewählt oder kalkuliert man den krankheitsbedingten möglichen Gewichtsverlust im Verlauf nicht ein, wird der Druck aus dem spärlichen Subkutanbereich letztlich so groß werden, dass über der Membran Drucknekrosen entstehen und der Port nicht mehr zu nutzen ist (○ Abb. 12.8).

Neben den Konsequenzen, die sich aus der iatrogen bedingten nicht korrekten Wahl des Portsystems ergeben, dass der Patient zusätzlich leiden muss und eventuell vital gefährdet wird, bedingt eine solche Entscheidung auch materielle Folgen. Eine Kostenberechnung für einen ungestörten Verlauf nach Portimplantation und andererseits infektionsbedingte Zusatzmaßnahmen ist in ○ Tab. 12.1 dargestellt.

Das Leben des Portträgers wird aber auch anderweitig beeinflusst. Wird ein hoher Portkörper gewählt, der später klinisch durch eine deutliche

Literatur

Becker M et al. (2008) Venöse Port-Katheter-Systeme, Qualität sichern, Kompetenz erweitern, Ressourcen nutzen. Akademie der Gesundheit Berlin/Brandenburg e.V. Campus Berlin (19.02.2008)

Bodenmüller-Kroll R (2006) Aufgaben der Pflegekräfte. In: Schmoll HJ, Höffken K, Possinger K (Hrsg) Kompendium Internistische Onkologie. Springer, Heidelberg, S 2415–2423

Bundesgesundheitsblatt (2002) Prävention Gefäßkatheterassozierter Infektionen. Bundesgesundheitsbl Gesundheitsforsch – Gesundheitsschutz 45: 907–924

Goossens GA et al. (2013) Comparing normal saline versus diluted heparin to lock non – valved totally implantable venous access devices in cancer patients: a randomized, non inferiority, open trial. Ann Oncol 00: 1–8

Haeder L et al. (2013) Indikation, Technik und Komplikationen der Portimplantation. Chirurg 84: 572–579

Hofmann HAF (2008) Die Portimplantation. Erfahrungen und Ergebnisse. Chir Praxis 200869: 695–708

Hueber AJ et al. (2006) Vena-cava-superior-Syndrom: Katheterassoziation als seltene Ursache. Dtsch Med Wochenschr 131: 2774–2776

Mehall F et al. (2002) Fibrin sheath enhances central venous catheter infection. Critical Care Med 30: 908–912

Nast A et al. (2013) Wahrnehmung der Verbindlichkeit von Richtlinienempfehlungen. Dtsch Arztebl Int 110: 663–668

Schild HH et al. (2013) Therapieoptionen bei Chylothorax. Dtsch. Arztebl Int 110: 819–826

Schwenk W (2008) Optimierung des postoperativen Verlaufs. Allgemein- und Viszeralchirurgie 5: 329–352

Sellschopp A (2006) Psychoonkologische Betreuung. In Schmoll HJ, Höffken K, Possinger K (Hrsg) Kompendium Internistische Onkologie. Springer, Heidelberg, S 2415–2423

Sticca RP et al. (2012) Cost issues. In: Di Carlo I, Biffi R (eds) Totally implantable venous access devices. Springer, Italia, S 257–263

Vandoni RE et al. (2009) Randomised comparison of complications from three different permanent central venous access systems. Swiss Med Wkly 139: 313–316

Vetter C (2015) Ziel ist die therapiefreie Remission. Dtsch Arztebl 112: C23–C24

Widmer C et al. (2012) Seminar Nr. 3 – Portsysteme – vom Vorschlag einer Implantation bis zum Umgang im Alltag – Informationen vorausschauend zu Verfügung stellen. 14. Schweizer Onkologiepflege Kongress, 29.03.2012 Bern. E-Mail: christine.widmer@kssg.ch

12

Sektion III
Anwendung zentral-
venöser Zugänge
in der systemischen
intravenösen Chemo-
therapie und der
parenteralen Ernährung

Portanwendung in der Chemotherapie und für sonstige Medikationen

M. Schweigert

R. Hennes, H.A.F. Hofmann (Hrsg.), *Ports*,
DOI 10.1007/978-3-662-43641-7_13, © Springer-Verlag Berlin Heidelberg 2016

Implantierbare venöse Portsysteme gehören seit mehr als 25 Jahren zum unentbehrlichen Werkzeug der Hämatologie und internistischen Onkologie. Sie sind aus dem Alltag der medikamentösen Tumortherapie und der onkologischen Supportivtherapie im stationären Bereich und noch viel mehr im ambulanten Umfeld nicht mehr wegzudenken und werden zunehmend häufiger genutzt.

13.1 Einsatzgebiete von Portsystemen

Welche Faktoren bedingen nun den immer breiteren Einsatz von Portsystemen in der Onkologie?

An erster Stelle stehen sicher die deutlichen Vorteile für unsere Patienten:

- Vor allem die im Zusammenhang mit einer Chemotherapie häufig notwendigen Venenpunktionen werden vermieden und durch die schmerzarme und unkomplizierte Portpunktion ersetzt.
- Die Patienten haben durch den Port nur eine geringe kosmetische Beeinträchtigung.
- Im Alltag bringt ein Port sehr wenige Einschränkungen, die Lebensqualität wird für die Mehrzahl der Patienten nur unwesentlich tangiert, eher häufig wesentlich verbessert.
- Im Gegensatz zu den passager nutzbaren zentralvenösen Zugängen einschließlich der getunnelten Systeme (Broviac-Katheter, Hickman-Katheter) sind venöse Portkatheter sehr lange, oft über Jahre nutzbar und sie haben insgesamt eine sehr geringe Komplikationsrate.

Diese Vorteile bedingen die hohe Akzeptanz von Portsystemen bei unseren Patienten. Auch für die Nutzer (Schwestern, Pfleger, Ärzte) bedeutet ein Port in vielen Fällen eine Erleichterung der Betreuung.

Der breitere Einsatz von Portsystemen ist auch in der Notwendigkeit begründet, dass eine größere Zahl von Patienten mit onkologischen Erkrankungen über längere Zeiträume zu versorgen sind. Aufgrund der demografischen Entwicklung, des generellen medizinischen Fortschritts und bestimmter epidemiologischer Entwicklungen sind heute mehr Menschen als früher von hämatoonkologischen Er-

krankungen betroffen. Dazu kommt eine Reihe von Faktoren, die mit der Entwicklung der onkologischen Behandlungsmöglichkeiten zu tun haben. Die Prognose vieler Tumorerkrankungen hat sich dank moderner und oft sehr komplexer Therapieverfahren in den letzten Jahren teils deutlich gebessert. Patienten können vor allem in der palliativen Situation über wesentlich längere Zeiträume betreut werden. »Krebs« ist dank dieser Fortschritte zwar noch nicht generell aber doch immer mehr zu einer »chronischen Erkrankung« geworden.

Dies wurde u. a. durch Infusionstherapien, die über längere Zeiträume laufen, und oft wiederholte Behandlungsphasen möglich. Portsysteme ermöglichen bzw. erleichtern den Patienten sowie Ärzten und Pflegenden wesentlich die Applikation dieser immer komplexeren Infusionsprotokolle.

Zahlreiche Therapieverfahren wurden durch venöse Portsysteme überhaupt erst durchführbar. Dies trifft immer dann zu, wenn die Applikation über eine periphere Vene oder ein passageren zentralvenösen Katheter nicht praktikabel ist. Auch die Möglichkeit und die Notwendigkeit kurz- oder langfristig notwendiger Supportivtherapien, wie z. B. regelmäßige Transfusionen bei Patienten mit chronischen hämatologischen Leiden wie dem myelodysplastischen Syndrom, erfordern häufig den Einsatz venöser Portsysteme. Die regelmäßige und oft über lange Zeiträume notwendige intravenöse Infusion von Immunglobulinlösungen (IVIG) bei Patienten mit sekundärem Antikörpermangelsyndrom, bei hämatologischen Grunderkrankungen wie der chronischen lymphatischen Leukämie (CLL) oder dem multiplen Myelom, seltener bei bestimmten neurologischen Erkrankungen (z. B. chronische inflammatorische demyelinisierende Polyneuropathie, CIDP) erfolgen aufgrund der langfristig notwendigen Wiederholung ebenfalls meistens über ein venöses Portsystem.

Faktoren, die die Benutzung eines periphervenösen Zugangs für die Infusionsbehandlung ausschließen, sind seitens des Patienten vor allem eingeschränkte Venenverhältnisse. Diese kommen vor allem bei schwerkranken multimorbiden Patienten häufig vor, z. B. nach umfangreicher Vorbehandlung mit Infusionen und Injektionen, nach Thrombosen, nach Infektionen, bei Obliteration der Gefäße nach Entzündung oder bei Tumorkachexie.

▣ **Tab. 13.1** Beispiele für Langzeitinfusionen von Chemotherapeutika, die nur mittels Portsystem applizierbar sind

Medikament	Infusionsdauer und Frequenz	Gesamtdauer der Behandlung	Tumorentität	Therapiesituation
5-Fluoruracil	24 h wöchentlich	Mehrere Monate	Kolorektalkarzinom	Palliativ
			Magenkarzinom	Palliativ
			Pankreaskarzinom	Palliativ
	48 h zweiwöchentlich	Mehrere Monate	Kolorektalkarzinom	Adjuvant und palliativ
	7 Tage kontinuierlich	12 Wochen	Rektumkarzinom	Adjuvant und palliativ
			Mammakarzinom	Palliativ
	4 Tage kontinuierlich	Zwei Zyklen alle 4 Wochen bis mehrere Monate	Kopf-Hals-Karzinome	Kurativ und palliativ
			Ösophaguskarzinome	Kurativ und palliativ
	5 Tage kontinuierlich	Zwei Zyklen alle 4 Wochen	Analkarzinom	Kurativ
Doxorubicin	3 Tage kontinuierlich	Mehrfach	Multiples Myelom	Palliativ (heute selten)
Cladribin	1–7 Tage	Ein- bis mehrfach	Haarzellleukämie (inzwischen häufig s.c. appliziert)	
Ifosfamid	24 h	Mehrfach	Diverse Karzinome	
Trabectedin	24 h	Mehrfach	Weichteilsarkom Ovarialkarzinom	Palliativ

Daneben gibt es individuelle anatomische Besonderheiten sowie Folgen von Operationen und Strahlenbehandlungen oder bei Lymphödemen am Arm.

Seitens der Therapie sind insbesondere die trotz der zunehmend oral applizierbaren modernen Therapeutika immer noch sehr häufig verwendeten Langzeit- bzw. Dauerinfusionen von Zytostatika nur mittels Port infundierbar. Klassisches Substanzbeispiel ist 5-Fluorouracil (5-FU). Die Verlängerung der Infusionszeit von 5-Fluorouracil, dem Rückgrat zahlreicher Therapieprotokolle insbesondere bei gastrointestinalen Tumoren, bringt entscheidende Verbesserungen der Wirksamkeit und Verminderung der Toxizität für die Patienten mit sich. Dies wird durch die Erschließung eines zusätzlichen Wirkmechanismus der Substanz, die Hemmung der Thymidilatsynthetase, eines Schlüsselenzyms der DNA-Synthese in bestimmten Tumorzellen, bei verlängerter Substanzexposition erreicht (Houghton et al. 1990). Eine Kurzinfusion, wie sie bei anderen Zytostatika oft üblich ist, hat im Fall von 5-FU nur eine geringe Wirksamkeit. Dagegen hat eine verlängerte Infusion über 24–48 h bei deutlich höherer verwendbarer Dosierung eine signifikant bessere Wirksamkeit und vergleichsweise sogar geringere Toxizität als z. B. die Bolusgabe (Ardalan et al. 1991). Die Applikation in mittlerer Dosierung über 4–7 Tage ist ebenfalls eine vorteilhafte Option bei einigen Erkrankungen (z. B. kurative Therapie beim Analkarzinom, potenziell kurative und palliative Therapie beim Ösophaguskarzinom und bei Kopf-Hals-Karzinomen).

Nicht zuletzt ist die niedrig dosierte Langzeitinfusion über bis zu 12 Wochen eine etablierte Behandlungsform sowohl in der adjuvanten kurativen Behandlung z. B. beim Rektumkarzinom als auch in der hoch palliativen Therapie verschiedener Tumorentitäten, wo wir sie beispielsweise bei gastrointestinalen Tumoren, Pankreas- und Gallenwegskarzinomen oder beim Mammakarzinom einsetzen können. Inzwischen seltener wird Doxorubicin als Langzeitinfusion eingesetzt. Früher spielte es als Teil des VAD(Vincristin-/Adriamycin-/Dexamethason)-Protokolls beim multiplen Myelom eine wichtige Rolle. Weitere Beispiele s. ◘ Tab. 13.1.

Alle diese Langzeitinfusionen können grundsätzlich nicht über einen peripher-venösen, sondern müssen immer über einen sicheren zentralvenösen Zugang verabreicht werden. Dazu werden vor allem im ambulanten Bereich in der Regel fast ausnahmslos Portkatheter genutzt. Nur dies und nicht die Infusion über einen passageren zentralvenösen Katheter ist wirklich praktikabel, da die Therapiezyklen in der Regel nicht einmalig sondern wiederholt über einen längeren Zeitraum appliziert werden müssen.

- Die Behandlungen sind dank der Portsysteme fast immer ambulant sowie oft wohnortnah durchführbar, was den Bedürfnissen der Patienten sehr entgegenkommt.
- Gefäßtoxische Substanzen und Medikamente, die Schmerzen bei der Infusion verursachen können z. B. Vinorelbin, sind besser mittels Port infundierbar.
- Im Sinne der verbesserten Sicherheit unserer Patienten ist die Verwendung von Ports bei jenen Substanzen sinnvoll, bei denen unter allen Umständen die Entstehung eines Paravasats vermieden werden muss, z. B. Anthrazykline, Anthrachinone oder Vinca-Alkaloide.
- Darüber hinaus ist die Verwendung eines Portsystems bei jeder hochfrequenten oder länger dauernden Infusionstherapie indiziert, d. h. bei fast allen konventionellen intravenösen Zytostikatherapien, vor allem bei komplexen Kombinationsprotokollen, einschließlich der häufig verwendeten monoklonalen Antikörper.
- Die Portimplantation sollte den Patienten aller Erfahrung nach eher frühzeitig als erst nach langwierigen Problemen mit der Punktion peripherer Venen empfohlen werden.
- Viele Patienten empfinden es als wesentliche Erleichterung und Verbesserung ihrer Lebensqualität, wenn sie die Infusionen über einen Port erhalten können.

Bericht einer Patientin unter palliativer Chemotherapie bei Mammakarzinom:
»Ich war erst sehr skeptisch, weil die Portanlage zwar nur eine kleine, aber eben doch eine Operation ist. Ich hatte auch Sorge, dass der Port mich stören würde. Die Schwestern hatten mir schon lange zu einem Port geraten. Nachdem ich mich wegen meiner schwierigen Venen schließlich doch dafür entschieden hatte, bin ich jetzt sehr zufrieden, weil das mühsame »Flexülenlegen« entfällt und ich den Port außer bei der Infusion kaum bemerke. Inzwischen habe ich anderen Patienten auch Mut gemacht, sich einen Port legen zu lassen.«

Ein weiteres Einsatzgebiet von Ports in der Onkologie ist die ambulante vollständige oder ergänzende parenterale Ernährung in bestimmten Erkrankungsphasen. Auch hier ist der Port der mit Abstand am häufigsten verwendete venöse Zugang. Dies trifft vor allem bei der häuslichen parenteralen Ernährung zu.

Insbesondere in hoch-palliativen Behandlungsphasen ist die parenterale Schmerztherapie mittels einer PCA-Pumpe (»patient controlled analgesia«) bei Patienten mit anderes nicht beherrschbaren Schmerzzuständen über einen Port eine sinnvolle Option. Zwar können viele der dabei verwendeten Analgetika prinzipiell auch in Ausnahmefällen subkutan infundiert werden, die sichere – vor allem bei längerer zu erwartender Behandlungszeit – für den Patienten angenehmere Form ist jedoch die Infusion über ein venöses Portsystem.

Nicht zuletzt sollen die folgenden zwar selteneren, im Einzelfall aber sehr nützlichen Einsatzformen von Portsystemen genannt werden:

- Arterielle Ports zur regionalen Chemotherapie z. B. von Lebermetastasen
- Intrathekale Ports für bestimmte Formen der Schmerztherapie
- Ports für häufige Aszitespunktionen
- »Doppelports« u. a. bei inkompatiblen Infusionen oder bei der vor allem in Frankreich verwendeten bei chronobiologisch modulierten Infusion von 2 Zytostatika

13.2 Prophylaxe und Therapie von Komplikationen

Die steigende Zahl von Portimplantationen und Portnutzungen bringt trotz der an sich äußerst niedrigen Komplikationsrate ein häufigeres Vorkommen von Portkomplikationen mit sich.

Darüber hinaus sind hämatoonkologische Patienten per se eine Hochrisikogruppe für Komplikationen, da sie sich häufig wegen ihrer Grunderkrankung und aufgrund der Belastungen durch die Therapie in reduziertem Allgemeinzustand befinden.

Vor allem die Immunsuppression, krankheits- oder therapieassoziierte Thrombozytopenien und Störungen der plasmatischen Gerinnung, Thromboseneigung, ein veränderter Flüssigkeitshaushalt, bereits durchgeführte gefäßtoxische Therapien, Hautveränderungen sowie Tumormanifestationen oder Veränderungen nach Bestrahlung im Portoperationsgebiet sind Faktoren, die das erhöhte Komplikationspotenzial hämatoonkologischer Patienten bedingen.

Trotzdem zeigt der jahrelange und breite Einsatz von Portsystemen, dass diese bei Beachtung aller Regeln insgesamt auch bei Langzeitanwendung und schwieriger Erkrankungssituation sehr komplikationsarm nutzbar sind.

Schulung Die steigende Zahl der Benutzer bedingt auch höhere Anforderungen an das medizinische Personal. Erforderlich ist die Erarbeitung und permanente Durchsetzung von Regeln und Standardprozeduren – Stichwort »Qualitätssicherung«, überall dort, wo Ports benutzt werden. Voraussetzung dafür ist die Verbreitung des Wissens über die korrekte Benutzung, vor allem wegen der möglichen teils gravierenden Folgen für die Patienten, wenn Komplikationen auftreten.

Ausführliche und wiederholte Schulung aller Anwender auch externer Nutzer:
Als »Achillesferse« im Zusammenhang mit der Vorbeugung von Portinfektionen im «onkologischen Alltag« hatte sich die häusliche Benutzung über längere Zeiträume bei der parenteralen Ernährung gezeigt. Wir haben daher seit Jahren mit Erfolg neben einer Kooperation bei der Fortbildung aller Mitarbeiter der kooperierenden Häuslichen Krankenpflegen die

Möglichkeit einer ausgiebigen Hospitation in der Chemotherapieeinheit der Schwerpunktpraxis angeboten. Dieses Angebot wird rege genutzt. Die betreffenden Mitarbeiter sind erst nach Absolvierung dieses »Praktikums« berechtigt, die Portsysteme unsrer onkologischen Patienten im häuslichen Einsatz zu bedienen.
Diese Zusammenarbeit hat dazu beigetragen, dass es auch bei der häuslichen Verwendung nur äußerst selten noch Probleme mit Portinfektionen gibt.

Erforderlich ist die ausführliche und wiederholte Schulung aller Anwender. Das gilt im Bereich der Onkologie insbesondere zum hygienisch korrekten Verhalten. Auch die Patienten sollten initial und im Verlauf auf die korrekte Handhabung des Ports hingewiesen werden sowie über die Gefahren bei Fehlern sowie das Verhalten beim Auftreten von Komplikationen informiert werden. Vor allem in der palliativen häuslichen Versorgung hat sich die Schulung der pflegenden Angehörigen als sinnvoll erwiesen, auch wenn diese den Port selbst nicht bedienen dürfen.

Von elementarer Bedeutung sind die Einführung von verbindlichen Standardprozeduren und die Kontrolle ihrer Einhaltung – dies sowohl in der Klinik bzw. in der onkologischen Praxis als auch wiederum bei der häuslichen Verwendung. Dazu gehören die Festlegung des generellen Vorgehens beim Auftreten von Komplikationen und das aufmerksame Monitoring der Häufigkeit und des Typs von Komplikationen durch eine verantwortliche Person in jedem Arbeitsbereich bei gleichzeitiger Schärfung des Bewusstseins aller Beteiligten. Aus dem Monitoring müssen jeweils vor Ort konkrete prophylaktische Maßnahmen abgeleitet werden.

Beispiel für proaktives Monitoring von Komplikationen:
In einer großen onkologischen Schwerpunktpraxis mit vielen »Portpatienten« trat, nachdem es über Jahre kaum Probleme mit Portinfektionen gegeben hatte, eine Serie von 3 Patienten mit hochfieberhaften Episoden jeweils am Tag nach Beginn einer Infusionstherapie mit einer 24-h-Zytostatika-Pumpe auf. In 2 der 3 Fälle konnte durch positive Blutkultur aus dem Portsystem ein Erreger nachgewiesen werden. Die sofort, vor Erhalt der Ergebnisse der Blutkultur

eingeleitete intravenöse Therapie mit einem Breitbandantibiotikum über den Port war wirksam und alle 3 Patienten erholten sich rasch.

Eine Kontamination der Infusionslösung konnte nicht nachgewiesen werden. Bei der akribischen Suche nach einer möglichen Kontaminationsquelle fiel eine im Praxisalltag vorher unbemerkte, den Mitarbeitern unbewusste Änderung der Abläufe bei der Infusionsvorbereitung auf (ein Infusionsständer war verschoben worden, sodass bei der Vorbereitung eine nahe Aufhängmöglichkeit fehlte und unbewusst das Ende des Infusionsschlauches kurz neben der Arbeitsfläche am Waschbeckenrand abgelegt wurde. Dort wurde dann auch der in den Blutkulturen gefundene Erreger nachgewiesen). Die sofortige Korrektur der Arbeitsabläufe führte dazu, dass keine weiteren Infektionen mehr auftraten.

Das Beispiel illustriert, dass ein Arbeitsfehler, der unbemerkt noch weitere schwerwiegende Folgen für die Patienten hätte hervorrufen können, durch die aufmerksame Beobachtung und Analyse der Arbeitsabläufe rasch gefunden und korrigiert werden konnte.

Infektion Die wichtigste zu verhindernde Komplikation in der Onkologie ist wegen der besonderen Gefährdung unserer Patienten aufgrund der Immunschwäche die Infektion.

Dabei geht es zum einen um die Prävention von sichtbaren Weichteilinfektionen im Bereich der Einstichstelle der Nadel am Portreservoir. Wichtigste Maßnahme dazu sind neben streng aseptischem Arbeiten am Port und regelmäßigem Verbandswechsel die aufmerksame Beobachtung durch die Pflegenden und wiederum die Schulung der Patienten. Diese sollten angehalten werden, Veränderungen am Port und Beschwerden umgehend den Pflegenden bzw. Ärzten mitzuteilen. Auch der banal und selbstverständlich scheinende Hinweis, dass man mit liegender Portnadel nicht schwimmen gehen darf, zählt dazu.

Zum anderen gilt es »unsichtbare« Portinfektionen, also Bakteriämie und Sepsis als Folge von Katheterbesiedlung zu verhindern bzw. rechtzeitig zu erkennen und konsequent zu behandeln. Auch hier ist die vorherige ausführliche Information der Patienten Voraussetzung für deren gute Mitarbeit bei der Behandlung.

Katheterokklusion Neben der hier nur angerissenen Infektionsproblematik gilt der Katheterokklusion, der »Verstopfung« von Ports in der Onkologie besondere Aufmerksamkeit. Ein Aspekt ist die Kompatibilität von Infusionssubstanzen. Ein geläufiges Beispiel ist wiederum die Substanz 5-Fluorouracil, die in Kombination mit Folinsäure (Ardalan u, Flores 1995) vor allem bei Patienten mit kolorektalen Karzinomen verwendet wird, um die zytotoxische Wirkung zu verbessern. Dabei besteht die Möglichkeit Calciumfolinat oder Natriumfolinat einzusetzen. Bei der Verwendung von Calciumfolinat kommen Katheterokklusionen durch die Ausfällung von Kalziumsalzen vor, sodass diese Mischungen zu vermeiden sind (Bruch u. Esser 2003). Calciumfolinat muss daher in der Regel als zeitaufwendige 2-stündige Infusion vor der Fluorouracilpumpe infundiert werden (Ausnahmen sind nur bei einigen Präparaten einzelner Hersteller nach jeweiliger Fachinformation gestattet). Dagegen sind derartige Salzausfällungen bei Verwendung von Natriumfolinat nicht beschrieben worden, sodass hier eine zeitsparende und möglicherweise sogar etwas besser wirksame simultane Infusion möglich ist (Hartung et al. 2001).

Ein alltägliches Problem in der onkologischen Praxis ist die Verwendung von Fluorouracil als Dauerinfusion parallel zur parenteralen Ernährung. Die Gefahr von Okklusionen hängt dabei sowohl von der Konzentration des Fluorouracil (je höher diese ist, desto höher ist das Risiko von Ausfällungen) als auch von der Zusammensetzung der jeweiligen Ernährungslösung ab. Ähnliches trifft bei der Applikation von Analgetika mittels Dauerinfusion über PCA-Pumpen simultan zur parenteralen Einzelfall zu. Die Zusammensetzung der Infusionslösungen sollte daher in jedem Einzelfall vorher mit dem zubereitenden Apotheker erörtert werden.

Zusammenfassend sind venöse Portsysteme für die medikamentöse Tumortherapie sowie die hämatoonkologische Supportivtherapie ein sehr sicheres und für Patienten und Anwender äußerst nützliches und unverzichtbares Instrument. Weitere Aspekte der Prophylaxe und Therapie von portassoziierten Komplikationen (Infektionen, Okklusionen, Thrombosen, Blutungen etc.) werden in den anderen Kapiteln ausführlich erörtert.

Literatur

Ardalan B, Chua L, Tian EM et al. (1991) A phase II study of weekly 24-hour infusion with high-dose fluorouracil with leucovorin in colorectal carcinoma. J Clin Oncol 9: 625–630

Ardalan B, Flores MR (1995) A new complication of chemotherapy administered via permanent indwelling central venous catheter. Cancer 75: 2165–2168

Bruch H-R, Esser M (2003) Catheter occlusion by calcium carbonate during simultaneous infusion of 5-FU and calcium folinate. Onkologie 26: 469–472

Hartung G et al.(2001) Phase II study of a weekly 24-hour infusion with 5-fluorouracil and simultaneous sodium-folinic acid in the first-line treatment of metastatic colorectal cancer. Onkologie 24: 457–462

Houghton JA, Williams LG, Cheshire PJ et al. (1990) Influence of dose of (6RS)-leucovorin on reduced folate pools and 5-fluorouracil-mediated thymidylate synthetase inhibition in human colon adenocarcinoma xenografts. Cancer Res 50: 3940–3946

Portanwendung in der Radiochemotherapie

G. Egerer, U. Teichgräber

R. Hennes, H.A.F. Hofmann (Hrsg.), *Ports*,
DOI 10.1007/978-3-662-43641-7_14, © Springer-Verlag Berlin Heidelberg 2016

Bei vielen hämatoonkologischen Erkrankungen ist eine Chemotherapie notwendig, diese muss über einen längeren Zeitraum in regelmäßigen Abständen über die Vene verabreicht werden. Da wiederholte Einstiche in die Armvene oft als sehr unangenehm empfunden werden, und die stark wirksamen Zytostatika die Gefäße der Armvenen schädigen können, wurden Portsysteme entwickelt, die einen dauerhaften und bequemen Zugang in das Gefäßsystem ermöglichen. Ohne Portsysteme ist eine moderne Radiochemotherapie nicht mehr denkbar. Durch die Implantation eines zentralvenösen Portzugangs kann es auch zu einer Verbesserung der Lebensqualität der Patienten kommen.

14.1   Warum sind Portkatheter in der Hämato-/Onkologie so wichtig?

Folgende Fragen sollen beantwortet werden:
- Für welche Indikationen sind Portkatheter in der Hämato-/Onkologie unverzichtbar?
- Wie wird ein Portkatheter fachgerecht benutzt?

- Welche Komplikationen können auftreten und wie geht man damit um?

Nach aktuellen Empfehlungen der European Society for Parenteral and Enteral Nutrition (ESPEN) können Infusionen mit einer niedrigen Osmolarität (<850 mosmol/l) über periphere Verweilkanülen erfolgen (Pittiruti et al. 2009). Viele Zytostatika weisen jedoch eine wesentlich höhere Osmolarität auf. Dies kann zu Komplikationen wie Entzündungen und thrombotischen Verschlüssen führen. Aus diesem Grund müssen diese Substanzen zentralvenös verabreicht werden, da die Gabe eines Zytostatikums über einen zentralvenösen Katheter dazu führt, dass größere Blutmengen an der Katheterspitze vorbeifließen, wodurch jedes Medikament sofort weiter verdünnt wird. Dies verhindert eine Schädigung der Gefäßwand.

In ◘ Tab. 14.1 sind nach Jordan et al. (2005) chemotherapeutische Substanzen mit ihrem entsprechenden Nekrosepotenzial aufgeführt. Vor allem die nektrotisierenden Substanzen müssen zentralvenös, z. B. über einen Portkatheter, verabreicht werden.

◘ **Tab. 14.1** Nekrosepotenzial einzelner Zytostatika. (Nach Jordan et al. 2005)

Nekrotisierende Substanzen (Vesicans)	Gewebereizende Substanzen (Irritans)	Nichtgewebeschädigende Substanzen
Aclacinomycin	Bendamustin	Asparaginase
Amsacrin[a]	Busulfan	Bleomycin
Bisantrene[a]	Carboplatin	Cladribine
Chlormethin	Carmustin	Cyclophosphamid
Cisplatin	Dacarbazin	Cytarabin
Dactinomycin[a]	Daunorubicin liposomal	Fludarabin
Daunorubicin[a]	Docetaxel	Flourouracil
Doxorubicin[a]	Doxorubicin liposomal	Folinsäure
Epirubicin[a]	Etoposid	Irinotecan[a]
Idarubicin[a]	Fotemustin	Methotrexat
Mechlorethamin	Gemcitabin	Nimustin, ACNU
Mitomycin C[a]	Ifosfamid	Pegaspargase
Mitroxantron	Melphalan	Raltitrexed
Mustargen	Oxaliplatin	Rituximab
Paclitaxel	Pentostatin	Thiotepa
Streptozotocin	Teniposid	Trastuzumab
Vinblastin[a]	Topotecan	
Vincristin[a]	Treosulfan	
Vindesin[a]	Trimetrexate	
Vinor[e]lbina		

[a] Sehr hohe Gefahr einer Nekrose.

Niederhuber et al. führten Portsysteme in der heutigen Form 1982 in die Klinik ein. Die Indikation zur Implantation eines Portkatheters wird von den Hämato-/Onkologen der verschiedenen Disziplinen sowie von den Strahlentherapeuten gestellt. Unverzichtbar sind sie bei:

- Notwendigkeit einer Chemotherapie mit hohem Nekrosepotenzial (□ Tab. 14.1)
- Patienten mit schlechtem Venenzustand bei wiederholtem Infusionsbedarf
- Notwendigkeit eines sicheren Zugangs für wiederholte verlängerte Infusionsdauer (Schmerzpumpe)
- Parenterale Ernährung
- Intraarterielle Portkatheter zur Verabreichung einer lokalen Chemotherapie (Egerer et al. 2001)

Welche Nachteile gibt es?
- Kleiner operativer Eingriff in Lokalanästhesie bei Anlage und Entfernung des Ports
- Maximale Infusionsgeschwindigkeit 500 ml/h
- Nicht geeignet für Knochenmark oder Blutstammzellrückgaben
- Über Portkatheter kann kein ZVD gemessen werden

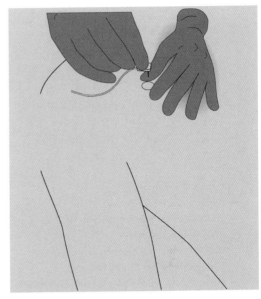

□ **Abb. 14.1** Unter Verwendung von sterilen Handschuhen und vorheriger Desinfektion des Hautareals oberhalb der subkutan gelegenen Portkammer erfolgt eine Fixation der Portkammer mit der nichtdominanten Hand zwischen Daumen und Zeigefinger. Die Punktion des Portreservoirs durch die Haut und die darunter gelegene Portmembran erfolgt mit einer Portnadel mit »Huber-Schliff«

14.2 Wie wird ein Portkatheter fachgerecht benutzt?

14.2.1 Wie wird das Portsystem angestochen und die Nadel wieder entfernt?

Bei zentralvenösen Portsystemen wird die Portkammer von Ärzten und im Umgang mit Portkathetern geschulten Mitarbeitern laufend benutzt, wobei es für die Infusion durch die Haut anpunktiert werden muss. Im Falle eines unsachgemäßen Umgangs können Komplikationen wie Infektionen, Paravasate, Nekrosen oder andere Materialdefekte die Folge sein (Teichgräber et al. 2004).

Wie ein Portsystem fachgerecht angestochen und benutzt wird, ist in der nachfolgenden Übersicht beschrieben und in □ Abb. 14.1 grafisch dargestellt. Der Zugang zum Portsystem bedarf der Punktion durch Haut und Silikonmembran in den Hohlraum der Kammer. Das Anstechen erfolgt un-

ter sterilen Kautelen (Menyhay u. Maki 2006). Es müssen Portnadeln mit Huber-Schliff verwendet werden (Goossens et al. 2011).

> **Legen und Entfernen der Portnadel**
> (Standard Operation Procedure, SOP Medizinische Klinik Abt. V – Uniklinikum Heidelberg)
> Legen der Portnadel
> - Hygienische Händedesinfektion
> - Mundschutz, sterile Handschuhe, Hautdesinfektionsmittel, sterile Kugeltupfer, sterile Pinzette, 3-Wege-Hahn, Portnadel der richtigen Länge, sterile Kompressen 5×5 cm, Fixomull stretch 12×12 cm
> - 3-Wege-Hahn an die neue Portnadel konnektieren und System mit 10 ml NaCl entlüften
> - Palpation des Reservoirs vor Desinfektion
> - 2-malige Sprühinfektion (Einwirkzeit beachten!)

- sterile Handschuhe
- Fassen und Fixieren des Reservoirs mit 2–3 Fingern
- Einstechen der Nadel senkrecht zur Silikonmembran
- Aspirieren von Blut und Spülen des Systems mit NaCl
- Fixieren der Nadel mit Klebeverband (inkl. Zügel)

Entfernen der Portnadel
- Hygienische Händedesinfektion
- Spülen des Katheters mit 10 ml NaCl 0,9 % (bei Risikopatienten, wenn Port >24 h nicht benutzt wird, Injektion von Taurolidin zur Vermeidung einer Biofilmbildung)
- Portreservoir mit Fingern fixieren und Nadel herausziehen
- Desinfektion der Einstichstelle und Wundpflaster anlegen

14.2.2 Wann kann der implantierte Port benutzt werden?

Ein Portsystem kann unmittelbar nach Implantation benutzt werden. Es sollte nur von Ärzten bzw. Mitarbeitern, die im Umgang mit Portkathetern geschult sind, angestochen werden. In Fällen, wo eine sofortige Nutzung des Katheters erforderlich ist, wird der Implanteur gebeten, den Port intraoperativ anzustechen und den Patienten mit liegender Portnadel an den Zuweiser zurückzuschicken. So kann der Port bereits am Tag der Portimplantation benutzt werden.

Empfehlenswert ist, dass die Infusionen (vor allem bei parenteraler Ernährung) über ein Infusomatensystem verabreicht werden. Damit wird sichergestellt, dass der Infusomat am Ende der Infusion ein Signal gibt, damit unmittelbar nach Ende der Infusion mit NaCl gespült werden kann. Dies ist besonders wichtig, um Katheterverschlüsse zu vermeiden, insbesondere, wenn der Port für parenterale Ernährung benutzt wird. Sollte der Port für Bluttransfusionen genutzt werden, ist der Patient darauf hinzuweisen, dass sofort nach Ende der

Transfusion die Pflegekraft verständigt wird, um den Port durchzuspülen.

14.2.3 Wie häufig soll eine Portnadel gewechselt werden?

Es gilt der Grundsatz, dass nach Abschluss einer Infusionstherapie die Nadel entfernt werden sollte, wenn ein Zeitintervall der Nichtnutzung von mehr als 48 h zwischen 2 Infusionstherapien besteht. In der Regel sollte sie jedoch nach 5–7 Tagen gewechselt werden. Ansonsten empfiehlt es sich, eine neue Portnadel zu legen, wenn der Port nicht frei durchgängig bzw. nicht aspirierbar ist. Es kommt allerdings nicht selten vor, dass der Katheter nur in eine Richtung funktioniert, dies sollte dokumentiert werden, damit unnötige Manipulation und mehrfache Anstechversuche unterbleiben.

> **Praxistipp**
>
> Vor allem bei immunsupprimierten Patienten sollte die Häufigkeit der Manipulation am Portkatheter auf ein Mindestmaß beschränkt werden.

14.2.4 Wie wird der Port korrekt genutzt?

Wichtig ist, dass vor jeder Portnutzung der Portkatheter mit 10–20 ml physiologischer Kochsalzlösung vorgespült wird. Nach Beendigung der Infusion ist dies zu wiederholen. Wird der Port über längere Zeit nicht benutzt, kann bei Risikopatienten zur Verhinderung einer Biofilmbildung eine Taurolidin-Spülung sinnvoll sein (Shah et al. 2002). Spritzen mit Volumina von weniger als 10 ml sollten zur Portinjektion nicht verwendet werden, da diese wegen des höheren Injektionsdruckes zur Katheterdiskonnektion oder zum Katheterriss führen können. Ein Portkatheter muss nicht regelmäßig gespült oder mit Heparinblocks in den behandlungsfreien Intervallen versorgt werden. Im Rahmen der SOP des Portzentrums Heidelberg wurde eine Katheterspülung halbjährlich festgelegt. Einige Portherstel-

14.3 · Welche Komplikationen können auftreten und wie geht man damit um?

123

14

ler vertreten mit Verweis auf das MPG (Medizinproduktegesetz) eine andere Auffassung.

14.3 Welche Komplikationen können auftreten und wie geht man damit um?

14.3.1 Welche Komplikationen gibt es?

Vor Implantation ist bei hämatoonkologischen Patienten insbesondere auf eine ausreichende Thrombozytenzahl zu achten und auf eine normale plasmatische Gerinnung. Ist dies nicht der Fall, so können intra- und postoperativ Gerinnungsstörungen mit Blutungskomplikationen auftreten, die u. U. dazu führen, dass der Portkatheter wieder entfernt werden muss. Vor allem bei Patienten mit akuter Leukämie kann dies der Fall sein.

Die Implantation erfolgt meist ambulant. Ein Aufklärungsgespräch durch den Implanteur erfolgt in der Regel ein Tag vor dem Eingriff, ggf. ist hier auch eine Ultraschalluntersuchung notwendig (Hofmann 2008). Bei rechtshändigen Patienten wird das zentralvenöse Zugangssystem meist linksseitig implantiert. Der Implanteur sollte darauf achten, dass die Portkammer später vom Anwender einfach getastet und angestochen werden kann, dies ist vor allem bei adipösen Patienten gelegentlich schwierig – dort kann es gelegentlich zur Ortungs- und Punktionsproblemen bei kleinen Ports in größeren Tiefen adipöser Fettdepots kommen. In letzter Zeit werden auch häufig Portsysteme für Kontrastmittelgaben eingebaut, dann können die Ports auch z. B. für Computertomografien, welche häufig zum Tumorstaging indiziert sind, zur Kontrastmittelgabe verwendet werden (Wieners et al. 2009).

Operationsbedingte Komplikationen treten in bei Geübten in weniger als 2 % der Fälle auf (Hofmann 2008; Kurul et al. 2002). Zugangswege für den Port sind die V. cephalica und V. subclavia, die V. basilica sowie die V. jugularis interna. Äußerst selten, wenn z. B. ein Zugang über die zuvor erwähnten Venen nicht möglich ist, kann ein Portsystem über die V. saphena magna oder über Kollateralgefäße eingelegt werden. In der folgenden Übersicht sind Komplikationen von implantierten Portkathetersystemen aufgeführt (Kurul et al. 2002).

> **Komplikationen von implantierten Kathetern**
> - Kathetermalfunktion
> - Katheterthrombose
> - Lokale und systemische Infektion
> - Extravasat
> - Hämatom/Serom
> - Wundheilungsprobleme
> - Lokale Infektion und Porttascheninfektion
> - Leckage der Portmembran
> - Ruptur der Portmembran
> - Katheterdiskonnektion und Embolisation
> - Hautnekrose

Die Infektionsrate schwankt in den Studien zwischen 0,8 % (Biffi et al. 2009) und 7,5 % (Ignatov et al. 2009) und stellt immer noch die häufigste Portkomplikation und Ursache für eine Portexplantation dar. Eine prä- oder postoperative prophylaktische Antibiotikagabe ist nicht erforderlich. Die regelmäßige Spülung des Portkatheters mit Heparin (Katheterblockierung) ist umstritten. Portsysteme sollten nach Gebrauch mit 10 ml NaCl gespült werden. Goossens et al. zeigten in einer randomisierten Studie, dass ein alleiniges Spülen mit NaCl-Lösung im Vergleich mit einem Heparin-Block (300 I.E. Heparin/3 ml) nach Portbenutzung zu keinem statistisch signifikantem Unterschied in Bezug auf einen Katheterverschluss oder die Infektionsrate führt (Goossens et al. 2013). Eine Studie von Bisseling et al. zeigten allerdings bei einem kleinen Patientenkollektiv, dass eine Katheterblockierung mit Taurolidin anstelle von Heparin zu einer signifikanten Reduktion von Katheterinfektionen führt (Bisseling et al. 2010). Bei hämatoonkologischen Risikopatienten, deren Portsystem länger als 24 h nicht benutzt wird, kann dies in Erwägung gezogen werden.

14.3.2 Wie geht man mit Komplikationen am Portkatheter um?

Zum einen unterscheidet man zwischen Komplikationen, die während der Implantation auftreten, sowie katheterbedingten und vaskulären Komplikationen am Portkatheter. Frühkomplikationen treten in der Regel von 24 h bis 4 Wochen nach Portimplantation auf; Spätkomplikationen nach 4 Wochen. Bei den Spätkomplikationen ist ein kausaler Zusammenhang mit der Portimplantation eher unwahrscheinlich (Teichgräber et al. 2003).

Bei Infektionen des Portlagers zeigt sich das klinische Bild einer Entzündung: Bakterielle Besiedlungen in Katheter oder Portkammer führen typischerweise unmittelbar nach der Benutzung zu Fieber, Schüttelfrost und Unwohlsein (Brouns et al. 2006, Wolf et al. 2008).

> **Praxistipp**
>
> Die Patienten berichten dann meist, dass es unmittelbar nach Anstechen des Ports zu Fieber gekommen ist. Man sollte also gezielt nach dem Zeitpunkt des Auftretens fragen.

Paravasate werden vorwiegend konservativ behandelt. Bei Paravasaten von Zytostatika gelten gezielte Therapiemaßnahmen entsprechend der zugrunde liegenden Substanz (Jordan et al. 2005). In seltenen Fällen kann bei ausgedehnten Paravasaten die Einlage einer Redon-Drainage oder sogar die Portexplantation erforderlich sein.

Ein Pneumothorax nach Portimplantation ist selten, erkannt wird er durch Hustenattacken, Ateminsuffizienz und Angstzuständen. Die Anlage einer Pleuradrainage kann erforderlich sein. Kommt es zu einer Nachblutung im Operationsgebiet, so ist der Patient unbedingt dem Implanteur vorzustellen. In diesem Zusammenhang ist noch einmal darauf hinzuweisen, dass diese Nachblutungen oft als Komplikation der Grunderkrankung auftreten können (**Cave:** Gerinnungsstörung).

Lässt sich nach korrekter Punktion der Portkammer der Port nicht spülen oder eine Aspiration von Blut ist nicht möglich, so liegt eine Okklusion vor. Im Vordergrund stehen Verstopfungen durch Blut, Reste parenteraler Ernährung oder Medikamenteninkrustationen. Zunächst kann man mit einer 5-ml-Spitze, welche 100 I.E. Heparin in 5 ml NaCl enthält, versuchen, ohne Druck zu injizieren und aspirieren. Gelingt dies nicht so muss die Nadel entfernt werden. Anschließend erfolgt nach Haut-

desinfektion mit einer neuen Nadel der Deblockierungsversuch. Bei weiter bestehender Undurchgängigkeit löst man 10.000 I.E. Urokinase in 2 ml NaCl und injiziert 1 ml dieser Lösung. Nach 20 min wird versucht, diese Lösung aus dem Portkathter abzuziehen und das Katheterlumen mit 20 ml NaCl zu spülen. Dieser Vorgang kann bis zu 3-mal wiederholt werden. In der Literatur wird auch noch eine Deblockierung mit Alteplase als vergleichbar effizient diskutiert (Sugimoto et al. 2003). Eine Auflösung der Blockierung kann neuerdings auch durch Taurourokinase erfolgen, das Vorgehen entspricht dem Vorgehen mit Urokinase.

Wenn eine Freispülung nicht möglich ist, sollte der Port mit Kontrastmittel dargestellt werden. Gelegentlich kommt es zu Schlingenbildung oder zu Katheterspitzendislokationen. Diese lassen sich gelegentlich durch eine interventionsradiologische Maßnahme repositionieren. Auf diese Weise kann eine Portexplantation und Neuanlage vermieden werden. Bei schleichenden Funktionsbehinderungen an einem vorher einwandfrei nutzbaren Port sollte man an Fibrinumscheidungen spitzennah am zentralen Katheterende denken. Katheterbrüche und Leckagen durch Einklemmung des Katheters zwischen der ersten Rippe und der Klavikula (Pinch-off-Syndrom) können selten beim Gefäßzugangsweg über die V. subclavia auftreten. Sie sind vor allem dann gefährlich, wenn der Port für Chemotherapie benutzt wird und das Chemotherapeutikum durch das Leck in umliegendes Gewebe strömt und so zu erheblichen Nekrosen führt. Auch hier empfiehlt sich eine Portanspritzung mit Kontrastmittelinjektion und Durchleuchtungstechnik.

Auch Dislokationen der Katheterspitze können noch nach Monaten auftreten. An klinischen Symptomen berichtet der Patient über einen infusionsbedingten Druck in einer Halsvene.

Portkatheterassoziierte Thrombosen mit Verschluss von zentralvenösen Gefäßen können bis zu einer oberen Einflussstauung führen. In Abhängigkeit von der Klinik kann es notwendig sein, den Portkatheter zu entfernen. Auf alle Fälle ist eine Antikoagulation erforderlich.

14

14.3.3 Was tun, wenn es nach Anspülen des Ports zu Fieber und Schüttelfrost kommt?

Hierbei ist zu unterscheiden, ob der Patient kritisch krank ist; in diesem Fall sollte der Portkatheter unverzüglich entfernt werden. Vor der Entfernung empfiehlt sich die Abnahme von Blutkulturen peripher und, wenn möglich, aus dem Portsystem und der Beginn einer empirischen Antibiotikatherapie.

Wenn der klinische Zustand des Patienten es zulässt, dass der Port belassen werden kann, so ist ein »Rettungsversuch« des Portkatheters möglich (Haag et al. 2011). Hierbei empfiehlt sich folgendes Vorgehen:

- Entnahme von Blutkulturen zentral und peripher, anschließend Portnadelwechsel und erneute Abnahme einer zentralen Blutkultur anschließend empirische Antibiotikatherapie über einen **peripheren Weg**
- **Sofortige Portexplantation** bei Zeichen einer SIRS/Sepsis, Nachweis von Candida sp, Staphylococcus aureus, Mykobakterien in der Blutkultur sowie äußerlich eiternder Infekt/Abszess/Tunnelinfektion
- Neu gelegte Portnadel über die Dauer der Taurolidininstallation belassen (Datum und Uhrzeit der Installation vermerken)
- Installation von 2,5–3 ml Taurolidin in den Portkatheter
- Nach 24 h Aspiration und erneute Installation; dies am nächsten Tag wiederholen
- Am 3. Tag erneute Blutkultur aus dem Portkatheter
- Bei persistierendem Fieber erneut Portexplantation erwägen

14.4 Zusammenfassung

Portsysteme sind in der modernen Hämato-/Onkologie nicht mehr wegzudenken. Häufige Punktionen der peripheren Venen und die lokale Wirkung von Chemotherapeutika, vor allem mit Substanzen mit hohem Nekrosepotenzial, führen zur Schädigung, Thrombosierung und Sklerosierung der Gefäßwände. Der Port bietet den Vorteil, dass nach Infusionen die Nadel einfach entfernt werden kann

und die Haut, die das Portreservoir bedeckt, einen natürlichen Schutz gegen Infektionen bietet. Bei getunnelten zentralvenösen Kathetersystemen ist dies nicht der Fall. Hier besteht ein erhöhtes Infektionsrisiko; außerdem stellen diese eine kosmetische Beeinträchtigung dar und schränken die körperliche Aktivität des Patienten ein. Die Implantation wird minimalinvasiv entweder von Chirurgen und interventionellen Radiologen durchgeführt. Das Komplikationsrisiko ist abhängig vom Patienten, dem verwendeten Zugangsweg, der Punktions- und Implantationstechnik sowie der Erfahrung des Arztes. In großen Zentren, wie z. B. dem Portzentrum Heidelberg, werden jährlich mehr als 1000 Ports implantiert.

Besonders wichtig sind der richtige Umgang und die Pflege des Portsystems sowie das Erkennen von Komplikationen und deren Behandlungsmöglichkeiten.

Literatur

Biffi R, Orsi F, Pozzi S et al. (2009) Best choice of central venous insertion site for the prevention of catheter-related complications in adult patient who need cancer therapy: a randomized trial. Ann Oncol 20: 935–940

Bisseling TM, Willems MC, Versleijen MW et al. (2010) Taurolidine lock is highly effective in preventing catheter-related bloodstream infections in patients on home parenteral nutrition: a heparin-controlled prospective trial. Clin Nutr 29: 464–468

Brouns F, Schuermans A, Verhaegen J et al. (2006) Infection assessment of totally implanted long-term venous access devices. J Vasc Access 7: 24–28

Egerer G, Lehnert T, Max R et al. (2001) Pilot study of hepatic intraarterial fotemustine chemotherapy for liver metastases from uveal melanoma: a single-center experience with seven patients. Int J Clin Oncol 6: 25–28

Goossens GA, Moons P, Jérôme M, Stas M (2011) Prospective clinical evaluation of the Polyperf Safe, a safety Huber needle, in cancer patients. J Vasc Access 12: 200–206

Goossens GA, Jérôme M, Janssens C et al. (2013) Comparing normal saline versus diluted heparin to lock non-valved totally implantable venous access devices in cancer patients: a randomised, non-inferiority, open trial. Ann Oncol 24: 1892–1899; doi: 10.1093/annonc/mdt114

Haag GM, Berger AK, Jäger D (2011) Treatment of long-term catheter-related bloodstream infections with a taurolidine block: a single cancer center experience. J Vasc Access 12: 244–247

Hofmann HAF (2008) Die Portimplantation. Chirurgische Praxis 69: 695–708

Ignatov A, Hoffman O, Smith B et al. (2009) An 11-year retrospective study of totally implanted central venous access
ports: complications and patient satisfaction. Eur J Surg
Oncol 35: 241–246

Jordan K, Grothe W, Schmoll H-J (2005) Paravasation
von Zytostatika: Prävention und Therapie. Dtsch Med
Wochenschr 130 (1/2): 33–37

Kurul S, Saip P, Aydin T (2002) Totally implantable venous-
access ports: local problems and extravasation injury.
Lancet Oncol 11: 684–692

Menyhay SZ, Maki DG (2006) Disinfection of needleless
catheter connectors and access ports with alcohol may
not prevent microbioal entry: the promise of a novel
antiseptic-barrier cap. Infect Control Hosp Epidemiol 27:
23–27

Niederhuber JE, Ensminger W, Gyves JW et al. (1982) Totally
implanted venous and arterial access system to replace
external catheters in cancer treatment. Surgery 92:
706–712

Pittiruti M, Hamilton H, Biffi R et al. (2009) ESPEN guidelines
on parenteral nutrition: central venous catheters
(access, care, diagnosis and therapy of complications).
Clinical Nutrition 28: 365–377

Shah CB, Mittelman MW, Costerton JW et al. (2002) Antimicrobial activity of a novel catheter lock solution.
Antimicrob Agents Chemother 46: 1674–1679

Sugimoto K, Hofmann LV, Razavi MK, et al. (2003) The safety,
efficacy, and pharmacoeconomics of low-dose alteplase
compared with urokinase for catheter-directed thrombolysis of arterial and venous occlusions. J Vasc Surg
37: 512–517

Teichgräber UK, Gebauer B, Benter T, Wagner HJ (2003)
Central venous access catheters: radiological management of complications. Cardiovasc Intervent Radiol
26: 321–333

Teichgräber UK, Gebauer B, Benter T, Wagner J (2004)
Long-term central venous lines and their complications.
Rofo 176: 944–952

Wieners G, Redlich U, Dudeck O et al. (2009) First experiences
with intravenous port systems authorized for high
pressure injection of contrast agent in multiphasic com-
puted tomography. Rofo 181: 664–668

Wolf HH, Leithäuser M, Maschmeyer G et al. (2008) Central
venous catheter-related infections in hematology and
oncology: guidelines of the Infectious Diseases Working
Party (AGIHO) of the German Society of Hematology and
Oncology (DGHO). Ann Hematol 87: 863–876

14

Parenterale Ernährung über dauerhaft implantierte Kathetersysteme

U. Zech, M. Masin

R. Hennes, H.A.F. Hofmann (Hrsg.), *Ports*,
DOI 10.1007/978-3-662-43641-7_15, © Springer-Verlag Berlin Heidelberg 2016

Dauerhaft implantierte Kathetersysteme werden nicht nur für die Verabreichung von Chemotherapeutika im Rahmen der Behandlung maligner Erkrankungen, sondern auch für die parenterale Ernährungs- und Flüssigkeitszufuhr verwendet.

15.1 Indikation für die parenterale Ernährungstherapie

Wenn der aktuelle Nährstoffbedarf eines Patienten wegen relevanter Störungen des Transportes oder der Absorptionskapazität des Dünndarmes nicht über den Magen-Darm-Trakt gedeckt werden kann, besteht die Indikation zur parenteralen Ernährung. Sofern die genannten Ernährungsstörungen länger als 2–3 Wochen andauern, ist die Anlage eines dauerhaften zentralen Zuganges sinnvoll und ermöglicht eine Versorgung des Patienten im häuslichen Umfeld.

Bei den meisten langzeit-parenteral ernährten Patienten liegt eine maligne Erkrankung oder ein Kurzdarmsyndrom vor. Die Notwendigkeit einer längerfristigen parenteralen Ernährung ist beispielsweise nach ausgedehnten Resektionen des Dünndarmes, bei Anlage hoher Dünndarmstomata oder bei ausgeprägter Peritonealkarzinose und chronischen nichttherapierbaren Ileus- und Subileuszuständen notwendig.

15.2 Diagnostik der therapiebedürftigen Mangelernährung

Ein häufiges Missverständnis ist, Mangelernährung mit Untergewicht, d. h. einem BMI <18,5 kg/m^2 gleichzusetzen. Viel entscheidender als der jeweils aktuelle BMI ist die Dynamik des ungewollten Gewichtsverlustes im Verlauf einer Erkrankung.

> **Praxistipp**
>
> Auch bei Normal- oder Übergewicht kann eine therapiebedürftige Mangelernährung vorliegen. Die Ernährungstherapie erst bei Unterschreiten eines bestimmten BMI(Body-Mass-Index)-Wertes zu beginnen, wäre ein schwerer, oft nicht zu korrigierender Fehler.

Um eine Mangelernährung zu diagnostizieren wurden von den Fachgesellschaften verschiedene sehr einfach und schnell durchzuführende Screening-Tools entwickelt:

In der Praxis haben sich beispielsweise der sog. MUST (Malnutrition Universal Screening Tool, für den ambulanten Bereich) und der NRS (Nutrition Risk Score 2002, für den stationären Bereich) bewährt. Über ein Punktesystem wird die Notwendigkeit zur Einleitung einer ernährungsmedizinischen Intervention vorgegeben. Die Original-Screeningvordrucke sind u. a. über die Homepage der DGEM (Deutsche Gesellschaft für Ernährungsmedizin, http://www.dgem.de) zu beziehen.

Die Palette der ernährungsmedizinischen Möglichkeiten reicht von der Anreicherung der normalen Ernährung über supplementierende Gabe von Trinknahrung, die enterale Sondenernährung bis hin zur kompletten parenteralen Ernährung.

> **Praxistipp**
>
> Der Grundsatz lautet: So viel orale und enterale Ernährung wie möglich und so viel parenterale Ernährung wie nötig.

Die Ursachen für das Entstehen einer Mangelernährung bei Tumorpatienten sind vielfältig (◘ Abb. 15.1); einerseits ist die Mangelernährung Folge einer verminderten Zufuhr von Nahrung (Anorexie: Nahrungszufuhr <80 % des Bedarfes), deren Ursache in der Erkrankung selbst aber auch als Folge von Diagnostik (z. B. längere Nüchternheitsphasen im Rahmen endoskopischer Diagnostik) und Therapie (z. B. ausgeprägte Inappetenz und Übelkeit während Chemo- und Strahlentherapie) zu suchen sind. Neben der verringerten Zufuhr von Nahrung kommt es im Verlauf maligner Erkrankungen aber auch zu charakteristischen Stoffwechselveränderungen, die u. a. durch einen verstärkten Muskeleiweiß- und Fettgewebsabbau, gesteigerte Glukoneogenese und eine Insulinresistenz gekennzeichnet sind. Auslöser dieser Stoffwechselveränderungen sind u. a. hormonelle Veränderungen und die Ausschüttung verschiedener Zytokine.

Naturgemäß kann die Anorexie durch ernährungsmedizinische Maßnahmen besser behandelt

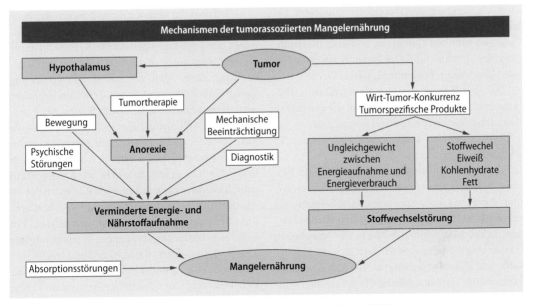

Mechanismen der tumorassoziierten Mangelernährung

Hypothalamus

Tumor

Tumortherapie

Bewegung

Mechanische
Beeinträchtigung

Psychische
Störungen

Anorexie

Diagnostik

Wirt-Tumor-Konkurrenz
Tumorspezifische Produkte

Ungleichgewicht
zwischen
Energieaufnahme und
Energieverbrauch

Stoffwechel
Eiweiß
Kohlenhydrate
Fett

Verminderte Energie- und
Nährstoffaufnahme

Stoffwechselstörung

Absorptionsstörungen

Mangelernährung

◘ Abb. 15.1 Pathophysiologie der Mangelernährung. (Mod.nach Nitenberg u. Raynard 2000)

werden als die inflammatorischen Stoffwechselveränderungen.

Auch in der Palliativsituation besteht die Indikation zur parenteralen Ernährung, sofern die Lebenserwartung mehr als 4 Wochen beträgt und die Ernährungstherapie den Allgemeinzustand oder die Lebensqualität stabilisieren oder verbessern kann (DGEM 2007). Voraussetzung ist immer die Einwilligung des Patienten (oder dessen gesetzlichen Vertreters); vor allem während der Verabreichung von aggressiven palliativen Chemo- und Strahlentherapien ist ein adäquates Ernährungskonzept unverzichtbar (Löser 2011).

Der Beginn des Sterbeprozesses ist nicht eindeutig objektivierbar; die Entscheidung zur Fortsetzung oder Beendigung der Ernährungstherapie sollte in dieser Situation unter sorgfältiger Abwägung der möglichen Nutzen und Risiken gemeinsam mit dem Patienten, seinen Angehörigen, dem betreuenden Arzt und den Pflegekräften getroffen werden (DGEM 2007).

15.3   Das Kurzdarmsyndrom

Das Kurzdarmsyndrom ist mit einer Häufigkeit von 1–2 Fällen pro 100.000 Einwohnern eine seltene Er-

krankung, Ursache ist die operative Entfernung von mehr als 100 cm des Dünndarmes oder der funktionelle Ausfall von entsprechenden Dünndarmabschnitten durch Entzündungen oder Vernarbungen beispielsweise bei chronisch entzündlichen Darmerkrankungen oder bei Zustand nach Strahlenenteritis.

Die häufigsten Ursachen, die die operative Entfernung von Dünndarmabschnitten notwendig macht, sind arterielle und venöse Gefäßverschlüsse, Volvulus (vor allem im Kindes- und Jugendalter), Traumata und abdominelle Tumorerkrankung.

Da die Nährstoffresorption nicht in allen Darmabschnitten in gleicher Weise erfolgt, hängen die Symptome und Folgeerscheinungen von Länge und Art des entfernten Darmabschnittes ab. Entscheidend für den Verlauf der Erkrankung ist auch, ob der Dickdarm noch vorhanden ist oder nicht.

Typische Symptome und Komplikationen des Kurzdarmsyndroms sind massive Durchfälle mit hohen Flüssigkeitsverlusten und prärenalem Nierenversagen, Fettstühle, Gewichtsverlust, Elektrolytverlust, Mikronährstoffmangel, Laktoseintoleranz, Bildung von Nieren- und Gallensteinen und Osteoporose.

Eine Steigerung der Trinkmenge führt oft zu einer Beschleunigung der Darmpassage, damit zu einer Verstärkung der Durchfälle und einer Er- höhung der Volumenverluste. Sinnvoll sind hier die Gabe von isotonen Getränken und eine Beschrän- kung der Trinkmenge. Der hohe Volumenbedarf muss überwiegend parenteral gedeckt werden.

Durch adäquate intravenöse Ernährungsthe- rapie und Volumensubstitution sind die genannten Komplikationen weitestgehend vermeidbar.

Typischerweise verläuft die Erkrankung in 3 Phasen:

Die **Hypersekretionsphase,** die bis zu 12 Wo- chen andauern kann, ist durch massive Elektrolyt- und Volumenverluste gekennzeichnet, die meist nur durch parenterale Zufuhr ausgeglichen werden kön- nen. In der anschließenden **Phase der Adaptation** (Dauer bis zu 2 Jahren) verringern sich die Flüssig- keits- und Elektrolytverluste und der Restdünndarm kann wieder vermehrt Nährstoffe aufnehmen. Ent- sprechend dieser verbesserten Resorption kann die parenterale Zufuhr reduziert und im Idealfall ganz weggelassen werden. Schließlich sind in der **Stabili- sationsphase** die Adaptationsvorgänge abgeschlos- sen und die parenterale Ernährungstherapie kann in Abhängigkeit von der anatomischen Situation weiter reduziert oder sogar abgesetzt werden. Eine Über- wachung des Mikronährstoffstatus und der Kno- chendichte ist aber weiterhin notwendig, da trotz jetzt ausreichender Resorption der Makronährstoffe ein Mangel an Mikronährstoffen vorliegen kann.

Bei einer Restdünndarmlänge von weniger als 50 cm und Zustand nach Kolektomie besteht meist die Notwendigkeit der lebenslangen parenteralen Ernährung.

15.4   Wahl des geeigneten Zuganges

Für eine langfristige parenterale Ernährungsthe- rapie sind sowohl subkutan tunnelierte Katheter (Hickman-/Groshong-Katheter, Broviac-Katheter) als auch implantierte Dauerkatheter (Portsysteme) geeignet. Für die Ernährungstherapie sollten wegen der hohen Viskosität der Mischlösungen großlu- mige Kathether (8–8,5 French) und Nadelstärken von 19 Gauge verwendet werden.

Sofern bei dem Patienten bereits ein Port liegt, sollte dieser selbstverständlich für die parenterale Ernährungstherapie genutzt werden.

Wird aber der zentrale Zugang wegen der Not- wendigkeit der parenteralen Ernährung neu an- gelegt, sind subkutan getunnelte Kathetersysteme oft eine sinnvolle Alternative zum Portkatheter, vor allem dann, wenn die intravenöse Ernährung täglich und über einen langen Zeitraum appliziert wird. In diesem Fall kommt der Vorteil des Ports, nämlich die subkutane Lage, nicht zum Tragen, da die Portnadel nicht täglich nach Beendigung der Infusion gezogen, sondern steril verbunden und am folgenden Tag erneut befahren wird. Außerdem entfällt bei den extern getunnelten Kathetern der Abstand von 3–7 Tagen notwendige Nadelwechsel, was die ambulante Versorgung vereinfacht. Ein höheres Infektionsrisiko liegt bei Verwendung der extern getunnelten Kathetersysteme nicht vor (Krzywda et al. 1999, Timsit et al. 1996); für die Verabreichung von Chemotherapeutika sind diese Systeme ebenso geeignet.

Die Möglichkeit, Patienten im häuslichen Um- feld parenteral zu ernähren, bedeutet für diese einen erheblichen Gewinn an Lebensqualität. Allerdings erfordert die Organisation und Überwachung dieser aufwendigen Therapiemaßnahme eine gute Koordination aller Beteiligten (Ernährungsmedi- zinisches Zentrum, Hausarzt, Pflegedienst, Phar- mazeut und Home-Care-Provider) und strengste Einhaltung evidenzbasierter Pflegestandards und Hygienevorschriften. Üblicherweise werden die Pa- tienten von sog. Home-Care-Providern betreut, die ihrerseits die jeweiligen Pflegedienste im Umgang mit den zentralen Kathetern schulen und die Ein- haltung der entsprechenden Vorschriften durch regelmäßige Besuche überwachen. Bei diesen Be- suchen sollte ein Protokoll erstellt werden, das dem betreuenden Zentrum zugeleitet wird.

Das Erstellen der jeweiligen Infusionsregime und die Überwachung der Therapie sollte durch spezialisierte ernährungsmedizinisch geleitete Zen- tren erfolgen, da sowohl eine Über- als auch eine Unterversorgung des Patienten zur dauerhaften Schäden und Komplikationen führen kann. Regel- mäßige Laborkontrollen zur Überwachung sind unverzichtbar und müssen vor allem zu Beginn der Therapie und bei Patienten mit hohen Verlusten (beispielsweise beim Kurzdarmsyndrom) oder Be- gleiterkrankungen (beispielsweise bei Niereninsuf- fizienz) engmaschig erfolgen. Über die Anzeichen eines Katheterinfektes sollten sowohl Patienten als auch deren Angehörige und die betreuenden Pflegekräfte bereits zu Beginn der häuslichen parenteralen Ernährungstherapie aufgeklärt werden. Bei Anzeichen der typischen Symptome wie Fieber und Schüttelfrost kurz nach Anhängen der Ernährungsinfusion oder bei Anstieg der Entzündungsparameter in den Laborkontrollen sollte die Infusion sofort unterbrochen und der Patient in einer Klinikambulanz vorgestellt werden (▶ Kap. 17).

Wenn gewünscht, kann das An- und Abhängen der Infusionen auch vom Patienten selbst oder seinen Angehörigen nach sorgfältiger Schulung durch die Mitarbeiter des jeweiligen Home-Care-Unternehmens oder des betreuenden Arztes übernommen werden. Vor allem für Patienten, die zum Teil lebenslänglich auf diese Therapieform angewiesen sind, ist die zeitliche Unabhängigkeit vom Pflegedienst ein erheblicher Zugewinn an Lebensqualität.

15.5 Durchführung der parenteralen Ernährung

Die Berechnung des Infusionsregimes erfolgt unter Berücksichtigung des aktuellen Gewichtes, der aktuellen Laborwerte, der sonstigen oralen oder enteralen Ernährungszufuhr und eventueller Verluste durch Erbrechen, Ablaufsonden, ausgedehnte Wunden oder über Stomata.

Für den stoffwechselstabilen Patienten liegt der Kalorienbedarf bei etwa 30–35 kcal/kg Körpergewicht (KG)/Tag (◘ Tab. 15.1). Bei Wassereinlagerungen und/oder Aszites ist das geschätzte Ödemgewicht abzuziehen; für übergewichtige Patienten wird das auf die Größe bezogene Normalgewicht (BMI 25 kg/m²) als Berechnungsgrundlage herangezogen, wobei dann insbesondere auf eine ausreichend hohe Eiweißzufuhr (1,5 g/kg berechnetes Normalgewicht/Tag) zu achten ist. Für unter- oder normalgewichtige Patienten (BMI <25 kg/m²) gilt das aktuelle Ist-Gewicht als Bezugsgröße, wobei bei stoffwechselstabilen Patienten zunächst für 1–2 Tage mit etwa der Hälfte des berechneten Nährstoffbedarfes begonnen wird. Bis zum Erreichen des gewünschten Gewichtes soll eine Anpassung der Kalorienzufuhr bei Gewichtszunahme erfolgen.

◘ **Tab. 15.1** Nährstoffbedarf des stoffwechselstabilen Patienten

Energiezufuhr	20–35 kcal/kg KG/Tag (gesamt = enteral + parenteral + oral)
Glukose	2–3,5 g, max. 4 g/kg KG/Tag
Fett	0,7–1,5 g/kg KG/Tag (max. 2 g/kg KG/Tag)
Aminosäuren (AS)	0,8–1,5 g/kg KG/Tag
Flüssigkeit	35–40 ml/kg KG/Tag (bei Verlusten entsprechend mehr)

Die Infusionsgeschwindigkeit liegt bei maximal 0,25 g Glukose/kg KG/h bzw. bei max. 0,125 g Fett/kg KG/h. Diese Grenzwerte für die Infusionsgeschwindigkeit dürfen nicht überschritten werden, da sonst schwere metabolische Entgleisungen drohen. Eine Verlängerung der Infusionszeit ist aber möglich und besonders zu Beginn der intravenösen Ernährungstherapie zu empfehlen. Um eine gleichmäßige Zufuhr aller Nährstoffe zu gewährleisten, ist der Einsatz von Infusionspumpen sinnvoll.

> **Praxistipp**
>
> Stoffwechselinstabile Patienten müssen stationär behandelt und überwacht werden, hier sind engmaschige klinische und laborchemische Kontrollen und entsprechende Anpassung der Infusionsregime unverzichtbar.

15.6 Das Refeedingsyndrom

Eine gefürchtete, weil potenziell lebensbedrohliche Komplikation bei Wiederaufnahme der oralen, enteralen oder parenteralen Ernährung nach langer Nahrungskarenz ist das sog. Refeedingsyndrom, Durch plötzliche Reaktivierung des Stoffwechsels kann es zu einer schweren Elektrolytentgleisung und durch den Mangel an bestimmten wasserlöslichen Vitaminen (insbesondere Thiamin) zu einer Laktatazidose kommen. Gefährdet sind Patienten nach langer Nahrungskarenz oder deutlich verminderter Nahrungszufuhr, beispielsweise Patienten mit onkologischen Erkrankungen, Anorexia nervosa, nach langen Krankheitsverläufen, Patienten mit massiven Verlusten durch Erbrechen oder Diarrhö und Patienten mit chronischem Alkoholabusus. Als Folge der Stoffwechselentgleisung kann es zu verschiedensten Symptomen bis hin zu Krampfanfällen, Ileus, Laktatazidose und Asystolie kommen.

> ❶ Ein normales oder sogar erhöhtes Körpergewicht schließt das Auftreten eines Refeedingsyndroms nicht aus.

Leitsymptom des Refeedingsyndroms ist der Abfall des des Serumphosphats nach Beginn der Wiederaufnahme der Ernährung; gleichzeitig ist meist auch ein Abfall von Kalium, Magnesium und Kalzium zu verzeichnen. In diesem Fall muss die Ernährungstherapie sofort unterbrochen und ein Ausgleich der entsprechenden Elektrolyte vorgenommen und Thiamin hochdosiert (100–300 mg) zugeführt werden.

Um das Auftreten dieser ernsten Komplikation zu verhindern, ist insbesondere bei gefährdeten Patienten **vor Beginn** jeglicher Ernährungstherapie eine umfangreiche Laborkontrolle mit Bestimmung aller Elektrolyte (Na, K, Ca, Mg) und Phosphat vorzunehmen. Bei erniedrigten Werten müssen vor Beginn der Ernährung eine entsprechende Substitutionstherapie mit den jeweiligen Elektrolyten und eine hochdosierte Thiamingabe erfolgen.

15.7   Auswahl der Infusionsbeutel

Ein Großteil der Patienten kann über industriell vorgefertigte sog. 3-Kammer-Beutel, die es in unterschiedlichen Volumina und Zusammensetzungen für periphere und zentralvenöse Applikation gibt, versorgt werden. Die für die periphervenöse Zufuhr geeigneten 3-Kammer-Beutel dürfen selbstverständlich auch zenralvenös verabreicht werden, bei gestörter Glukoseutilisation sind diese Beutel wegen des geringeren Glukosegehaltes gut geeignet. Die industriell vorgefertigten Beutel enthalten neben den Makronährstoffen (Aminosäuren, Glukose, Fette) auch den Basisbedarf an Elektrolyten (Na, Kalium, Kalzium, Magnesium, Phosphat, teilweise auch Zink). Bei erhöhtem Bedarf, beispielsweise bei Erbrechen, Diarrhö oder hohen Stoma-

verlusten, sind die jeweils enthaltenen Elektrolytmengen meist nicht ausreichend. Bezüglich der möglichen weiteren Zugabe können Informationen zur chemischen Stabilität der Infusionslösung von der Herstellerfirma oder von Apothekern eingeholt werden.

Bei sehr hohen Verlusten, schwerer Mangelernährung und terminaler Niereninsuffizienz mit Dialysepflichtigkeit müssen u. U. individuell nach den Bedürfnissen des betroffenen Patienten zusammengestellte Infusionsregime verabreicht werden. In der BRD ist mittlerweile eine ambulante Versorgung mit individuellen Infusionsregimen flächendeckend möglich.

Die Zugabe von Vitaminen und Spurenelementen erfolgt jeweils kurz vor Verabreichung der Infusion; diese Substanzen können nicht früher zugemischt werden, da sie nach Zugabe zur Infusionslösung chemisch nur über eine begrenzten Zeitraum von 24 h stabil sind.

15.8   Überwachung der parenteralen Ernährungstherapie

Jede künstliche Ernährung, insbesondere die parenterale Ernährung bedarf einer regelmäßigen klinischen Überwachung und Kontrolle. Dabei ist zu beachten, dass der Patient nur so viel Substrat erhalten darf, wie er auch verstoffwechseln kann. Werden die Grenzwerte für die Substratverwertung überschritten (❑ Tab. 15.2), muss die entsprechende Substratmenge reduziert werden, auch wenn dadurch der rechnerisch ermittelte Nährstoffbedarf nicht gedeckt werden kann.

❑ **Tab. 15.2** Grenzwerte für die Substratverwertung

Blutglukose[a]	180 mg/dl
Triglyzeride[a]	Wenn >400 mg/dl: Fettzufuhr reduzieren
Harnstoff	Bei Anstieg um 30 mg/dl: Aminosäurenzufuhr reduzieren (bei Niereninsuffizienz ist dieses Kriterium nicht verwertbar)

[a] unter laufender Infusion

Darüber hinaus sollten folgende Laborparameter zu Beginn der parenteralen Ernährungstherapie mindestens wöchentlich (bei stoffwechselstabilen Patienten) kontrolliert werden: Blutbild, Elektrolyte (Natrium, Kalium, Kalzium, Magnesium, Phosphat), Glukose, Triglyzeride, Protein, Albumin, Kreatinin, Harnstoff, Transaminasen, evtl. Bilirubin und CRP.

Bei unkompliziertem Verlauf können die Kontrollintervalle auf maximal 3 Monate verlängert werden (DGEM 2007).

Literatur

DGEM (2007) Leitlinien, Deutsche Gesellschaft für Ernährungsmedizin. Ethik und Recht. Ethische und rechtliche Gesichtspunkte. http://dgem.de/material/pdfs/12%20 Ethik%20und%20Recht.pdf. Zugriff 30. Juli 2015

Krzywda EA, Andris DA, Edmiston CE (1999) Catheter infections:diagnosis, etiology, treatment and prevention. Nutrition Clin Practice 14: 178

Löser C (2011) Unter- und Mangelernährung. Thieme, Stuttgart

Nitenberg G, Raynard B (2000) Nutritional support of the cancer patient: issues and dilemmas. Crit Rev Oncol Hematol 34(3): 137–168

Siewert JR, Rothemund M, Schumpelick V (2006) (Hrsg) Praxis der Viszeralchirurgie. Onkologische Chirurgie. Springer, Berlin Heidelberg, S 373

Timsit JF, Sebille V, Farkas JC et al. (1996) Effect of subcutaneous tunneling on internal jugular catheter-related sepsis in critically ill patients: a prospective randomized multicenter study. JAMA 276: 1416–1420

Portanwendung in der pädiatrischen Onkologie

A. Simon

R. Hennes, H.A.F. Hofmann (Hrsg.), *Ports*,
DOI 10.1007/978-3-662-43641-7_16, © Springer-Verlag Berlin Heidelberg 2016

Ports sind aus verschiedenen Gründen prinzipiell die am besten geeigneten dauerhaften zentralvenösen Katheter für Kinder und Jugendliche, die nicht ständig, sondern nur intermittierend auf einen sicheren venösen Zugang angewiesen sind (Walser 2012, Vescia et al. 2008). Patienten, die z. B. für eine sehr intensive Chemotherapie, vor Stammzellseparation oder -transplantation einen mehrlumigen Zugang benötigen, erhalten in der Regel keinen Port, sondern einen mehrlumigen Broviac-/Hickman-Katheter (Simon et al. 2013a).

16.1 Hintergrund

Dauerhafte, getunnelte zentrale Venenkatheter mit subkutan implantiertem Reservoir (Ports) sind in der Pädiatrie in Deutschland seit etwa 30 Jahren im Einsatz (Dahl et al. 1986). Wie bei den Erwachsenen (Teichgraber et al. 2011) werden auch in der Pädiatrie die meisten Ports in der Hämatologie und Onkologie eingesetzt. Kürzlich wurden von einer Arbeitsgruppe der Gesellschaft für pädiatrische Onkologie und Hämatologie (GPOH) »Evidenzbasierte Empfehlungen zur Anwendung dauerhaft implantierter, zentralvenöser Zugänge in der pädiatrischen Onkologie« in der 4. Auflage aktualisiert (Simon et al. 2013a). Auf diese Empfehlungen sei zu Beginn dieses Kapitels ausdrücklich verwiesen. Des Weiteren wurde 2012 ein Survey unter den in der Gesellschaft für Pädiatrische Onkologie und Hämatologie (GPOH) organisierten Kliniken zum Umgang mit Portsystemen durchgeführt, aus dem ebenfalls in diesem Kapitel wiederholt zitiert wird (Simon et al. 2013b).

16.2 Vorteile des Ports bei Kindern

Aus infektionspräventiver Sicht ist nach den bisher vorliegenden Studien der Port (Vescia et al. 2008, Niederhuber et al. 1982, Hengartner et al. 2004, Hung et al. 2010, Elihu u. Gollin 2007, Gapany et al. 2011, Hung et al. 2009, McLean et al. 2005, Alexander 2010, Wagner et al. 2011) den getunnelten CVAD(»central venous access device«)-Systemen (Broviac et al. 1973, Hickman et al. 1979) eindeutig überlegen (Adler et al. 2006a, b, Cecinati et al. 2012, Rinke et al. 2013).

Wahrscheinlich liegt dies vor allem daran, dass es in den »Ruhezeiten« (nach Entfernung der Huber-Nadel) keine Verbindung zwischen dem Kathetermaterial und der Hautoberfläche gibt.

Kinder und Jugendliche werden durch Ports in ihrem Körperbild und in ihrer Mobilität deutlich weniger beeinträchtigt als durch einen getunnelten Gefäßkatheter mit externem Anteil (Eintrittsstelle bis Hub).

Bereits einige Stunden nach der Entfernung der Portnadel aus dem subkutanen Reservoir können die Kinder baden (gebadet werden) oder schwimmen gehen. Insbesondere letzteres ist bei Kindern, die langfristig auf einen dauerhaften Venenzugang angewiesen sind, ein wichtiges Thema und Gegenstand kontroverser Diskussionen zwischen Ärzten, Patienten und ihren Familien (Miller et al. 2014).

Zweifelsohne kann auch die liegende Portnadel bei Zug am Infusionssystem aus dem subkutanen Reservoir dislozieren, wodurch es zu einem Paravasat kommen kann. In der Regel ist dies jedoch kein so dramatisches Ereignis wie die durch Zug von außen bedingte Dislokation eines Broviac-Katheters.

> **Praxistipp**
>
> Bei schlanken Kindern und Jugendlichen mit Port, die Sport treiben, kann ein angepasstes Schutzpolster unmittelbar über dem Reservoir vor Kontaktverletzungen schützen. Ein solches Polster ist ggf. auch am Sicherheitsgurt im Auto zu empfehlen.

16.3 Nachteile des Ports bei Kindern

Dauerhafte zentrale Venenkatheter werden in der Kinderonkologie insbesondere auch zur Vermeidung schmerzhafter Blutentnahmen eingesetzt. Ports haben gegenüber getunnelten, externalisierten Kathetern vom Typ Broviac/Hickman den Nachteil, dass sie zum Gebrauch mit einer rechtwinklig gebogenen Nadel mit speziellem Schliff (Haindl u. Muller 2012) »angestochen« werden müssen. Auch wenn der Punktionsschmerz bei elektiven Prozeduren mit ausreichender Vorlaufzeit mit einem Betäubungspflaster (z. B. Emla) abgeschwächt werden kann (Abdelkefi et al. 2004, Kerenyi et al. 2004), ist sowohl bei Kleinkindern als auch bei einigen älteren Kindern die Angst vor diesem Stich erheblich größer als der Schmerz.

Eine interessante Erfahrung in diesem Kontext ist die Gelassenheit von Kleinkindern mit Hemmkörperhämophilie, die sich in frühem Kindesalter an die Prozedur des Portanstechens gewöhnt haben und diese ganz entspannt und meist ohne Betäubungspflaster über sich ergehen lassen.

Der gleiche Schmerzreiz wird ganz unterschiedlich wahrgenommen und verarbeitet. Hier setzen kinderärztliche/-psychologische Interventionen bei Kindern an, bei denen die Angst vor dem Pikser »aus dem Ruder läuft«.

Es scheint (im Vergleich zum Broviac-Katheter) schwieriger zu sein, einen Patienten mit Port, von dem eine Blutstrominfektion ausgeht, erfolgreich in situ zu behandeln (Tercier et al. 2008, Raad et al. 2007, 2009, Allen et al. 2008).

Bei Kindern mit Krebserkrankung kann die primäre Wundheilung u. a. durch die Chemotherapie, aber auch durch den Mangel an Abwehrzellen gestört sein, was gelegentlich zu wenig ansehnlichen Narben nach Portanlage führt (Braam et al. 2013).

Kommt es zu einer Infektion der Porttasche, kann diese mitunter nicht sofort verschlossen werden, sondern muss sekundär unter einer geeigneten antiseptischen Wundpflege heilen (Simon et al. 2006). Hierdurch kann es zu Verzögerungen im Ablauf der Chemotherapie oder auch zu sekundären Blutstrominfektionen kommen.

Ports können bereits im Säuglingsalter implantiert werden. Allerdings handelt es sich hier um sehr kleine Modelle mit einem entsprechend kleinen subkutanen Reservoir. Da Kinder in den ersten Lebensjahren sehr schnell wachsen und zunehmen, kann es sein, dass ein so früh implantierter Port schon bald ausgetauscht werden muss. Insofern ist bei Säuglingen ein Broviac-/Hickman-Katheter meist die bessere Lösung.

> **Praxistipp**
>
> Bei der Implantation eines Ports bei Kindern mit akuter lymphatischer Leukämie (ALL) oder Jugendlichen mit höhergradigem Hodgkin-Lymphom sollte bedacht werden, dass die hoch dosierte und prolongierte Steroidtherapie oft zu einer massiven Gewichtszunahme führt. Auch dann sollte das subkutane Reservoir noch gut zu tasten/punktieren sein.

Bei jugendlichen Mädchen wird das Reservoir oft mit bester Absicht relativ weit lateral (in Richtung Axilla) implantiert. Das ist aus zwei Gründen von Nachteil: zum einen ist das Reservoir hier deutlich schwieriger zu palpieren und zu punktieren, zum anderen ist das Risiko einer Dislokation der Portnadel durch Bewegungen im Schultergelenk erhöht (Fallon et al. 2013).

16.4   Voraussetzung zur Portanlage

Selbstverständlich sollten die Vitalzeichen des Kindes bei Portanlage stabil sein, es sollte keine bakterielle Infektion vorliegen, deren Erreger den neu implantierten Port hämatogen besiedeln könnte. Die Thrombozytenzahl sollte über 50.000/µl liegen und die plasmatische Gerinnung sollte soweit in Ordnung sein, dass postoperative Blutungen unwahrscheinlich sind. Eine Granulozytopenie (<1000 Leukozyten/µl oder <500 Granulozyten/µl, z. B. zu Beginn der Induktionstherapie einer ALL) ist keine Kontraindikation für die Implantation eines Ports; gleichwohl erhöht sie wahrscheinlich das Risiko der früh-postoperativen Wundinfektionen (Handrup et al. 2010). Bevacizumab und andere antiangiogenetisch wirksame Therapeutika, von denen die postoperative Wundheilung deutlich beeinträchtigt wird, kommen bei Kindern nur sehr selten zum Einsatz (Erinjeri et al. 2011).

Bei Anlage eines Ports sollten maximale hygienische Barrieren eingesetzt werden, was sich bei Kindern in der Regel nur unter den Bedingungen einer Vollnarkose im aseptischen Operationssaal verwirklichen lässt.

16.5 Antibiotikaprophylaxe bei Portanlage

Ob bei immunsupprimierten pädiatrisch-onkologischen Patienten unmittelbar vor der Portimplantation eine perioperative Antibiotikaprophylaxe verabreicht werden sollte, kann nicht auf der Grundlage qualitativ hochwertiger kontrollierter Studien beantwortet werden (Prasad u. Ionnidis 2014). Bei Patienten mit Granulozytopenie und früher Implantation zu Beginn der Induktionstherapie wird empfohlen, eine perioperative Antibiotikaprophylaxe zu erwägen (Simon et al. 2013a). Wenn die behandelnden Ärzte sich für eine perioperative Prophylaxe entscheiden, sollte diese in der Regel nicht mit einem Glykopeptid, sondern z. B. mit Ampicillin-Sulbactam (50 mg/kg KG, max. 1,5 g) oder mit einem Cephalosporin der zweiten Generation (z. B. Cefuroxim, 50 mg/kg KG, max. 1,5 g) erfolgen und sich auf eine intravenöse Gabe 30–60 min vor dem Hautschnitt beschränken. In der GPOH-Umfrage von 2012 gaben 12 Zentren (41 %) an, ihren Patenten zur Portimplantation eine Antibiotikaprophylaxe zu verabreichen; immerhin 17 Zentren (59 %) haben diese Frage mit Nein beantwortet (Simon et al. 2013b).

16.6 Erstes Anstechen

Wenn dies aufgrund ungünstiger Gefäßverhältnisse erforderlich ist, kann der Port direkt im Operationssaal angestochen und anschließend genutzt werden.

Dieses Vorgehen ist für Kinder günstig, weil dann die erste Punktion nicht zusammen mit einem (ebenfalls schmerzhaften) Verbandswechsel in einem frisch operierten Gebiet erfolgt (erforderliche Palpation des Reservoirs). Drei Viertel (76 %) der Kliniken, die 2012 am GPOH-Survey teilgenommen haben, stechen den Port bereits das erste Mal im Operationssaal an (Simon et al. 2013b)

16.7 Liegedauer der Portnadel und Spülung des ruhenden Ports

Wird ein Port kontinuierlich (oder mehrmals täglich) benötigt, ist es in der Praxis üblich, dieselbe Portnadel bis zu 8 Tage im Reservoir zu belassen bzw. die Nadel bei unkompliziertem verlauf erst nach 8 Tagen (bzw. einmal pro Woche) zu wechseln.

Dies entspricht der gängigen Praxis in 79 % der Kliniken, die 2012 am GPOH-Survey teilgenommen haben (Simon et al. 2013b). Die Punktion des Reservoirs ist wahrscheinlich eine der kritischen Manipulationen, bei denen es zu einer Kontamination des Lumens kommen kann (Gapany et al. 2011). Daher ist die intermittierende Punktion des ruhenden Ports ausschließlich zum Zweck von Spülung und Block kritisch zu betrachten. Hierzu gibt es lediglich eine Studie bei Erwachsenen, die keinen Nachteil aufgezeigt hat, wenn der Port deutlich seltener als einmal pro Monat (vom Hersteller empfohlen) gespült wurde (Kuo et al. 2005). Immerhin punktieren und spülen 36 % der Zentren, die 2012 am GPOH-Survey teilgenommen haben, den Port überhaupt nicht, wenn er nicht aus anderen Gründen in Gebrauch ist (Simon et al. 2013b).

16.8 Hautantisepsis vor Portpunktion

Zur Hautantisepsis vor Punktion eines Ports bei Kindern sind Präparate mit höherem Alkoholanteil wenig geeignet, weil die Kinder sich dann über ein ‚Brennen' nach der Punktion beklagen. Daher wird in vielen Kliniken Octenisept zur Hautantisepsis verwendet, obwohl es für diese Indikation nicht zugelassen ist (Hubner et al. 2010). Polyvidonjod 10 % in wässriger Lösung ist prinzipiell ebenfalls geeignet (Simon et al. 2013b). Gerade bei weinenden Kindern kann es eine echte Herausforderung für das Behandlungsteam sein, die Einwirkzeit von Antiseptika (bei dieser Indikation meist 1 min) konsequent einzuhalten. Eine Strategie ist, die Punktionsstelle durch ein mit einem Antiseptikum getränkten sterilen Gazetupfer abzudecken und das Kind zwischenzeitlich spielerisch abzulenken, während das Antiseptikum einwirkt.

16.9 Spülung des Ports nach Blutentnahmen

Insbesondere nach Blutentnahmen, jedoch auch nach der Verabreichung von Medikamenten über den Port ist auf eine ausreichende Spülung des Katheterlumens zu achten, damit keine Blut oder Medikamentenreste darin verbleiben. In der Regel wird hierzu auch bei kleinen Kindern ein Spülvolumen von 10 ml empfohlen (Simon et al. 2013a).

Vorkonfektionierte Kochsalzspritzen (0,9 %) mit sterilem Inhalt Wegen des gut charakterisierten und klinisch relevanten Risikos einer Kontamination von Spülspritzen beim Aufziehen (Vonberg u. Gastmeier 2007, Stucki et al. 2009, Austin u. Elia 2009) könnte die Verwendung vorkonfektionierter Kochsalzspritzen mit sterilem Inhalt durchaus von Vorteil sein.

In einer Studie aus einem internistisch onkologischen Behandlungszentrum in Italien (718 Ports) halbierte sich der Anteil der Patienten mit Portinfektion nach Einführung der steril vorkonfektionierten Einmalspritzen (Bertoglio et al. 2013). In einer eigenen Studie, die zur Publikation eingereicht ist, wurde der Einsatz solcher Spülspritzen vom Behandlungsteam sehr positiv bewertet. Die vorkonfektionierten Spülspritzen waren Bestandteil eines Präventionsbündels, durch dessen Anwendung die Rate an Blutstrominfektionen in einer kinderonkologischen Abteilung gesenkt werden konnte. Vorkonfektionierte Spülspritzen waren 2012 in 21 % der Zentren in Gebrauch, die am GPOH-Survey teilgenommen haben.

> **Praxistipp**
>
> Bevor ein Port mit erhöhtem Druck angespült wird, müssen einfache mechanische Ursachen für den erhöhten Infusionswiderstand ausgeschlossen werden (z. B. Abknicken oder Verdrehung der Infusionsleitung, Malposition der Portnadel).

Wer einen nur schwer spülbaren Port mit einer 1-ml- oder 2-ml-Spritze anspült, sollte sich darüber im Klaren sein, dass der Katheter bei zu hohem Druck platzen oder vom subkutanen Reservoir abgesprengt werden kann. Je kleiner die Fläche des Spritzenstempels, desto höher ist der bei forcierter Injektion erzeugte Druck.

16.10 Heparinblock

Ohne dass diese Strategie in prospektiv randomisierten Studien abgesichert wurde, wird in den meisten Zentren der Port nach dem Spülen mit einer Heparinlösung (in der Regel 100 U/ml) geblockt. Dies ist in 90 % der Zentren gängige Praxis, die 2012 am GPOH-Survey teilgenommen haben (Simon et al. 2013b). Der Zusatz eines Antikoagulans (z. B. Heparin, Citrat) zur Blocklösung soll vor allem verhindern, dass Blutkoagel im Katheterlumen verbleiben. Zwei randomisierte Studien zu dieser Frage liegen für erwachsene Krebspatienten vor und zeigten keine Vorteile für den Zusatz von Heparin zur Blocklösung (Goossens et al. 2013, Bertoglio et al 2012). Rosenbluth et al. (2014) konnten in einer aktuellen Untersuchung zeigen, dass die Reduktion der Heparinkonzentration von 100 U/ml auf 10 U/ml keine nachteiligen Konsequenzen hat. Allerdings sollte Heparin zum Blocken eines Ports nicht manuell »angemischt«, sondern ausschließlich aus einem patientenbezogen Einmalgebinde (z. B. aus einer 5-ml-Ampulle Heparin 100 U/ml) unter aseptischen Kautelen entnommen werden. Reste sind sofort zu verwerfen (Simon et al. 2013a, Vonberg u. Gastmeier 2007).

16.11 Äthanolblock

Die Kontamination einer Infusionslösung oder die Einschleppung eines Hautkeims in das Port-Reservoir bei der Punktion kann eine Kolonisation der inneren Oberfläche Ports zur Folge haben, aus der im weiteren Verlauf eine Infektion des Patienten hervorgeht. Nahezu alle in diesem Kontext relevanten Infektionserreger bilden an der Grenze zu Kunststoffoberflächen Biofilme aus (Donlan 2011). In einen Biofilm eingebettete Infektionserreger sind durch eine konventionelle Antibiotikatherapie in der Regel nicht zu beseitigen. Die einzige bislang in klinischen Studien erprobte Methode, einen vorhandenen Biofilm zu zerstören bzw. abzulösen, ist der Äthanolblock (Balestrino et al. 2009). Dabei wird reiner medizinischer Alkohol (z. B. 1 ml 98 %) mit sterilem Aqua dest. (0,4 ml) zu einer Endkonzentration von 70 % verdünnt und in das Katheterlumen instilliert. Nach einer Verweildauer (»dwell time«) von mindestens 2 h wird der Äthanolblock entweder aspiriert oder in die Blutbahn des Patienten gespült (Wolf et al. 2013, Maiefski et al. 2009).

Eine aktuelle Übersichtsarbeit zum Einsatz des Äthanolblocks zur Prävention und zur adjuvanten Therapie katheterassoziierter Blutsstrominfektionen (Tan et al. 2014) weist im Abschnitt zur Prophylaxe eine pädiatrische Studie aus, in die 12 Kinder mit Port eingeschlossen wurden (Kayton et al. 2010). Es handelte sich um Kinder mit Neuroblastom unter einer Antikörpertherapie. Diese Studie wurde vorzeitig beendet, weil es bei 3 von 12 eingeschlossenen Kindern zu einer mechanischen Okklusion des Ports kam. In allen 3 Fällen musste der Port explantiert werden, bei einem der Kinder kam es zu einer Fraktur des Katheters und einer Katheter(fragment) dislokation in den rechten Ventrikel. Das Problem an dieser Studie war nicht eine Materialunverträglichkeit, sondern der Versuch, den Äthanolblock in jedem Fall zu aspirieren. Das Katheterlumen und auch das subkutane Reservoir des Ports (Kayton et al. 2010) können bei Aspiration des Äthanolblocks durch denaturiertes Blut irreversibel verschlossen werden (Dannenberg et al. 2003). Daher wird von einigen Autoren empfohlen, den Äthanolblock nicht zu aspirieren, sondern mit steriler Kochsalzlösung aus dem Katheterlumen in die Blutbahn des Patienten zu spülen (Valentine 2011, McGrath et al. 2011).

Die oben genannte Übersicht (Tan et al. 2014) subsummiert im Abschnitt zum adjuvanten therapeutischen Einsatz des Äthanolblocks die Ergebnisse von 4 retrospektive Fallanalysen mit pädiatrischen Patienten (Valentine 2011, McGrath et al. 2011, Onland et al. 2006, Rajpurkar et al. 2014), in die 49 Kinder mit Ports eingeschlossen wurden. Zum Beispiel beinhaltet die retrospektive Fallserie von McGrath et al. (2011) Daten von 19 Kindern und Jugendlichen mit Portkatheter, deren Infektion zusammen mit systemischen Antibiotika erfolgreich und ohne Portexplantation behandelt wurde.

Muss der Äthanolblock bei nichtrückläufigem Port nach Ablauf der Verweildauer injiziert werden, kann dies zu Fieber und akutem Blutdruckabfall führen (mit Bakterien oder ihren Endotoxinen beladene Biofilmfragmente gelangen in den Blutkreislauf). Daher sollten die Patienten in einem solchen Fall für mindestens 30 min überwacht werden. Die hierbei systemisch applizierte Äthanolmenge (von

1–2 ml) ist klinisch nicht relevant. Eine (auch in vitro) noch ungeklärte Frage ist, ob die Integrität der Portmembran durch die Exposition gegenüber 70 %igem Äthanol beeinträchtigt wird.

16.12 Taurolidin

Eine Reihe von Studien belegen den präventiven Nutzen einer Blockung des dauerhaften zentralen Gefäßkatheters mit einer taurolidinhaltigen Blocklösung in Bezug auf eine Senkung der Inzidenzdichte katheterassoziierter Blutstrominfektionen (Chu et al. 2012, Handrup et al. 2012, Toure et al. 2012, Handrup et al. 2013, Dumichen et al. 2012, Bisseling et al. 2010). Taurolidin ist eine chemisch modifizierte, nichttoxische Aminosäure mit breitem antimikrobiellen Wirkspektrum, die – wenn sie in den Blutkreislauf gelangt – zu Taurin abgebaut wird. Die Mindestverweildauer des Taurolidinblocks im Katheterlumen beträgt 4 h (Schlicht et al. 2009). In der prospektiv randomisierten Studie von Möller-Handrup et al. handelte es sich um insgesamt n = 113 (Handruop et al. 2013), bei Simon et al. um n = 130 pädiatrisch-onkologische Patienten mit Port (Simon et al. 2008a), von denen jeweils die Hälfte mit Taurolidin geblockt wurde. Am eigenen Zentrum werden alle Ports mit Taurolidin geblockt (TauroLock; Tauro Implant GmbH, Winsen an der Luhe), weil wir aufgrund der offenen Frage der Kompatibilität mit der Portmembran bislang in der Regel keine Äthanolblocktherapie beim Port durchführen.

16.13 Surveillance von Komplikationen

Für die Surveillance von Blutstrominfektionen (BSI) bei Kindern und Jugendlichen mit Port ist die Anwendung geeigneter Definitionen (Simon et al. 20008b, Amman et al. 2010) und ein Konsens in der Zuordnung der Ereignisse (Beutel u. Simon 2005) zwischen den Mitarbeitern, die die Primärdaten der entsprechenden Ereignisse erfassen, und den behandelnden Ärzten erforderlich (Sexton et al. 2010). In der Kinderonkologie ist es nicht üblich, bei Kindern mit Port und Fieber zeitnah sowohl zentral-

als auch periphervenöse Blutkulturen abzunehmen. In der Regel wird bei rückläufigem Port lediglich ein Blutkulturpaar (aerob und anaerob) aus dem Port entnommen und dann unmittelbar eine empirische intravenöse Antibiotikatherapie über den Port gestartet (Simon et al. 2013a, b, 2008b, Agyeman et al. 2011, 2014).

In der Mehrzahl der Fälle lassen sich portassoziierte Blutstrominfektionen erfolgreich in situ behandeln (Hengartner et al. 2004, Simon et al. 2008b; ► Kap. 17). In der pädiatrischen Onkologie spielen »kommensale Hautkeime« (v. a. CoNS, koagulasenegative Staphylokokken) eine wichtige Rolle als Erreger von Blutstrominfektionen. Im Unterschied zu anderen pädiatrischen Patientenkollektiven findet sich ein erheblicher Anteil von vergrünenden Streptokokken (10–15 %) unter den grampositiven Erregern von BSI (Simon et al. 2008b, Agyeman et al. 2014, Miedema et al. 2013, Newman et al. 2012. Dies gilt insbesondere für Patienten mit chemotherapieinduzierter Entzündung der oropharyngealen und/oder der gastrointestinalen Schleimhaut Mukositis), z. B. während der Induktionstherapie einer akuten myeloischen Leukämie (Lehrnbecher et al. 2012, Lewis et al. 2014, Johannsen et al. 2013).

Newman et al. (2012) fanden im Vergleich mit Patienten mit Hickman-Kathetern bei pädiatrisch-onkologischen Patienten mit Port häufiger CoNS als Erreger von Bakteriämien. Agyeman et al. (2014) untersuchten in der multizentrischen SPOG-2003-Studie mikrobiologisch definierte Infektionen bei Kindern mit febriler Granulozytopenie und bestimmten in diesem Kontext bei 33 blutkulturpositiven Infektionen eines Zentrums die »time-to-positivity« von aus dem CVAD (»central venous access device«) abgenommenen Blutkulturen. Interessanterweise waren 27 von 33 Blutkulturen (82 %) innerhalb von 24 h positiv; bei den Kulturen mit einer Time-to-Positivity >18 h handelte es sich um Blutstrominfektionen durch CoNS (Median 19,8 h; Interquartilsabstand, IQR 12,2–39 h).

Leider gibt es keineswegs in allen pädiatrischen Zentren, die Kinder und Jugendliche mit Portkatheter behandeln, eine prospektive Surveillance von Blutstrominfektionen (Simon et al. 2013a). Außerdem werden die meisten anderen Komplikationen wie z. B. Hämatome oder Paravasate nach Disloka-

tion der Huber-Nadel, mechanische Komplikationen (Verschluss, Katheterfraktur, Ablösung des Katheters vom Reservoir, Dislokation/Rotation des subkutanen Reservoirs) und portassoziierte Thrombosen nicht systematisch erfasst. In erster Linie fehlt hierzu – wie auch bei der Infektionssurveillance – das erforderliche Personal zur Erfassung der Primärdaten. Daher können die meisten Zentren zur Inzidenzdichte dieser Komplikationen in ihrem Patientenkollektiv keine genaue Auskunft geben.

16.14 Portkatheter bei nichtonkologischen Kindern und Jugendlichen

16.14.1 Mukoviszidose (zystische Fibrose)

Obwohl bei Patienten mit Mukoviszidose (zystischer Fibrose, CF) Ports als sichere und dauerhaft zugängliche Gefäßkatheter z. B. im Rahmen der ambulanten Antibiotikatherapie (»Heimtherapie«) (Klettke et al. 1999) eingesetzt werden (Deerojanawong et al. 1998, Wesenberg et al. 1993, Munck et al. 2004, Royle et al. 2008), gibt es aus dieser Patientenpopulation bislang keine prospektiv randomisierten Studien zu Nutzen und Risiken des Einsatzes von Portkathetern (A-Rahman u. Spencer 2012).

> **Praxistipp**
>
> Mitunter werden portassoziierte Blutstrominfektionen durch opportunistische Erreger beobachtet, mit denen die Atemwege dieser (hustenden!) Patienten chronisch besiedelt sind (Ratnalingham et al. 2002). Die Patienten sollten daher beim Anstechen des Ports immer einen Mund-Nasen-Schutz tragen.

Bei Patienten mit CF und Port scheint die Rate der katheterassoziierten Thrombosen erhöht zu sein (Deerojanawong et al. 1998, Sola et al. 1992). Die Entscheidung für eine prophylaktische Antikoagulation muss gegen das Risiko unerwünschter Wirkungen abgewogen werden (z. B. Hämoptysen; Aitken u. Tonelli 2000).

16.14.2 Hämophilie, Hemmkörperhämophilie

Säuglinge und Kleinkinder mit Hämophilie A oder B oder einem anderen sehr seltenen Gerinnungsfaktormangel profitieren, wenn sie regelmäßig substituiert werden müssen, von einem dauerhaft implantierten zentralen Venenkatheter (Valentino et al. 2004). Bei Säuglingen und Kleinkindern vor dem 3. Lebensjahr kommen oft Broviac-Katheter zum Einsatz, insbesondere, wenn aufgrund einer Hemmkörperhämophilie zur Immuntoleranztherapie bis zu mehrmals täglich ein Gerinnungsfaktor in hoher Dosis gegeben werden muss (Mancuso et al. 2008). Bei seltener Substitution (mehrmals wöchentlich oder bei Bedarf) ist ein Port für diese Kinder eine ausgezeichnete Option des sicheren venösen Zugangs. In der Regel gelingt es, die Eltern sorgfältig in Bezug auf den Umgang mit dem Port (inklusive der Punktion) anzuleiten, bis sie zu Hause selbstständig den Faktor spritzen können. Wenn die Kinder älter werden, kann die Faktorsubstitution oft über periphere Venen erfolgen und der Port ist entbehrlich. Paradoxerweise kann es unter der Faktorsubstitution auch bei »Blutern«, bei denen ansonsten Blutungen in Weichteile, Muskeln, Gelenke im Vordergrund stehen, zu ausgedehnten katheterassoziierten Thrombosen kommen (Journeycake et al. 2001, Ljung 2007).

In einer aktuellen Studie aus dem Royal Children's Hospital in Melbourne (81 Katheter bei 56 Patienten) betrug die mediane Nutzungsdauer der Katheter 3,4 Jahre (Liegedauer eines Katheters bis zu 9 Jahre). Im Verlauf kam es bei 46 % der Katheter (52 % der Patienten) zu einer Blutstrominfektion. Die Inzidenzdichte war mit 0,42 pro 1000 Kathetertage jedoch sehr niedrig und in 74 % konnte die Infektion erfolgreich über den Katheter behandelt werden (Yeoh et al. 2013).

16.14.3 Sichelzellanämie

Patienten mit homozygoter Sichelzellanämie (HbS) benötigen einen venösen Zugang zur Behandlung von Schmerzkrisen und systemischen Infektionen (bei funktioneller Asplenie) und ggf. zur Bluttransfusion z. B. bei akuter Hämolyse im Rahmen der Sichelzellkrise, bei Infektion mit dem humanen Parvoviurs B19 mit transienter Aplasie der roten Vorstufen im Knochenmark oder im Rahmen eines regelmäßigen (monatlichen) Transfusionsregimes (Bartram et al. 2011).

In diesem Kontext haben sich Portkatheter auch bei Patienten mit HbS außerordentlich bewährt, wenn sie mit der gleichen Sorgfalt »gepflegt« werden wie bei onkologischen Patienten. Bei Patienten mit HbS sind bei Vollnarkosen spezielle Vorkehrungen zu treffen, damit es nicht zu perioperativen Komplikationen durch die Grunderkrankung kommt. Dies muss vom Anästhesisten bei der Implantation des Ports bedacht werden. Abdul-Rauf et al. (1995) fanden in einer retrospektiven Verlaufsanalyse von 25 Patienten eine Verschlussrate von 0,29/1000 Kathetertage (bei 8 % aller Patienten) und eine Inzidenzdichte (ID) katheterassoziierter Blutstrominfektionen von 0,86/1000 Kathetertage (bei 32 % mindestens ein Ereignis). Drei von insgesamt 31 Kathetern mussten vorzeitig explantiert werden. In einer aktuellen Fallserie aus London (Bartram et al. 2011) wurde der Verlauf von 7 Kindern mit HbS und Port über eine Gesamtdauer von 9 Jahren analysiert. Das mediane Alter bei Implantation lag bei 6,3 Jahren (3–15 Jahre), die ID portassoziierter Blutstrominfektionen war mit 0,2/1000 Kathetertage sehr niedrig und es wurde keine symptomatische portassoziierte Thrombose beobachtet. Im Median war derselbe Port 3,7 Jahre in Gebrauch (1,3–7,5 Jahre).

16.15 Anwendung außerhalb pädiatrischer Zentren

Niedergelassenen Kinderärzten, die nicht mit der Anwendung von Portkathetern vertraut sind, sollte vom Behandlungszentrum entsprechende Standardarbeitsanweisungen und auch ein »Hands-on-Training« angeboten werden (Wallace et al. 2012).

Auch bei Kindern, die eine mehrwöchige ambulante Strahlentherapie erhalten und für die Bestrahlung sediert werden müssen, haben sich Portkatheter als sicherer intravenöser Zugang bewährt (Bratton et al. 2014). Ein enger Kontakt und niederschwellige Rücksprache mit den behandelnden Kinderonkologen erhöhen zusätzlich die Behandlungssicherheit für diese Patienten.

16.16 Portassoziierte Thrombosen

Der intravasale Anteil des Portkatheters erhöht als Fremdkörper das Risiko venöser Thrombosen. Da die Gefäße bei Kindern kleinlumiger und daher das Verhältnis Katheterdurchmesser/Gefäßdurchmesser ungünstiger ist als bei Erwachsenen, ist eigentlich mit einer höheren Rate symptomatischer Thrombosen bei Kindern mit Port zu rechnen (Revel-Vilk et al. 2010a). Tatsächlich sind jedoch auch bei kinderonkologischen Patienten symptomatische portkatheterassoziierte Thrombosen selten (Albisetti et al. 2013) und daraus hervorgehende postthrombotische Syndrome im Abflussgebiet der V. cava superior eine Rarität (Albisetti et al. 2013, Revel-Vilk et al. 2010b). Der prophylaktische Einsatz z. B. von Enoxaparin wird bei kinderonkologischen Patienten mit Port kritisch gesehen und ist immer noch eine individualmedizinische Entscheidung (Risikoprofil der Chemotherapie, Familienanamnese, hereditäre Thrombophilie, klinischer Verlauf).

Bei Verdacht erfolgt eine Dopplersonografie der Gefäße und ggf. zeitnah eine gadoliniumgestützte Magnetresonanzangiografie, in der sich die Ausdehnung der Thrombose sensitiv und ohne Strahlenbelastung darstellen lässt (Shankar et al. 2002).

Zur lokalen Lyse wird Urokinase (Simon et al. 2013a) und ggf. auch Alteplase eingesetzt (Anderson et al. 2013, Jacobs et al. 2001), die Patienten erhalten Enoxaparin (2-mal täglich zur Therapie, später 3 Monate 1-mal täglich zur Prophylaxe). In den meisten Fällen wird der Port im Verlauf explantiert. In jedem Fall sollten in diesem Kontext auch Blutkulturen aus dem Port abgenommen werden, weil die Kolonisation des Katheters mit CoNS wahrscheinlich die Entstehung von Thromben begünstigt (Rowan et al. 2013).

Literatur

Abdelkefi A, Abdennebi YB, Mellouli F et al. (2004) Effectiveness of fixed 50 % nitrous oxide oxygen mixture and EMLA cream for insertion of central venous catheters in children. Pediatr Blood Cancer 43: 777–779

Abdul-Rauf A, Gauderer M, Chiarucci K, Berman B (1995) Long-term central venous access in patients with sickle cell disease. Incidence of thrombotic and infectious complications. J Pediatr Hematol Oncol 17: 342–345

Adler A, Yaniv I, Steinberg R et al. (2006a) Infectious complications of implantable ports and Hickman catheters in paediatric haematology-oncology patients. J Hosp Infect 62: 358–365

Adler A, Yaniv I, Solter E et al. (2006b) Catheter-associated bloodstream infections in pediatric hematology-oncology patients: factors associated with catheter removal and recurrence. J Pediatr Hematol Oncol 28: 23–28

Agyeman P, Aebi C, Hirt A et al. (2011) Predicting Bacteremia in Children With Cancer and Fever in Chemotherapy-induced Neutropenia: Results of the Prospective Multicenter SPOG 2003 FN Study. Pediatr Infect Dis J

Agyeman P, Kontny U, Nadal D et al. (2014) A prospective multicenter SPOG 2003 FN study of microbiologically defined infections in pediatric cancer patients with fever and neutropenia. Pediatr Infect Dis J Pediatr 33(9): e219–e225

Aitken ML, Tonelli MR (2000) Complications of indwelling catheters in cystic fibrosis: a 10-year review. Chest 118: 1598–1602

A-Rahman AK, Spencer D (2012) Totally implantable vascular access devices for cystic fibrosis. Cochrane Database Syst Rev 5: CD004111

Albisetti M, Kellenberger CJ, Bergstrasser E et al. (2013) Port-a-cath-related thrombosis and postthrombotic syndrome in pediatric oncology patients. J Pediatr 163: 1340–1346

Alexander N (2010) Question 3. Do portacaths or Hickman lines have a higher risk of catheter-related bloodstream infections in children with leukaemia? Arch Dis Child 2010;95: 239–241

Allen RC, Holdsworth MT, Johnson CA et al. (2008) Risk determinants for catheter-associated blood stream infections in children and young adults with cancer. Pediatr Blood Cancer 51: 53–58

Ammann RA, Bodmer N, Hirt A et al. (2010) Predicting adverse events in children with fever and chemotherapy-induced neutropenia: the prospective multicenter SPOG 2003 FN study. J Clin Oncol 28: 2008–2014

Anderson DM, Pesaturo KA, Casavant J, Ramsey EZ (2013) Alteplase for the treatment of catheter occlusion in pediatric patients. Ann Pharmacother 47: 405–409

Austin PD, Elia M (2009) A systematic review and meta-analysis of the risk of microbial contamination of aseptically prepared doses in different environments. J Pharm Pharm Sci 12: 233–242

Balestrino D, Souweine B, Charbonnel N et al. (2009) Eradication of microorganisms embedded in biofilm by an ethanol-based catheter lock solution. Nephrol Dial Transplant 24: 3204–3209

Bartram JL, O'Driscoll S, Kulasekararaj AG et al. (2011) Portacaths are safe for long-term regular blood transfusion in children with sickle cell anaemia. Arch Dis Child 96: 1082–1084

Bertoglio S, Rezzo R, Merlo FD et al. (2013) Pre-filled normal saline syringes to reduce totally implantable venous access device-associated bloodstream infection: a single institution pilot study. J Hosp Infect 84: 85–88

Bertoglio S, Solari N, Meszaros P et al.(2012) Efficacy of normal saline versus heparinized saline solution for locking catheters of totally implantable long-term central vascular access devices in adult cancer patients. Cancer Nurs 35: E35–42

Beutel K, Simon A (2005) Diagnostic and management of central venous line infections in pediatric cancer patients. Klin Padiatr 217: 91–100

Bisseling TM, Willems MC, Versleijen MW et al. (2010) Tauro-lidine lock is highly effective in preventing catheter-relat-ed bloodstream infections in patients on home parenteral nutrition: a heparin-controlled prospective trial. Clin Nutr 29: 464–468

Braam KI, Veening MA, Schouten-van Meeteren AY et al. (2013) Totally implantable venous access device in children with cancer lead to disfiguring scar. Pediatr Hematol Oncol 30: 154–164

Bratton J, Johnstone PA, McMullen KP (2014) Outpatient management of vascular access devices in children receiving radiotherapy: Complications and morbidity. Pediatr Blood Cancer 61: 499–501

Broviac JW, Cole JJ, Scribner BH (1973) A silicone rubber atrial catheter for prolonged parenteral alimentation. Surg Gynecol Obstet 136: 602–606

Cecinati V, Brescia L, Tagliaferri L et al. (2012) Catheter-related infections in pediatric patients with cancer. Eur J Clin Microbiol Infect Dis 31: 2869–2877

Chu HP, Brind J, Tomar R, Hill S (2012) Significant reduction in central venous catheter-related bloodstream infec-tions in children on HPN after starting treatment with taurolidine line lock. J Pediatr Gastroenterol Nutr 55: 403–407

Dahl HD, Hengstmann JH, Bode U, Hansen H (1986) Clinical application of a totally implantable catheter system. Dtsch Med Wochenschr 111: 88–92

Dannenberg C, Bierbach U, Rothe A et al. (2003) Ethanol-lock technique in the treatment of bloodstream infections in pediatric oncology patients with broviac catheter. J Pediatr Hematol Oncol 25: 616–621

Deerojanawong J, Sawyer SM, Fink AM et al. (1998) Totally implantable venous access devices in children with cystic fibrosis: incidence and type of complications. Thorax 53: 285–289

Donlan RM (2011) Biofilm elimination on intravascular catheters: important considerations for the infectious disease practitioner. Clin Infect Dis 52: 1038–1045

Dumichen MJ, Seeger K, Lode HN et al. (2012) Randomized controlled trial of taurolidine citrate versus heparin as catheter lock solution in paediatric patients with haematological malignancies. J Hosp Infect 80: 304–309

Elihu A, Gollin G (2007) Complications of implanted central venous catheters in neutropenic children. Am Surg 73: 1079–1082

Erinjeri JP, Fong AJ, Kemeny NE et al. (2011) Timing of administration of bevacizumab chemotherapy affects wound healing after chest wall port placement. Cancer 117: 1296–1301

Fallon SC, Larimer EL, Gwilliam NR et al. (2013) Increased complication rates associated with Port-a-Cath placement in pediatric patients: location matters. J Pediatr Surg 48: 1263–1268

Gapany C, Tercier S, Diezi M et al. (2011) Frequent accesses to totally implanted vascular ports in pediatric oncology patients are associated with higher infection rates. J Vasc Access 12: 207–210

Goossens GA et al. (2013) Comparing normal saline versus diluted heparin to lock non – valved totally implantable venous access devices in cancer patients: a randomized, non inferiority, open trial. Ann Oncol 00: 1–8

Haindl H, Muller H (2012) An atraumatic needle for the punc-ture of ports and pumps. Klin Wochenschr 66: 1006–1009

Handrup MM, Fuursted K, Funch P et al. (2012) Biofilm forma-tion in long-term central venous catheters in children with cancer: a randomized controlled open-labelled trial of taurolidine versus heparin. APMIS 120: 794–801

Handrup MM, Moller JK, Frydenberg M, Schroder H (2010) Placing of tunneled central venous catheters prior to induction chemotherapy in children with acute lympho-blastic leukemia. Pediatr Blood Cancer 55: 309–313

Handrup MM, Moller JK, Schroder H (2013) Central venous catheters and catheter locks in children with cancer: a prospective randomized trial of taurolidine versus heparin. Pediatr Blood Cancer 60: 1292–1298

Hengartner H, Berger C, Nadal D et al. (2004) Port-A-Cath infec-tions in children with cancer. Eur J Cancer 40: 2452–2458

Hickman RO, Buckner CD, Clift RA et al. (1979) A modified right atrial catheter for access to the venous system in marrow transplant recipients. Surg Gynecol Obstet 148: 871–875

Hubner NO, Siebert J, Kramer A (2010) Octenidine dihydro-chloride, a modern antiseptic for skin, mucous mem-branes and wounds. Skin Pharmacol Physiol 23: 244–258

Hung IF, To KK, Lee CK et al. (2010) Effect of clinical and viro-logical parameters on the level of neutralizing antibody against pandemic influenza A Virus H1N1 2009. Clin Infect Dis 51: 274–279

Hung MC, Chen CJ, Wu KG et al. (2009) Subcutaneously implanted central venous access device infection in pediatric patients with cancer. J Microbiol Immunol Infect 42: 166–171

Jacobs BR, Haygood M, Hingl J (2001) Recombinant tissue plasminogen activator in the treatment of central venous catheter occlusion in children. J Pediatr 139: 593–596

Johannsen KH, Handrup MM, Lausen B et al. (2013) High frequency of streptococcal bacteraemia during childhood AML therapy irrespective of dose of cytarabine. Pediatr Blood Cancer 60: 1154–1160

Journeycake JM, Quinn CT, Miller KL et al. (2001) Catheter-related deep venous thrombosis in children with hemo-philia. Blood 98: 1727–1731

Kayton ML, Garmey EG, Ishill NM et al. (2010) Preliminary results of a phase I trial of prophylactic ethanol-lock administration to prevent mediport catheter-related bloodstream infections. J Pediatr Surg 45: 1961–1966

Kerenyi M, Batai R, Juhasz V, Batai I (2004) Lidocaine/prilocaine cream (EMLA) has an antibacterial effect in vitro. J Hosp Infect 56: 75–76

Klettke U, Magdorf K, Staab D et al. (1999) Ambulatory vs. inpatient intravenous antibiotic therapy in mucoviscidosis patients – a controlled study. Pneumologie 53: 31–36

Kuo YS, Schwartz B, Santiago J et al. (2005) How often should a port-A-cath be flushed? Cancer Invest 23: 582–585

Lehrnbecher T, Phillips R, Alexander S et al. (2012) Guideline for the management of fever and neutropenia in children with cancer and/or undergoing hematopoietic stem-cell transplantation. J Clin Oncol 30(35): 4427–4438

Lewis V, Yanofsky R, Mitchell D et al. (2014) Predictors and outcomes of viridans group streptococcal infections in pediatric acute myeloid leukemia: from the canadian infections in AML Research Group. Pediatr Infect Dis J 33: 126–129

Ljung R (2007) The risk associated with indwelling catheters in children with haemophilia. Br J Haematol 138: 580–586

Maiefski M, Rupp ME, Hermsen ED (2009) Ethanol lock technique: review of the literature. Infect Control Hosp Epidemiol 30: 1096–1108

Mancuso ME, Mannucci PM, Sartori A et al. (2008) Feasibility of prophylaxis and immune tolerance induction regimens in haemophilic children using fully implantable central venous catheters. Br J Haematol 141: 689–695

McGrath EJ, Salloum R, Chen X et al. (2011) Short-dwell ethanol lock therapy in children is associated with increased clearance of central line-associated bloodstream infections. Clin Pediatr (Phila) 50: 943–951

McLean TW, Fisher CJ, Snively BM, Chauvenet AR (2005) Central venous lines in children with lesser risk acute lymphoblastic leukemia: optimal type and timing of placement. J Clin Oncol 23: 3024–3029

Miedema KG, Winter RH, Ammann RA et al. (2013) Bacteria causing bacteremia in pediatric cancer patients presenting with febrile neutropenia – species distribution and susceptibility patterns. Support Care Cancer 21: 2417–2426

Miller J, Dalton MK, Duggan C et al. (2014) Going with the flow or swimming against the tide: should children with central venous catheters swim? Nutr Clin Pract 29: 97–109

Munck A, Malbezin S, Bloch J et al. (2004) Follow-up of 452 totally implantable vascular devices in cystic fibrosis patients. Eur Respir J 23: 430–434

Newman N, Issa A, Greenberg D et al. (2012) Central venous catheter-associated bloodstream infections. Pediatr Blood Cancer 59: 410–414

Niederhuber JE, Ensminger W, Gyves JW et al. (1982) Totally implanted venous and arterial access system to replace external catheters in cancer treatment. Surgery 92: 706–712

Onland W, Shin CE, Fustar S et al. (2006) Rushing T, Wong WY. Ethanol-lock technique for persistent bacteremia of long-term intravascular devices in pediatric patients. Arch Pediatr Adolesc Med 160: 1049–1053

Prasad V, Ioannidis JP (2014) Evidence-based de-implementation for contradicted, unproven, and aspiring healthcare practices. Implement Sci 2014;9: 1

Raad I, Hachem R, Hanna H et al. (2007) Sources and outcome of bloodstream infections in cancer patients: the role of central venous catheters. Eur J Clin Microbiol Infect Dis 26: 549–556

Raad I, Kassar R, Ghannam D et al. (2009) Management of the catheter in documented catheter-related coagulase-negative staphylococcal bacteremia: remove or retain? Clin Infect Dis 49: 1187–1194

Rajpurkar M, McGrath E, Joyce J et al. (2014) Therapeutic and prophylactic ethanol lock therapy in patients with bleeding disorders. Haemophilia 20: 52–57

Ratnalingham RA, Peckham D, Denton M et al. (2002) Stenotrophomonas maltophilia bacteraemia in two patients with cystic fibrosis associated with totally implantable venous access devices. J Infect 44: 53–55

Revel-Vilk S, Yacobovich J, Tamary H et al. (2010a) Risk factors for central venous catheter thrombotic complications in children and adolescents with cancer. Cancer 116: 4197–4205

Revel-Vilk S, Menahem M, Stoffer C, Weintraub M (2010b) Post-thrombotic syndrome after central venous catheter removal in childhood cancer survivors is associated with a history of obstruction. Pediatr Blood Cancer 55: 153–156

Rinke ML, Milstone AM, Chen AR et al. (2013) Ambulatory pediatric oncology CLABSIs: Epidemiology and risk factors. Pediatr Blood Cancer 60(11): 1882–1889

Rosenbluth G, Tsang L, Vittinghoff E et al. (2014) Impact of decreased heparin dose for flush-lock of implanted venous access ports in pediatric oncology patients. Pediatr Blood Cancer 2014;61: 855–858

Rowan CM, Miller KE, Beardsley AL et al. (2013) Alteplase use for malfunctioning central venous catheters correlates with catheter-associated bloodstream infections. Pediatr Crit Care Med 14: 306–309

Royle TJ, Davies RE, Gannon MX (2008) Totally implantable venous access devices – 20 years' experience of implantation in cystic fibrosis patients. Ann R Coll Surg Engl 90: 679–684

Schlicht A, Fleischhack G, Herdeis C, Simon A (2009) In vitro investigation of the exposure time necessary to yield a 5 log reduction of clinicall relevant bacteria by a taurolidine containing antimicrobial catheter lock solution. Hygiene & Medizin 34: 343–345

Sexton DJ, Chen LF, Anderson DJ (2010) Current definitions of central line-associated bloodstream infection: is the emperor wearing clothes? Infect Control Hosp Epidemiol 31: 1286–1289

Shankar KR, Abernethy LJ, Das KS et al. (2002)Magnetic resonance venography in assessing venous patency after multiple venous catheters. J Pediatr Surg 37: 175–179

Simon A, Sofka K, Wiszniewsky G et al. (2006) Wound care with antibacterial honey (Medihoney) in pediatric hematology-oncology. Support Care Cancer 14: 91–97

Simon A, Ammann RA, Wiszniewsky G et al. (2008a) Tauro-lidine-citrate lock solution (TauroLock™) significantly reduces CVAD-associated Gram positive infections in paediatric cancer patients. BMC Infectious Diseases 8: 102

Simon A, Ammann RA, Bode U et al. (2008b) Nosocomial infections in pediatric cancer patients: results of a pro-spective surveillance study from 7 University hospitals in Germany and Switzerland. BMC Infect Dis 8: 70

Simon A, Beutel K, Trautmann M et al. (2013a) Evidenzbasierte Empfehlungen zur Anwendung dauerhaft implantierter, zentralvenöser Zugänge in der pädiatrischen Onkologie, 4. Aufl. mhp, Wiesbaden

Simon A, Graf N, Furtwangler R (2013b) Results of a multicentre survey evaluating clinical practice of port and broviac management in paediatric oncology. Klin Padiatr 145–151

Sola JE, Stone MM, Wise B, Colombani PM (1992) Atypical thrombotic and septic complications of totally implant-able venous access devices in patients with cystic fibrosis. Pediatr Pulmonol 14: 239–242

Stucki C, Sautter AM, Favet J, Bonnabry P (2009) Microbial contamination of syringes during preparation: the direct influence of environmental cleanliness and risk manipu-lations on end-product quality. Am J Health Syst Pharm 66: 2032–2036

Tan M, Lau J, Guglielmo BJ (2014) Ethanol locks in the prevention and treatment of catheter-related blood-stream infections. Ann Pharmacother 48: 607–615

Teichgraber UK, Pfitzmann R, Hofmann HA (2011) Central venous port systems as an integral part of chemotherapy. Dtsch Arztebl Int 108: 147–153; quiz 154

Tercier S, Gapany C, Diezi M et al. (2008) Incidents and compli-cations of totally implanted vascular access devices in children: a prospective study. Patient Saf Surg 2: 30

Toure A, Lauverjat M, Peraldi C et al. (2012) Taurolidine lock solution in the secondary prevention of central venous catheter-associated bloodstream infection in home parenteral nutrition patients. Clin Nutr 31: 567–570

Valentine KM (2011) Ethanol lock therapy for catheter-associated blood stream infections in a pediatric inten-sive care unit. Pediatr Crit Care Med 12: e292–296

Valentino LA, Ewenstein B, Navickis RJ, Wilkes MM (2004) Cen-tral venous access devices in haemophilia. Haemophilia 10: 134–146

Vescia S, Baumgartner AK, Jacobs VR et al. (2008) Management of venous port systems in oncology: a review of current evidence. Ann Oncol 19: 9–15

Vonberg RP, Gastmeier P (2007) Hospital-acquired infections related to contaminated substances. J Hosp Infect 65: 15–23

Wagner M, Bonhoeffer J, Erb TO et al. (2011) Prospective study on central venous line associated bloodstream infections. Arch Dis Child 96: 827–831

Wallace E, Twomey M, O'Reilly M (2012) Challenges in the management of pediatric central venous access devices in the community. Pediatr Hematol Oncol 29: 446–449

Walser EM (2012) Venous access ports: indications, implanta-tion technique, follow-up, and complications. Cardiovasc Intervent Radiol 35: 751–764

Wesenberg F, Flaatten H, Janssen CW Jr (1993) Central venous catheter with subcutaneous injection port (Port-A-Cath): 8 years clinical follow up with children. Pediatr Hematol Oncol 10: 233–239

Wolf J, Shenep JL, Clifford V et al. (2013) Ethanol lock therapy in pediatric hematology and oncology. Pediatr Blood Cancer 60: 18–25

Yeoh ZH, Furmedge J, Ekert J et al. (2013) Central venous access device-related infections in patients with haemo-philia. J Paediatr Child Health 49: 242–245

Sektion IV Komplikationen mit dem venösen Port – Erkennen, Verhindern, Korrigieren

Infektionen in der Portchirurgie, Prophylaxe, Therapie, Hygienestandards

S. Schulz-Stübner, A. Simon

R. Hennes, H.A.F. Hofmann (Hrsg.), *Ports*,
DOI 10.1007/978-3-662-43641-7_17, © Springer-Verlag Berlin Heidelberg 2016

Infektionen stellen nach wie vor eine der häufigsten und gefürchtetsten Komplikationen einer Portanlage da. Sie treten in ca. 0,8–7,5 % der Fälle auf (Teichgräber 2011), wobei die Angaben zur Letalität in der Literatur schwanken. Infektionen sind der Hauptgrund für eine ungeplante Portexplantation. Deswegen sind die Prophylaxe von Portinfektionen sinnvolle Hygienestandards bei der Anlage und im Umgang mit Portsystemen sowie porterhaltende Therapieoptionen im Falle einer Infektion von großer Bedeutung.

Der hygienisch sachgerechte Umgang mit Portsystemen sollte in den Hygieneplan der implantierenden und betreuenden Einrichtung integriert werden. Dies gilt auch und insbesondere für ambulante Pflegedienste. Hierbei müssen die lokalen Gegebenheiten berücksichtigt und entsprechend abgebildet werden. Die Arbeitsanweisungen müssen eindeutig und klar formuliert und sollten gelenkte Dokumente innerhalb des Qualitätsmanagements der Einrichtung sein, um Mehrfachabhandlungen desselben Sachthemas z. B. als ärztliche Standardarbeitsanweisung, Pflegestandard oder Hygienestandard zu vermeiden und ein einheitliches Vorgehen sicherzustellen (◘ Tab. 17.1).

Der Einsatz von Checklisten und Präventionsbündeln hat sich bei der Vermeidung von katheterassoziierten Blutstrominfektionen auf Intensivstationen bewährt (Pronovost 2006, O'Grady 2011)

und entsprechende Konzepte können je nach Einrichtung auch in sinnvoller Adaption auf den Umgang mit Portsystemen übertragen werden.

Patienten mit einem Portsystem weisen aufgrund der zur Implantation führenden Grunderkrankung, der Liegedauer der Portsysteme und der Häufigkeit ihrer Nutzung immer eine Reihe von unbeeinflussbaren Risikofaktoren für eine (nosokomiale) Infektion auf.

Unter infektionspräventiven Aspekten ist ein vollständig implantiertes Portsystem einem getunnelten System (z. B. Broviac- oder Hickman-Katheter) überlegen, da es nach Entfernung der Huber-Nadel (rechtwinklig gebogene Nadel mit speziellem Schliff zur Portpunktion) in den Nutzungspausen keine Verbindung zwischen Hautoberfläche und Kathetermaterial gibt (Simon 2013a). Derzeit gibt es keine Daten über den langfristigen Nutzen antibiotisch oder antiseptisch beschichteter Portkatheter.

Die Implantation eines Portsystems muss unter maximalen Barrieremaßnahmen erfolgen. Der Operateur trägt dabei Haarhaube und Mundschutz, einen sterilen Kittel und sterile Handschuhe und führt vor Anlegen der sterilen Schutzkleidung eine chirurgische Händedesinfektion (Einwirkzeitangaben der Hersteller des Händedesinfektionsmittels beachten) durch.

Gemäß der Katalogisierung der operativen Eingriffe nach § 115 (Abs. 1) SGB V der ambulant

---

◘ Tab. 17.1 Hygieneplan. (Nach Göttlich-Fligg 2013)

Plan	– Ist-Analyse: Analyse der Infektionsgefahren und Bewertung der Risiken – Soll-Analyse: Notwendigkeit von Maßnahmen zur Risikominimierung – Festlegung von Kontrollmaßnahmen (Überwachung und Dokumentation) – Festlegung von Schulungsmaßnahmen
Do	– Umsetzung der Festlegungen – Verfahrensanweisungen erstellen (Hygieneplan) – Verfahren durch Schulung, Beratung und Bereitstellung von Ressourcen implementieren
Check	Hygieneplan überprüfen anhand von: – Hygienebegehung – Ergebnissen der internen Qualitätssicherung – Ergebnissen der externen Qualitätssicherung
Act	– Verfahrensweisen anpassen an die Ergebnisse der internen und externen Qualitätssicherung unter Beachtung der Empfehlungen der KRINKO und der normativen Vorgaben – (Evidenzbasierte) Maßnahmen umsetzen

KRINKO Kommission für Krankenhaushygiene und Infektionsprävention

durchführbaren Eingriffe kann die Portimplantation sowohl im OP als auch in sog. Eingriffsräumen erfolgen (Tabori u. Schulz-Stübner 2013). Die Unterscheidung liegt hierbei im Wesentlichen in der Ausgestaltung der Nebenräume und der geforderten Raumluftklasse im OP- oder Eingriffsraum. Die Bedeutung der Raumluft bei diesen Eingriffen erscheint jedoch aus hygienischer Sicht gegenüber den maximalen Barrieremaßnahmen und der richtigen aseptischen Technik vernachlässigbar.

17.1 Perioperative Antibiotikaprophylaxe (PAP) bzw. universelle Keimlastreduktion

Eine routinemäßige Antibiotikaprophylaxe vor der Anlage eines Portsystems wird derzeit nicht empfohlen. In Abhängigkeit vom Infektionsrisiko des Patienten (z. B. bei schwerer Granulozytopenie) kann eine solche jedoch sinnvoll sein und wird individualmedizinisch angeordnet. Mittel der Wahl sind Cephalosporine der 2. Generation (z. B. Cefuroxim) oder Ampicillin-Sulbactam. Die Einmalgabe sollte 30 min vor dem Hautschnitt erfolgen, um optimale Gewebespiegel zu erreichen. Bei sehr kräftigen oder stark adipösen Patienten (Körpergewicht >120 kg oder BMI >35) kann die Verdopplung der Dosis erwogen werden (Schulz-Stübner 2013), bei Kindern erfolgt die Dosierung gewichtsadaptiert nach Kilogramm Körpergewicht bis zur jeweiligen Maximaldosis nach den Fachinformationen.

> **Praxistipp**
>
> Die zeitgerechte Gabe einer perioperativen Antibiotikaprophylaxe sollte im Rahmen der Time-Out-Checkliste abgefragt werden.

Bode et al. (2010) konnten zeigen, dass eine perioperative Dekolonisation von nasalen Staphylokokkenträgern mit Mupirocinnasensalbe und Ganzkörperwaschungen mit Chlorhexidin die Rate postoperativer Wundinfektionen bei elektiven Eingriffen signifikant senken. Aus der Herzchirurgie ist ein entsprechender Effekt einer nasalen Dekolonisierung bzw. Keimreduktion auf die Mediastinitisrate schon länger bekannt. Segers et al. (2006) zeigten, dass anstelle von Mupirocinnasensalbe hierfür auch Antiseptika wie Chlorhexidin erfolgreich verwendet werden können.

Geht man von 25–30 % temporärer Staphylokokkenträgerschaft im Nasen-Rachen-Raum in der Normalbevölkerung aus und betrachtet die Problematik, wann präoperative Patienten in den Ambulanzen gesehen werden und wann mit einer entsprechenden Dekolonisierung begonnen werden kann, so erscheint ein allgemeines Screening und eine darauf basierte Entscheidung hinsichtlich Testsensitivität und Kosten nicht praktikabel. Speziell für die Portimplantation liegen keine Daten über den Nutzen einer universellen Keimlastreduktion vor. In der Intensivmedizin konnte eine Senkung grampositiver Blutstrominfektion bei routinemäßiger Anwendung von antibiotischer Nasensalbe und antiseptischer Ganzkörperwaschung gezeigt werden (Climo et al. 2013).

Ein prophylaktisches Kurzzeitregime zur Keimreduktion ohne Screening als Routinemaßnahme vor Portimplantation kann jedoch je nach Risikofaktoren des Patientenklientels erwogen werden. Hierzu sollten zur Vermeidung von Mupirocinresistenzen Antiseptika (z. B. Octenidin oder Polyhexanid) als Nasensalbe und Ganzkörperwaschungen (z. B. Chlorhexidin, Octenidin oder Polyhexanid), beginnend spätestens am Vorabend der OP bis zum primären Wundverschluss, verwendet werden.

17.2 Haarentfernung

Eine Haarentfernung sollte nur bei unbedingt erforderlicher operationstechnischer Notwendigkeit erfolgen und dann idealerweise mit einem Kurzhaarschneider (Clipper gibt es als Einmalaufsätze oder wiederaufbereitbar) oder alternativ mit chemischen Enthaarungscremes (**Cave:** Allergien und Kontaktdermatitisgefahr) Es ist schon lange bekannt, dass die Mikroverletzungen durch scharfe Rasur das Entstehen postoperativer Wundinfektionen begünstigen. Der negative Effekt ist besonders stark ausgeprägt, wenn eine scharfe Rasur bereits am Vorabend der OP erfolgt.

> **Praxistipp**
>
> Haarentfernung nur bei operationstechnischer Notwendigkeit und dann mit einem geeigneten Clipper und nicht durch scharfe Rasur.

17.3 Hautdesinfektion beim Patienten und Abdeckung während der Operation

In den einschlägigen Empfehlungen der KRINKO (Kommission für Krankenhaushygiene und Infektionsprävention) heißt es:

Im Operationsraum erfolgt eine gründliche Antiseptik (Desinfektion) der Haut des Operationsgebietes. Die Haut muss während der erforderlichen (vom Hersteller deklarierten) Einwirkzeit satt benetzt und feucht gehalten werden. Hierbei muss darauf geachtet werden, dass der Patient nicht in Flüssigkeitsansammlungen des Antiseptikums zu liegen kommt, da dies zu Hautschädigung (Nekrosen) oder Komplikationen durch Kriechströme beim Kauterisieren führen kann. (KRINKO 2007)

Für die Wahl des Präparats zur Hautdesinfektion erscheint auch hier eine alkoholische Lösung aufgrund der schnelleren Einwirkzeit sinnvoller zu sein als eine PVP(Polyvinylpyrrolidon)–Iod-Verbindung, weswegen in Deutschland überwiegend gefärbte Alkohollösungen (Einwirkzeiten nach Herstellerangaben beachten) zum Einsatz kommen. Neuere Studien belegen zusätzliche Effekte durch die Kombination mit einem Wirkstoff mit Remanenz, z. B. Alkohol plus Chlorhexidin oder Alkohol plus Octenidin. Als allgemeine Einwirkzeit wird für die Hautdesinfektion meist 3 min bei Verwendung eines kombinierten alkoholischen Präparats (70 %iger Alkohol) empfohlen, wobei die spezifischen Herstellerangaben im Einzelfall zu beachten sind.

Einige der Kombinationspräparate sind zurzeit in Deutschland allerdings entweder nur ungefärbt (z. B. Octeniderm) oder in speziellen Applikatoren (z. B. ChloraPrep) erhältlich, sodass der Arbeitsprozess angepasst werden muss und eine Schulung erforderlich ist. In der Schweiz ist eine gefärbte Chlorhexidin-Alkohol-Lösung im klassischen 500-ml-Gebinde im Handel.

Zur OP-Feld-Abdeckung können grundsätzlich Einweg- oder Mehrwegmaterialen verwendet werden, die die Anforderungen der europäischen Norm DIN EN 13795-1 entsprechen. Bei der Abdeckung ist darauf zu achten, die Abdeckmaterialien selbst nicht während des Abdeckens zu kontaminieren.

Die sog. Inzisionsfolien bringen keinen infektionspräventiven Nutzen, und gerade beim Aufbringen auf feuchte Haut können durch schlechte Haftung Kriechwege für kontaminierte Flüssigkeiten entstehen. Ein unerwünschter Partikeleintrag in die Wunde beim Hautschnitt ist denkbar, sodass von diesen Folien eher abzuraten ist.

> **Praxistipp**
>
> Bei der Verwendung von Bildwandlern oder Ultraschall bei der Anlage von Portsystemen ist auf die sachgerechte sterile Abdeckung des C-Bogens bzw. des Ultraschallkopfes und des Kabels zu achten, um die aseptischen Kautelen während des gesamten Eingriffes sicher aufrecht zu erhalten.

17.4 Katheterpflege und Hygienemaßnahmen bei der Punktion des liegenden Portsystems

> **Praxistipp**
>
> Vor und nach Manipulation am Kathetersystem ist die hygienische Händedesinfektion obligat.

Aus infektionspräventiver Sicht gibt es keine eindeutigen Empfehlungen zur Art des verwendeten Verbandmaterials (Folienverband vs. Gazeverband). Unmittelbar postoperativ wird in der Regel ein Gazeverband angelegt, der nach dem primären Wundverschluss entfernt werden kann.

Nach Punktion des Ports sollte die Punktionsstelle mit einem sterilen Verband verbunden werden, um Dislokationen der Huber-Nadel und eine externe Kontamination der Einstichstelle zu vermeiden. Sterile Gazeverbände sollten bei primär reizloser Einstichstelle nicht häufiger als alle 72 h gewechselt werden, zugelassene Folienverbände können 7 Tage belassen werden (Simon 2013b). Der Einsatz von Folienverbänden erfolgt überwiegend bei Broviac- oder Hickman-Kathetern, da sich die sichere Fixierung der Huber-Nadel beim voll implantierten System mit den normalen Folienverbänden schwer realisieren lässt.

> **Praxistipp**
>
> Die sichere Fixierung der Huber-Nadel beim Portsystem ist zur Vermeidung von schwerwiegenden Komplikationen durch Paravasate bei akzidenteller Dislokation (insbesondere bei Chemotherapie) besonders wichtig.

Daten zum Einsatz von speziellen, chlorhexidinimprägnierten Folienpflastern gibt es für diese Indikation nicht. Aufgrund der Beschaffenheit der Huber-Nadel und der Art der Fixierung erscheint eine vergleichbare Effektivität wie bei normalen zentralen Venenkathetern eher zweifelhaft.

Die Huber-Nadel sollte wöchentlich gewechselt werden. Bei Infektionsverdacht ist sie nach Entnahme der Blutkulturen zu wechseln.

Für die Punktion der Portkammer empfiehlt die KRINKO (2011) keine spezielle Abdeckung, aber neben einer gründlichen Hautdesinfektion (Herstellerangaben beachten!), die Verwendung steriler Tupfer und das Tragen steriler Handschuhe. Letztere erscheinen insbesondere bei ggf. notwendiger Nachpalpation und digitaler Fixierung der Portkammer während der Punktion sinnvoll. Ein Zusatznutzen weiterer Barrieremaßnahmen (steriler Kittel, Mund-Nasen-Schutz) ist nicht belegt.

> **Praxistipp**
>
> Gerade bei adipösen Patienten ist auf die richtige Nadellänge zu achten und nur geübtes und im Umgang mit der Huber-Nadel geschultes Personal einzusetzen.

Infusionssysteme werden in Analogie zu zentralen Venenzugängen gewechselt:
- Kristalline Lösungen: alle 96 h
- Fetthaltige Lösungen: alle 24 h
- Blutprodukte: alle 6 h

Vor und am Ende jeder Diskonnektion vom Infusionssystem sollte eine Desinfektion des Katheterhubs mit einem alkoholgetränktem sterilen Tupfer oder durch Sprühdesinfektion erfolgen.

> **Praxistipp**
>
> Werden nadelfreie Konnektionsventile verwendet, müssen diese vor Gebrauch immer wischdesinfiziert werden (in der Regel mit einem sterilen Alkoholtupfer bzw. einem nach Herstellerangaben geeigneten, zugelassenen Produkt), ansonsten ist die Kontaminationsgefahr höher als bei herkömmlichen 3-Wege-Hähnen. Ein infektionspräventiver Zusatznutzen derartiger Systeme ist bislang nicht belegt.

Der routinemäßige Einsatz von 0,2-μm-Inline-Filtern mit Endotoxinrückhalt (Standzeit 96 h) wird bei pädiatrisch-onkologischen Patienten empfohlen, wenn komplexe Mischinfusionen nicht unter Reinraumbedingungen in der Apotheke hergestellt werden können (Simon 2013b). In der Erwachsenenmedizin ist ein Nutzen des routinemäßigen Einsatzes von Inline-Filtern nicht belegt.

Insbesondere nach Blutentnahmen, aber auch nach Medikamentengaben, ist die Spülung des Katheterlumens wichtig, um Blut- oder Medikamentenreste vollständig aus dem Katheterlumen zu entfernen. In der Regel werden hierfür mindestens 10 ml einer 0,9 %igen Kochsalzlösung verwendet. Inzwischen werden von verschiedenen Herstellern auch vorkonfigurierte, sterile Fertigspritzen für diesen Zweck angeboten.

❗ Je nach Produkt ist die Außenseite von Fertigspritzen mit steriler Kochsalzlösung zum Spülen von Portsystemen nicht steril. Dies muss beim Handling beachtet werden.

Die Frage des Einsatzes von gerinnungshemmenden und/oder antibakteriellen Substanzen zur Blockung des Kathetersystems bei Nichtgebrauch ist Gegenstand der wissenschaftlichen Diskussion und richtet sich derzeit nach individualmedizinischen Erwägungen bzw. der institutionellen Praxis der versorgenden Einrichtung.

Wird ein Heparinzusatz zum Blocken verwendet, so sollte dieser ausschließlich patientenbezogen zum Einsatz kommen und aus Einmalgebinden entnommen werden. Reste sind sofort zu verwerfen. Für diesen Zweck sind inzwischen auch verschiedene Fertigspritzen bzw. Ampullen mit 5 ml in einer Konzentration von 100 I.E. Heparin/ml als Medizinprodukte zugelassen.

Für pädiatrisch-onkologische Patienten wird ein Block mit Taurolidin empfohlen, insbesondere wenn die Patienten eine heimparenterale Ernährung bekommen (Simon 2013c). Der Einsatz bei Erwachsenen kann insbesondere bei Hochrisikopatienten und bei rezidivierenden Infektionskomplikationen sinnvoll sein.

Mischpräparate aus Citrat/Methylenblau und Paraben sind inzwischen ebenfalls als Fertigspritzen erhältlich und bieten neben der antiseptischen auch eine heparinfreie, gerinnungshemmende Komponente. Ihr Stellenwert kann derzeit jedoch aufgrund limitierter Anwendungserfahrungen noch nicht abschließend beurteilt werden, allerdings gibt es eine Reihe sehr positive amerikanische Studien bei Hämodialysekathetern (Maki et al. 2011), die weniger Katheterverschlüsse und seltenere Infektionskomplikationen beschreiben.

17.5   Verdacht auf katheterassoziierte Blutstrominfektion

Ergibt sich der klinische Verdacht auf eine katheterassoziierte Blutstrominfektion, muss je nach klinischem Schweregrad die Entscheidung zur Katheterexplantation getroffen werden.

> **Praxistipp**
>
> Bei septischem Schock und klinischem Verdacht auf das Portsystem als Auslöser muss das Kathetersystem nach Entnahme von Blutkulturen so rasch wie möglich entfernt und zur mikrobiologischen Diagnostik eingesandt werden.

Wird das Portsystem bei leichteren Krankheitsbildern und/oder unklarer Differenzialdiagnose nicht unmittelbar entfernt, kann die Entscheidung aufgrund der Kulturergebnisse getroffen werden. Die »differential time to positivity« hat eine hohe Aus-

sagekraft für den Katheter als Ursache einer Septikämie, wenn die entsprechende Kultur aus dem Katheter (gleiche Blutmenge, gleiche Transportbedingungen) mehr als 2 h vor der peripheren Blutkultur mit dem gleichen Erreger positiv wird.

Beim Lysis-Zentrifugations-Verfahren werden Proben aus dem Portsystem und aus einer peripheren Vene entnommen. Im Labor erfolgt die Zentrifugation. Das Konzentrat wird anschließend auf Nährmedien überimpft und nach Bebrütung quantitativ analysiert. Eine mehr als 5-fach erhöhte Anzahl übereinstimmender Keime in der zentral entnommenen Probe gegenüber der peripheren Probe gilt als Hinweis für eine katheterassoziierte Infektion. Bei vollständig implantierten Portsystemen und subkutan getunnelten Kathetern (z. B. Hickman, Broviac) gilt der Nachweis von ≥100 KBE/ml in der zentralen Probe bereits als Hinweis für eine Katheterinfektion, ohne dass die periphere Probe berücksichtigt werden muss.

Wird der Katheter entfernt, hilft die Kultur der Katheterspitze bei der Bestätigung der Diagnose. Der gleichzeitige Nachweis des gleichen Erregers in einer Blutkultur und an der Katheterspitze gilt als Hinweis auf das Vorliegen einer vom Port ausgehenden, katheterassoziierten Blutstrominfektion, wenn kein anderer eindeutiger Fokus vorliegt. Bei der am häufigsten angewandten Methode zur mikrobiologischen Untersuchung von Katheterspitzen (semiquantitative Agar-Roll-Methode nach Maki) wird diese mit einer sterilen Pinzette über den Agar gerollt.

Für koagulasenegative Staphylokokken gilt:

- <15 koloniebildende Einheiten (KBE): Kontamination wahrscheinlich
- ≥15 KBE: Bei Vorliegen lokaler oder systemischer Infektionszeichen Katheterinfektion wahrscheinlich

Für andere Spezies ist dieser Schwellenwert nicht evaluiert. Klinisch relevante Spezies wie S. aureus, Enterokokken und gramnegative Enterobakterien werden auch unterhalb des Schwellenwerts identifiziert und ein Antibiogramm erstellt.

Bei bereits länger einliegenden Kathetern spielt die intraluminale Besiedlung eine wichtige Rolle bei der Entstehung nosokomialer Infektionen. In diesen Fällen sollte daher die Innenseite durch Spülen des Katheters mit Nährbouillon oder durch das

Ablösen der Bakterien mittels Vortex- oder Ultraschallbehandlung untersucht werden. Anschließend erfolgt eine quantitative Keimzahlbestimmung. Als Schwellenwerte, ab denen bei entsprechender klinischer Symptomatik eine Katheterinfektion wahrscheinlich ist, gelten:

- Ultraschallbehandlung: $\geq$100 KBE/ml
- Vortexbehandlung: $\geq$1000 KBE/ml

Wichtig für die Bewertung der peripheren richtige Blutkulturergebnisse ist die Entnahmetechnik (s. nachfolgende Übersicht).

Entnahmetechnik zur Blutkulturuntersuchung

- Hygienische Händedesinfektion unter Berücksichtigung der erforderlichen Einwirkzeit
- Palpation der Punktionsstelle vor der Desinfektion
- Hautdesinfektion der Punktionsstelle:
  - Keimarmer Tupfer mit alkoholischem Desinfektionsmittel
  - Schritt 1: Mechanische Reinigung, Entfernung von Hautschuppen
  - Schritt 2: Eigentliche Desinfektion
  - Einwirkzeit bei 70 % Isopropanol ca. 60 s
  - Kürzere Einwirkzeiten, wie sie häufig bei der Hautdesinfektion vor Punktionen angewandt werden, erhöhen die Kontaminationsrate!
- Ist erneute Palpation nach Hautdesinfektion erforderlich: Sterile Handschuhe anziehen
- Punktion nach vollständiger Trocknung der Haut
- Desinfektion der Gummistopfen der Blutkulturflaschen mit alkoholischem Desinfektionsmittel
- Probenmenge:
  - Erwachsene 20 ml, je 10 ml in die anaerobe und aerobe Flasche
  - Anaerobe Flasche zuerst beimpfen, da beim Einspritzen der zweiten Fraktion häufig Luft in die Flasche gelangt
  - Kinder bis 6 Jahre oder 20 kg KG: 1–3(–5) ml Blut in die aerobe Blutkulturflasche für Kinder
  - Früh- und Neugeborene: Mindestens 1 ml Blut
  - Kinder über 6 Jahre bzw. 20 kg KG: mindestens 5 ml Blut in die Blutkulturflaschen für Erwachsene
  - Es sollten insgesamt 2–4 Blutkulturen (Gesamtmenge Blut bei Erwachsenen 40–80 ml) unabhängig voneinander innerhalb 1 h vor Beginn einer antimikrobiellen Therapie entnommen werden
  - Bei subakuter Endokarditis 2–4 Blutkulturen innerhalb von 24 h
  - Bei Patienten mit Risiko für eine Fungämie verbessert das zusätzliche Beimpfen eines für Pilze optimierten Blutkulturmediums die Sensitivität, insbesondere für C. albicans und C. glabrata
- Nach Beimpfen: Schwenken der Flaschen zur Durchmischung von Blut und Medium und zur Vermeidung einer Thrombenbildung in der Flasche
- Aerobe Flaschen müssen nicht belüftet werden

Derzeit ist nicht klar, ob ein Wechsel der Nadel zwischen Blutentnahme und Beimpfen vorteilhaft ist. Hier muss eine möglicherweise geringere Kontaminationsrate gegenüber dem Risiko einer Nadelstichverletzung abgewogen werden (Weißgerber 2013).

17.6 Lokale Therapie mit dem Ziel des Kathetererhaltes

Die empirische systemische Therapie der katheterassoziierten Blutstrominfektion richtet sich nach den entsprechenden institutionellen Therapieleitlinien, bei denen Patientenklientel, lokale bzw. regionale Resistenzsituation und patientenindividuelle Risikofaktoren und die Erkrankungsschwere berücksichtigt werden.

Kann der Katheter primär erhalten werden, kommt als adjuvante lokale Therapieoption die »Antibiotic-Lock-Therapie« in Frage.

Für eine Antibiotic-Lock-Therapie werden folgende Konzentrationen der Lösung empfohlen:

- Vancomycin: 5 mg/ml
- Ceftazidim: 0,5 mg/ml
- Cefazolin: 5 mg/ml
- Ciprofloxacin: 0,2 mg/ml
- Gentamicin: 1 mg/ml
- Ampicillin: 10 mg/ml

Die Auswahl richtet sich nach dem Antibiogramm des nachgewiesenen Erregers, z. B. Cefazolin für den methicillinsensiblen Staphylococcus aureus (MSSA), Vancomycin für den methicillinresistenten Staphylococcus aureus (MRSA), koagulasenegative Staphylokokken (KNS) und vancomycinresistente Enterokokken (VRE), Ceftazidim, Gentamicin oder Ciprofloxacin für gramnegative Erreger und Ampicillin für ampicillinsensible Enterokokken.

> **Praxistipp**
>
> Zur Bestimmung der Füllmenge zur Antibiotic-Lock-Therapie empfiehlt es sich, die richtige Menge an einem Vergleichskatheter unter Verwendung der gleichen Zuspritzsysteme/3-Wege-Hähne wie beim Patienten in vitro zu bestimmen und diese Daten zu hinterlegen.

Auch der erfolgreiche Einsatz von 70 %igem Alkohol (**Cave:** Beschädigung des Kunststoffmaterials der Katheter möglich, Verträglichkeit ist zu prüfen) ist insbesondere für grampositive/gramnegative Mischinfektionen beschrieben. Wichtig ist, dass das gesamte Katheterlumen befüllt und eine Mindestverweildauer des Äthanolblocks von 2 h eingehalten wird. Wahrscheinlich handelt es sich beim Äthanolblock um die einzige Maßnahme mit sicherer Wirksamkeit gegen biofilmbildende Erreger. Wie oft und in welchem Abstand der Äthanolblock wiederholt werden muss, ist unklar. Bisherige Therapieregime beschreiben die Wiederholung an mindestens 3 konsekutiven Tagen. Eine Kombination mit einer systemischen Antibiotikagabe wird immer angeraten.

❶ Die meisten Porthersteller geben derzeit keine Unbedenklichkeit der Materialverträglichkeit für Alkoholblocks, und die vorhandenen Daten zu Therapieregimen beziehen

sich auf Broviac- oder Hickman-Katheter bzw. auf nicht voll implantierte zentrale Venenkatheter. Kann der Alkoholblock nicht vollständig aspiriert werden, können bei systemischer Injektion Kreislaufreaktionen auftreten.

17.7 Allgemeine Therapieprinzipien bei vom Port ausgehender, katheterassoziierter Infektion

Die Indikation zur Portexplantation wird nach dem klinischen Schweregrad und der Art des Erregernachweises gestellt. Bei septischem Schock und schwerer Sepsis und hochgradigem Verdacht auf eine vom Port ausgehende, katheterassoziierte Infektion sollte die Entfernung sofort erfolgen. Das Erregerspektrum der katheterassoziierten Sepsis umfasst koagulasenegative Staphylokokken, S. aureus, gramnegative Stäbchenbakterien, Candida spp., Corynebacterium jeikeium sowie Propionibakterien.

Bei initial noch unbekanntem Erreger erfolgt die systemische empirische Therapie mit einem Glykopeptid (z. B. Vancomycin oder Teicoplanin) oder einem Lipopeptid (z. B. Daptomycin) in Kombination mit einem Acylaminopenicillin/Betalaktamaseinhibitor (z. B. Piperacillin/Tazobactam) oder Cephalosporin der Gruppe 3a/4 (z. B. Ceftriaxon, Cefepim) oder Carbapenem der Gruppe 1 (z. B. Meropenem, Doripenem, Imipenem/Cilastin).

Bei Risikofaktoren für eine Pilzinfektion sollte ergänzend ein Echinokandin verabreicht werden.

> **Praxistipp**
>
> Die empirische Antibiotikatherapie muss spätestens nach 72 h evaluiert werden. Liegt der Erregernachweis vor, wird nach Antibiogramm deeskaliert.

Bei Nachweis von Staphylococcus aureus, Pseudomonas aeruginosa oder Candida spp. ist eine zeitnahe Portexplantation in der Regel erforderlich. Bleibt der Port erhalten, sollte die intravenöse antibiotische Therapie über den Port erfolgen.

Als zusätzliche Diagnostik empfiehlt sich bei nachgewiesener Bakteriämie im Rahmen einer vom Port ausgehenden katheterassoziierten Infektionen

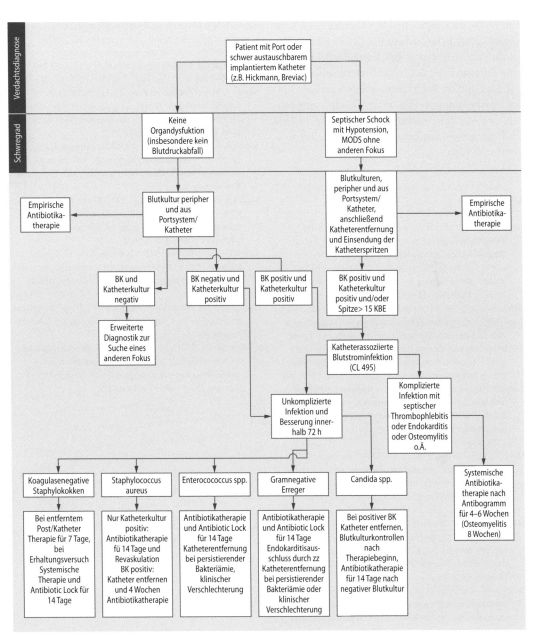

Abb. 17.1 Algorithmus zur Antibiotic-Lock-Therapie bei katheterassoziierter Blutstrominfektion (*CLABSI*); *MODS* »multi organ dysfunction syndrome«, *BK* Blutkultur, *KBE* koloniebildende Einheit, *TEE* transösophageale Echokardiografie. (Mod. nach Mermel et al. 2009)

eine Suche nach septischen Streuherden, eine transösophageale Echokardiografie (TEE) zum Endokarditisausschluss und bei Candida-Bakteriämie eine Untersuchung des Augenhintergrundes.

Bei Candida-Bakteriämie werden darüber hinaus Blutkulturkontrollen unter Therapie empfohlen, und die systemische Therapie sollte 14 Tage nach der ersten negativen Kontrollblutkultur fortgeführt werden.

Literatur

Bode LGM, Kluytmans JAJW, Wertheim HFL et al. (2010) Preventing surgical-site infections in nasal carriers of Staphylococcus aureus. N Engl J Med 362 (1): 9–17

Climo MW, Yokoe DS, Warren DK et al. (2013) Effect of daily chlorhexidine bathing on hospital-acquired infection. N Engl J Med 368: 533–554

Göttlich-Fligg E (2013) Der Hygieneplan. In: Schulz-Stübner S (Hrsg) Repetitorium Krankenhaushygiene und hygienebeauftragter Arzt. Springer, Berlin Heidelberg, S 22–47

KRINKO (2007) Kommission für Krankenhaushygiene und Infektionsprävention. Prävention postoperativer Infektionen im Operationsgebiet. Epidemiol Bull 50: 377–393

KRINKO (2011) Anforderungen an die Hygiene bei Punktionen und Injektionen. Empfehlungen der Kommission für Krankenhaushygiene und Infektionsprävention beim Robert Koch-Institut. Bundesgesundheitsblatt 54: 1135–1144

Maki DG, Ash SR, Winger RK, Lavin P (2011) for the AZEPTIC trial investigators. A novel antimicrobial and antithrombotic lock solution for hemodialysis catheters: a multicenter, controlled, randomized trial. Crit Care Med 39: 613–620

Mermel LA, Allon M, Bouza E et al. (2009) Clinical Practice guidelines for the diagnosis and management of intravascular catheter-related infection: 2009 Update by the Infectious Disease Society of America. Clin Infect Diseases 49: 1–45

O Grady NP, Alexander M, Burns LA et al. (2011) Healthcare Infection Control Practices Advisory Committee (HICPAC). Guidelines for the Prevention of Intravascular Catheter-Related Infections. http://www.cdc.gov/hicpac/pdf/guidelines/bsi-guidelines-2011.pdf. Zugriff 30. Juli 2015

Pronovost P, Needham D, Berenholtz S (2006) An intervention to decrease catheter-related bloodstream infections in the ICU. N Engl J Med 355: 2725–2732

Schulz-Stübner S (2013) Vermeidung postoperativer Wundinfektionen. In: Schulz-Stübner S (Hrsg) Repetitorium Krankenhaushygiene und hygienebeauftragter Arzt. Springer, Berlin Heidelberg, S 348–350

Segers P, Speekenbrink RGH, Ubbink DT et al. (2006) Prevention of nosocomial infection in cardiac surgery by decontamination of the nasopharynx with chlorhexidine gluconate. A randomized controlled trial. JAMA 296: 2460–2466

Simon A, Beutel K, Laws HJ et al. (2013a) Evidenzbasierte Empfehlungen zur Anwendung dauerhaft implantierter, zentralvenöser Zugänge in der pädiatrischen Onkologie. MHP-Verlag, Wiesbaden, S 16

Simon A, Beutel K, Laws HJ et al. (2013b) Evidenzbasierte Empfehlungen zur Anwendung dauerhaft implantierter, zentralvenöser Zugänge in der pädiatrischen Onkologie. MHP-Verlag, Wiesbaden, S 21

Simon A, Beutel K, Laws HJ et al. (2013c) Evidenzbasierte Empfehlungen zur Anwendung dauerhaft implantierter, zentralvenöser Zugänge in der pädiatrischen Onkologie. MHP-Verlag, Wiesbaden, S 29

Tabori E, Schulz-Stübner S (2013). Bauhygiene. In: Schulz-Stübner S (Hrsg.) Repetitorium Krankenhaushygiene und hygienebeauftragter Arzt. Springer, Berlin Heidelberg, S 97

Teichgräber UK, Pfitzmann R, Hofmann AF (2011) Portsysteme als integraler Bestandteil von Chemotherapien. Deutsch Ärztebl 108: 147–153

Weißgerber P (2013) Mikrobiologische Diagnostik und Infektiologie. In: Schulz-Stübner S (Hrsg) Repetitorium Krankenhaushygene und hygienebeauftragter Arzt. Springer, Berlin Heidelberg 145–181

17

Gerinnung, Thrombosen, Blutungen, Okklusionen in der Portchirurgie

C. Sucker

R. Hennes, H.A.F. Hofmann (Hrsg.), *Ports*,
DOI 10.1007/978-3-662-43641-7_18, © Springer-Verlag Berlin Heidelberg 2016

Bei der Portimplantation kann es zu einer vermehrten Blutungsneigung kommen, wenn bei dem Patienten Gerinnungsdefekte vorliegen. Thrombotische Ereignisse sowie Okklusionen sind wichtige Komplikationen implantierter Portsysteme. Somit sind hämostaseologische Grundkenntnisse von Bedeutung, um die genannten Komplikationen zu vermeiden bzw. auftretende Komplikationen adäquat therapieren zu können.

18.1 Grundlagen der Blutgerinnung

Die Blutgerinnung (Hämostase) ist ein komplexer Prozess, der bei Verletzungen von Blutgefäßen ein Sistieren der resultierenden Blutung ermöglicht. Eine effektive Blutgerinnung ist die Voraussetzung für die anschließende Wundheilung. Die Komplexität des Gerinnungssystems resultiert daraus, dass einerseits eine rasche und effektive Blutgerinnung erfolgen muss, andererseits eine Ausbreitung der Gerinnung über den Ort der Läsion verhindert werden und der Blutfluss trotz Bildung eines Gerinnsels stets aufrecht erhalten werden muss. Eine schematische Übersicht über wichtige Mechanismen ist nachfolgend dargestellt (◘ Abb. 18.1).

Die Hämostase lässt sich in zwei Teilprozesse aufteilen: Hierbei bezeichnet der Begriff der **primären Hämostase** die Adhäsion und Aggregation von Thrombozyten, der Begriff der **sekundären (plasmatischen) Hämostase** beschreibt den Prozess der Fibrinbildung und der Fibrinstabilisierung.

Die **primäre Hämostase** wird durch bei einer Endothelläsion durch Freilegung der subendothelialen Kollagenmatrix initiiert. Bei Kontakt des Kollagens mit dem zirkulierenden Blut wird Von-Willebrand-Faktor an die Kollagenmatrix gebunden. Der Von-Willebrand-Faktor ändert hierdurch seine Konformation, kann dann mit thrombozytären Rezeptoren interagieren und somit eine initiale Anlagerung von Thrombozyten (Thrombozytenadhäsion) bewirken. Diese zunächst noch instabile Adhäsion wird dann durch Interaktion weiterer thrombozytärer Rezeptoren mit der subendothelialen Matrix stabilisiert. Es kommt dann zu einem komplexen Aktivierungsprozess der Thrombozyten, durch Interaktion der Thrombozyten untereinander wird eine Aggregation von Thrombozyten ausgelöst. Störungen der primären Hämostase führen zumeist zu einer verminderten Plättchenadhäsion und Plättchenaggregation, hieraus kann eine gesteigerte Blutungsneigung resultieren. Typische

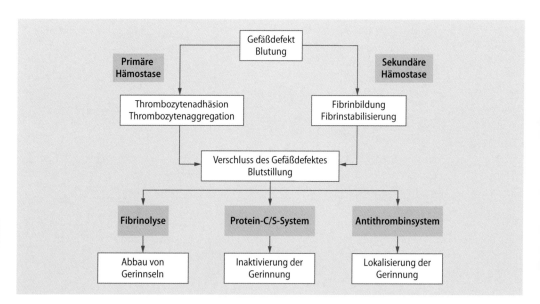

◘ **Abb. 18.1** Struktur des Gerinnungssystems: Primäre und sekundäre (plasmatische) Hämostase bewirken durch Gerinnselbildung einen Verschluss bei einer Gefäßverletzung. Eine unphysiologische Ausbreitung des Gerinnungsprozesses wird durch antithrombotische Mechanismen (Fibrinolyse, Protein-C/S-System, Antithrombinsystem) verhindert

Defekte der primären Hämostase sind das Von-Willebrand-Syndrom, gekennzeichnet durch eine Verminderung oder Dysfunktion des Von-Willebrand-Faktors, sowie Störungen der Blutplättchen (Thrombozytenfunktionsstörungen, Thrombozytopenien) – diese Defekte führen zu einer vermehrten Blutungsneigung.

Die **sekundäre (plasmatische)** Hämostase wird bei einer Endothelläsion durch Kontakt des zirkulierenden Blutes mit subendothelialem »Tissue Factor« (früher: Gewebsthromboplastin) initiiert. Es kommt zu einer komplexen Interaktion von Gerinnungsfaktoren, wodurch eine starke Bildung von Thrombin aus Prothrombin resultiert. Thrombin führt zu einer Konversion von Fibrinogen zu Fibrin, durch den fibrinstabilisierenden Faktor (Faktor XIII) wird Fibrin schließlich durch Quervernetzung stabilisiert. Der Prozess der plasmatischen Hämostase in vivo wird derzeit durch das sog. »zellbasierte Gerinnungsmodell« beschrieben, welches die früheren Kaskadenmodelle der Gerinnung inzwischen abgelöst hat (Roberts et al. 2006). Typische Defekte der plasmatischen Hämostase sind Mangelzustände von Gerinnungsfaktoren (Koagulopathien), die zu einer vermehrten Blutungsneigung führen können. Ein typisches Beispiel ist die Hämophilie.

Um eine überschießende Gerinnung mit vermehrter Gerinnselbildung und somit thrombotische Komplikationen zu verhindern, unterliegt der Gerinnungsprozess einer komplexen Kontrolle durch antithrombotische Systeme. Die wichtigsten dieser Systeme sind die **Fibrinolyse**, das **Protein-C-/S-System** sowie das **Antithrombinsystem**.

Die **Fibrinolyse** erlaubt den Abbau übermäßig gebildeter Gerinnsel. Hierbei spaltet das zentrale Enzym Plasmin, das unter Einfluss von Plasminogenaktivatoren aus Plasminogen gebildet wird, Fibrin unter Bildung von Fibrinspaltprodukten. Das **Protein-C-/S-System** inaktiviert den Gerinnungsprozess, um eine anhaltende Gerinnungsaktivierung nach Aktivierung der Gerinnungssystems zu unterbinden. Das **Antithrombinsystem** lokalisiert den Gerinnungsprozess auf den Ort einer Gefäßläsion.

Störungen in den genannten antithrombotischen Systemen können zu einer Thromboseneigung führen. Die wichtigsten genetisch-bedingten Defekte sind die Resistenz gegenüber aktiviertem Protein C (APCR) bei Faktor-V-Leiden-Mutation, die Prothrombinmutation G20210A sowie der Protein-C-, Protein-S- und Antithrombinmangel. Träger dieser Defekte weisen im Vergleich mit Normalpersonen ein gesteigertes Thromboserisiko auf (Seligsohn et al. 2001). Betont werden muss, dass unabhängig von der genetisch-determinierten Thrombophilie auch erworbene Gerinnungsdefekte auftreten können, die ein vermehrtes Thromboserisiko bedingen können; beispielhaft seien das Antiphospholipidsyndrom, inflammatorische Prozesse unterschiedlicher Genese und insbesondere tumorinduzierte Gerinnungsveränderungen genannt.

18.2 Portassoziierte Thrombosen

18.2.1 Epidemiologie und Pathophysiologie portassoziierter Thrombosen

Portassoziierte Thrombosen sind eine nicht seltene, klinisch relevante Komplikation bei Patienten mit intravenösen Portsystemen. Die Inzidenz unterscheidet sich erheblich in verschiedenen Studien und ist u. a. auch von Patientenkollektiv und zugrunde liegender Erkrankung abhängig. Studien zufolge liegt die Rate thrombotischer Komplikationen bei implantiertem Portsystem bei ca. 3–4 % im Jahr. Bei ca. 40–70 % der Patienten mit soliden Tumoren und hämatologischen Systemerkrankungen fanden sich katheterassoziierte Thrombosen, die Thromboseraten in retrospektiven Studien zeigten eine breite Streuung und lagen bei ca. 10–60 % (Vescia et al. 2008). Insgesamt stellt die Thrombose neben infektiösen Komplikationen und der Dislokation die führende Ursache von Portkomplikationen dar (Teichgräber et al. 2011).

Portassoziierte Thrombosen können das Gefäß, in dem der Katheter lokalisiert ist, betreffen, oder zu einer partiellen oder kompletten Okklusion des Katheterlumens führen. Die Thrombosen können entweder asymptomatisch sein oder sich durch ipsilaterale Schwellung des Armes, Halses und/oder Gesichtes sowie eine lokale Schmerzsymptomatik äußern.

◻ Tab. 18.1 Wichtige Risikofaktoren für port- bzw. katheterassoziierte Thrombosen

	Risikofaktoren	Ergänzungen
Patientenabhängige Risikofaktoren	Prädisponierende Erkrankungen	Solide Tumoren, hämatologische Systemerkrankungen, chronisch-entzündliche Erkrankungen (z. B. chronisch-entzündliche Darmerkrankungen)
	Therapieverfahren	Operative Eingriffe, Chemotherapie, Strahlentherapie, (anti-)hormonelle Therapie
	Allgemeine Faktoren	Lebensalter, Geschlecht, anatomische Situation
	Thrombophile Risikofaktoren	Faktor-V-Leiden-Mutation, Prothrombinmutation, Protein-C-, Protein-S- und Antithrombinmangel u. a.
Port- bzw. katheterassoziierte Risikofaktoren	Implantation des Port-/ Kathetersystems	Traumatische Implantation (Gefäßtrauma)
	Eigenschaften des Portkathetersystems	Thrombogenität der artifiziellen Oberfläche
	Lage des Kathetersystems	Abnorme Lage, Schleifen- und Knotenbildungen, Gefäßläsionen

Die Pathogenese portassoziierter Thrombosen ist komplex und multifaktoriell; eine Übersicht ist nachfolgend tabellarisch dargestellt (◻ Tab. 18.1). Grundsätzlich handelt es sich bei einer Venenthrombose um eine abnorme lokale Gerinnselbildung im venösen System. Von herkömmlichen venösen Thrombosen unterscheiden sich port- und katheterassoziierte Thrombosen insbesondere dadurch, dass diese ihren Ausgang von einer künstlichen Oberfläche, dem Material des Katheters, nehmen und aufgrund des Implantationsortes im Gegensatz zu sonstigen Venenthrombosen ganz überwiegend die oberen Extremitäten betreffen. Insgesamt machen Thrombosen der oberen Extremitäten etwa 10 % der venösen Thrombosen aus und sind schwächer mit einer Thrombophilie assoziiert als Beinvenenthrombosen. Pathophysiologisch finden sich hier häufiger mechanisch-anatomische Thromboseursachen, etwa eine Beeinträchtigung des Blutflusses durch eine Gefäßkompression bei anatomischen Varianten (enge Skalenuslücke, Halsrippen) oder – wie hier thematisiert – intravenöse Katheter und Portsysteme. Grundsätzlich sind bei portassoziierten Thrombosen dieselben Faktoren relevant, wie bei anderen Thrombosen; von Bedeutung sind insbesondere Veränderungen der Gefäßwand, veränderte Strömung des Blutes sowie veränderte Zu-

sammensetzung des Blutes mit vermehrter Gerinnbarkeit (Thrombophilie). Diese Faktoren werden als Virchow-Trias zusammengefasst (Virchow 1856).

> **Praxistipp**
>
> Veränderungen der Gefäßwand können das Risiko für die Ausbildung lokaler Thrombosen erhöhen; im Rahmen der Portimplantation ist hier insbesondere eine Schädigung der Gefäßwand durch das Implantationstrauma sowie durch den Portkatheter von Bedeutung.

Die Schädigung der Gefäßwand kann zur Freilegung von subendothelialen Strukturen und zur Freisetzung gerinnungsaktivierender Mediatoren führen, was eine Aktivierung der Gerinnung begünstigen kann. Hierbei sind insbesondere die Freilegung von Tissue Factor (früher: Gewebsthromboplastin) als Initiator der plasmatischen Gerinnung bzw. der Fibrinbildung sowie die Freilegung der subendothelialen Kollagenmatrix als Voraussetzung für die Adhäsion und Aggregation von Thrombozyten zu nennen. Unter Berücksichtigung dieser Aspekte kommt damit einer möglichst atraumatischen Implantation sowie der Vermeidung katheterbedingter Verletzungen der Gefäßwand eine wichtige Rolle bei der Prävention von portassoziierten Thrombosen zu. Dieser Aspekt sollte bei der Auswahl der Implantationstechnik sowie der Auswahl des Portkatheters Berücksichtigung finden.

> **Praxistipp**
>
> Der zweite wichtige Aspekt bei der Entstehung venöser Thrombosen sind Veränderungen des Blutstroms, insbesondere venöse Stase oder Turbulenzen im Blutstrom. Art und Lage des Katheters sollten daher so gewählt werden, dass die Beeinflussung des Blutstromes so gering wie möglich ausgeprägt ist.

Schließlich ist bei venösen Thrombosen, also auch der portassoziierten Venenthrombose, eine gesteigerte Gerinnbarkeit des Blutes von besonderer Bedeutung. Somit sollte sich eine gesteigerte Thrombogenität auch auf die Manifestation portassoziierter Venenthrombosen auswirken; im Unterschied zu klassischen Venenthrombosen ist allerdings hierbei auch zu berücksichtigen, dass die portassoziierten Thrombosen ihren Ausgang von der artifiziellen Oberfläche des Portsystems nehmen. Dies ist dahingehend relevant, dass artifizielle Oberflächen zu einer unphysiologischen Gerinnungsaktivierung führen bzw. die Aktivierung der Gerinnung begünstigen können. Während plasmatische Gerinnung bzw. Fibrinbildung unter physiologischen Bedingungen über den Tissue Factor initiiert werden, ist bei der Gerinnungsaktivierung an artifiziellen Oberflächen ein alternativer Weg der Gerinnungsaktivierung möglich: Hier kann der plasmatische Gerinnungsfaktor XII (»Hageman-Faktor«) direkt an der artifiziellen Oberfläche aktiviert werden, was – unter Beteiligung von anderen Faktoren wie (Prä)Kallikrein und HMWK (High-Molecular-Weight-Kininogen) – zu einer unphysiologischen Aktivierung der Gerinnung und zu einer Gerinnselbildung führen kann (Schmaier 2008).

> **Praxistipp**
>
> Es ist davon auszugehen, dass die Gerinnungsaktivierung am Portkathetersystem zur Manifestation portassoziierter Thrombosen beiträgt.

> Es sollten daher Portkathetersysteme verwendet werden, deren artifizielle Oberfläche zu einer möglichst geringen Aktivierung der Gerinnungsprozesse führt.

Als weiterer Umstand für die Entstehung portassoziierter Thrombosen ist das Patientenkollektiv zu berücksichtigen, bei dem eine Portimplantation vorgenommen wird: Entsprechend der häufigsten Indikationen für eine Portimplantation, nämlich der Applikation einer Chemotherapie oder der Durchführung einer parenteralen Ernährung, handelt es sich zumeist um Schwerkranke, wobei Tumorpatienten einen hohen Anteil ausmachen. Seit langem ist bekannt, dass Tumorpatienten ein erhöhtes Risiko für thrombotische bzw. thromboembolische Komplikationen aufweisen. Das Phänomen paraneoplastischer Thrombosen wurde erstmals von Armand Trousseau (1801–1867) beschrieben und wird daher auch als »Trousseau-Syndrom« bezeichnet. Heute ist gut bekannt, dass Tumoren selbst durch Freisetzung gerinnungsaktivierender Mediatoren das Auftreten von Thrombosen begünstigen können: Beispielhaft seien die Bildung und Freisetzung von »Cancer Procoagulant«, eines zystinreichen Faktor-Xa-Aktivators, eine vermehrte Expression von Tissue Factor (Gewebsthromboplastin) sowie eine Gerinnungsaktivierung durch Mediatoren (Zytokine, Chemokine) genannt (◘ Abb. 18.2). Die unphysiologische Aktivierung des Gerinnungssystems kann bei Tumorpatienten häufig durch eine Erhöhung der Aktivierungsmarker der Gerinnung wie D-Dimeren, Thrombin-Antithrombin-Komplexen (TAT) und Prothrombinfragment detektiert werden.

Neben den Effekten auf die Blutgerinnung können Tumoren auch mechanisch, durch Kompression oder Infiltration von Gefäßen, zu einer Entstehung von Thrombosen führen bzw. die Thromboseentstehung begünstigen. Neben der Tumorerkrankung wirkt sich auch die Tumortherapie auf das Thromboserisiko aus: operative Eingriffe, Strahlentherapie sowie Chemotherapie und (anti)hormonelle Therapie – etwa die Behandlung mit Tamoxifen oder Aromataseinhibitoren bei Mammakarzinom – begünstigen das Thromboserisiko. Insgesamt sind so-

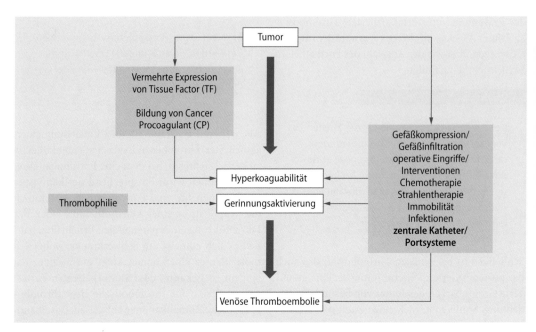

◘ Abb. 18.2 Pathogenese der Thromboseneigung bei malignen Tumoren: Der Tumor induziert Veränderungen im Gerinnungssystem, die das Entstehen einer Thrombose fördern. Diese tumorbedingte Thromboseneigung wird ggf. durch eine zusätzlich vorliegende Thrombophilie gesteigert. Viele sonstige Faktoren spielen für die Entwicklung tumorassoziierter (paraneoplastischer) Thrombosen eine Rolle, u. a. auch zentrale Venenkatheter bzw. Portsysteme

mit Tumorpatienten besonders gefährdet für thrombotische Ereignisse und weisen im Vergleich mit Normalpersonen im Durchschnitt ein etwa 5-fach gesteigertes Thromboserisiko auf; insgesamt stellen thrombotische Komplikationen die zweithäufigste Todesursache bei Tumorpatienten dar. Die genannten Faktoren begünstigen somit auch das Auftreten portassoziierter Thrombosen.

Wenngleich die beschriebene Assoziation mit thrombotischen Ereignissen im besonderen Maße für Tumorpatienten gilt, sind auch andere Patienten, die Portimplantationen unterzogen werden, häufig aufgrund ihrer Grunderkrankung für thrombotische Erkrankungen gefährdet: So sind beispielsweise auch Patienten mit chronisch-entzündlichen Darmerkrankungen (CED) wie Morbus Crohn und Colitis ulcerosa gefährdet für thrombotische Ereignisse. Pathophysiologisch ist dies begründet in einer (chronischen) Entzündungsreaktion, die zur Gerinnungsaktivierung führen und hierdurch das Thromboserisiko steigern kann.

Pathophysiologisch stellt sich schließlich die Frage, inwieweit sich das Vorliegen einer genetisch-

determinierten oder erworbenen Thrombophilie auf die Manifestation portassoziierter Thrombosen auswirkt. Die wichtigsten genetisch-determinierten thrombophilen Risikofaktoren, Faktor-V-Leiden-Mutation (Faktor V G1691A), Prothrombinmutation (Faktor II G20210A), Protein-C-, Protein-S- und Antithrombinmangel führen zu einer unphysiologischen Aktivierung der Gerinnung, einer gestörten Inaktivierung der aktivierten Gerinnung oder einer gestörten Lokalisation des Gerinnungsprozesses und steigern hierdurch das Risiko für venöse thrombotische Ereignisse. Die Bedeutung dieser Risikofaktoren für die Entstehung portassoziierter Thrombosen ist aufgrund der eingeschränkten Datenlage nicht abschließend beurteilbar. Immerhin weisen Studien darauf hin, dass Träger der Faktor-V-Leiden- oder Prothrombinmutation eine erhöhte Rate auch portassoziierter Thrombosen aufweisen können. In einer kleinen Studie konnte beispielsweise bei Patienten mit Mammakarzinom ein ca. 6-faches adjustiertes relatives Risiko für portassoziierte Thrombosen bei Trägerinnen der Faktor-V-Leiden-Mutation nachgewiesen werden

18

(Mandala et al. 2004). Entsprechende valide Daten sind für Patienten mit Protein-C-, Protein-S- und Antithrombinmangel, auch aufgrund der Seltenheit dieser Defekte, derzeit nicht verfügbar.

Insgesamt ist festzuhalten, dass das Risiko für portassoziierte Thrombosen sich aus verschiedenen Faktoren zusammensetzt. Hierbei sind neben portspezifischen Faktoren wie dem Implantationstrauma, dem Trauma durch den Portkatheter, dem geänderten Blutfluss sowie der Aktivierung der Gerinnung durch die artifizielle Portoberfläche auch patientenseitige Risikofaktoren zu berücksichtigen, insbesondere eine vermehrte Aktivierung der Gerinnung im Rahmen der Grunderkrankung (Tumorerkrankung, CED) oder das Vorliegen einer Thrombophilie. Aspekte der Pathophysiologie portassoziierter Venenthrombosen sind in ◘ Tab. 18.1 tabellarisch zusammengestellt.

18.2.2 Prävention portassoziierter Thrombosen

Die Prävention portassoziierter Thrombosen beginnt mit der Auswahl des geeigneten Systems und der Implantation; eine möglichst geringe Thrombogenität der artifiziellen Oberfläche des Portkatheters sowie eine schonende Implantation mit minimaler Gefäßläsion wirken sich aufgrund der Pathogenese (▶ Abschn. 18.2.1) günstig auf das Thromboserisiko aus. Zur Prophylaxe von Portthrombosen stehen prinzipiell eine systemische Antikoagulation sowie das Befüllen (»Priming«) des Portsystems mit antithrombotisch wirksamen Lösungen zur Verfügung. Die Effektivität und Anwendung dieser Verfahren sollen nachfolgend dargestellt und diskutiert werden.

Systemische Antikoagulation Antithrombotika können zur Prävention venöser und arterieller Thrombosen eingesetzt werden; abzugrenzen sind hier prinzipiell die Thrombozytenfunktionshemmer von Antikoagulanzien, welche die Fibrinbildung inhibieren. Thrombozytenfunktionshemmer wie Aspirin sind grundsätzlich nicht zur Prophylaxe und Therapie venöser thrombotischer Ereignisse zugelassen und haben bei der Prävention portassoziierter Venenthrombosen keinen Stellenwert.

Der Effekt einer systemischen Thromboseprophylaxe auf das Auftreten von port- bzw. katheterassoziierten Thrombosen wurde in mehreren Studien geprüft (Agnelli et al. 2006). Hierbei konnte eine deutliche Reduktion des Risikos katheterassoziierter Thrombosen durch Prophylaxe mit niedermolekularem Heparin oder dem Kumarinderivat Warfarin aufgezeigt werden. Die Effektivität von niedermolekularem Heparin auf die Thromboserate bei liegenden Portsystemen wurde auch in 2 prospektiven, doppelblinden und plazebokontrollierten Studien geprüft. Eine Studie, in der die Patienten über 6 Wochen entweder niedermolekulares Heparin oder Plazebo erhielten, ergab eine Thromboserate von 14,1 % in der heparinisierten Gruppe und von 18 % im Kontrollkollektiv. Es zeigte sich, dass die Hochrisikoprophylaxe mit niedermolekularem Heparin, etwa Enoxaparin 40 mg/Tag subkutan, hier nicht geeignet war, Thrombosen effektiv zu verhindern (Verso et al. 2005). Unbeantwortet ist die Frage, ob eine höhere Heparindosierung in dieser Konstellation das Auftreten von Thrombosen effektiver verhindern kann; diesbezüglich sind keine randomisierten Studien verfügbar. Ebenso wenig konnte durch eine Gabe von Warfarin über 9 Wochen, allerdings in fragwürdiger fixer Dosierung von 1 mg/Tag, die Rate portassoziierter Thrombosen signifikant reduzieren: Hier lag die die Rate symptomatischer Thrombosen unter Warfarin bei 4,6 %, während die Thromboserate unter Plazebo 4 % betrug (Couban et al. 2005). Aufgrund der Studienlage kann zum gegenwärtigen Zeitpunkt eine routinemäßige Thromboseprophylaxe bei Portpatienten nicht empfohlen werden und bleibt begründeten Einzelfällen vorbehalten. Zu berücksichtigen sind Risiken durch die Heparinisierung, insbesondere Blutungskomplikationen sowie die potenziell lebensbedrohliche Komplikation einer heparininduzierten Thrombozytopenie (HIT; Dai et al. 2004).

Bei onkologischen Hochrisikopatienten mit liegendem Portsystem ergeben sich Hinweise, dass Patienten hinsichtlich des Auftretens einer portassoziierten Thrombose durch die tägliche subkutane Gabe von niedermolekularem Heparin profitieren können (Monreal et al.1996). Hier wäre eine tägliche Applikation von niedermolekularem Heparin in prophylaktischer Dosierung zu erwägen. Hierbei sind, wie bei jeglichen antithrombotischen Medikation, erwarteter Nutzen und potenzielles Risiko gegeneinander abzuwägen.

> **Praxistipp**
>
> Eine generelle systemische Thromboseprophylaxe mit niedermolekularen Heparinen zur Prophylaxe von portassoziierten Thrombosen ist nicht indiziert und bleibt begründeten Einzelfällen vorbehalten.

Die »direkten« oralen Antikoagulanzien (DOAK) sind innovative Pharmaka, die derzeit aber nur über eine schmale Zulassung verfügen. Derzeit sind die vier DOAK Dabigatran-Etexilat, Rivaroxaban Apixaban und Edoxaban in Deutschland zugelassen. Diese Substanzen sind zur Prophylaxe portassoziierter Thrombosen derzeit weder evaluiert noch zugelassen; auf den Einsatz von DOAK zur Prophylaxe von Portthrombosen ist daher zu verzichten.

Lokale Antikoagulation: Priming mit Heparin- oder Citratlösungen Das Befüllen (»Priming«) der Portkatheter mit antithrombotischen Lösungen stellt weiterhin ein weit verbreitetes Verfahren dar, welches zur Prävention portassoziierter Thrombosen eingesetzt und propagiert wurde.

Das Priming mit Heparin ist sehr kritisch zu bewerten. Betrachtet man entsprechende Protokolle, so werden äußerst unterschiedliche Heparinkonzentrationen von 100–5000 I.E./ml eingesetzt; eine Standardisierung fehlt somit. In Studien konnte insgesamt nicht belegt werden, dass sich durch den »Heparinblock« die Rate portassoziierter Katheterokklusionen reduzieren lässt; die Befüllung des Portsystems mit Natriumchloridlösung ist hinsichtlich der Vermeidung von Katheterokklusionen nicht weniger effektiv als ein Priming mit Heparin (Stephens et al. 1997). Abgesehen davon kann das Priming mit Heparinlösungen auch Komplikationen hervorrufen; insbesondere sind eine Häufung bakterieller Portinfektionen – pathophysiologisch auf die Ausbildung eines infektionsbegünstigenden Biofilmes auf der artifiziellen Oberfläche zurückzuführen – sowie das Risiko einer heparininduzierten Thrombozytopenie (HIT) zu nennen

(Shang et al. 2003). In einer unlängst publizierten Studie wurde erneut ein Vergleich zwischen physiologischer Kochsalzlösung und Heparinlösung zum Befüllen von Kathetersystemen angestellt. Eingeschlossen wurden 802 Tumorpatienten mit implantiertem Portsystem. Hierbei zeigte sich kein Vorteil der Heparinlösung hinsichtlich des Auftretens von Katheterkomplikationen; die Rate infektiöser Komplikationen war bei Patienten, die Heparinlösung zum Blocken der Katheter verwendeten, etwa 3-fach höher als bei Verwendung von Kochsalzlösung (Goossens et al. 2013). In Einvernehmen mit den Herausgebern dieses Buches sieht der Autor daher keine gesicherte Indikation für ein Priming des Portsystems mit Heparin und rät unter Nutzen-Risiko-Abwägung, auf diese Maßnahme zu verzichten.

Neben dem häufig geübten Priming der Portsysteme mit niedermolekularem Heparin wurden zur Spülung bzw. Befüllung von Portsystemen auch andere Substanzen wie Äthanol, Vitamin-C-haltige Lösungen und Salzsäure angewendet. Auch hier konnte ein positiver Effekt auf die Rate von Katheterokklusionen nicht nachgewiesen werden, weshalb auch auf diese Verfahren verzichtet werden sollte (Rabe et al. 2002; Holcombe et al. 1992).

> **Praxistipp**
>
> Es wird daher zusammenfassend empfohlen, die Portsysteme lediglich mit physiologischer Kochsalzlösung zu füllen. Aufgrund positiver Erfahrungen ist eine zwischenzeitliche Spülung mit physiologischer Kochsalzlösung zu empfehlen, wenn das Portsystem über einen Zeitraum von über 4–6 Wochen unbenutzt bleibt.

18.2.3 Therapie portassoziierter Thrombosen

Die Antikoagulation stellt einen entscheidenden Aspekt der Therapie portassoziierter venöser Thrombosen dar. Neben einer Antikoagulation mit parenteralen Antikoagulanzien, insbesondere niedermolekularen Heparinen oder Fondaparinux, kommt hier eine orale Antikoagulation mit Vitamin-K-Antagonisten vom Kumarintyp in Betracht. An dieser Stelle ist anzumerken, dass die »direkten« oralen Antikoagulanzien (DOAK) bei portassoziierten Thrombosen unzureichend evaluiert und nicht zugelassen sind; ein Einsatz zur Therapie portassoziierter Thrombosen sollte daher unterbleiben.

Die Standardantikoagulation venöser Thrombosen, also auch die Therapie portassoziierter Thrombosen, wird mit Vitamin-K-Antagonisten (VKA), insbesondere Kumarinderivaten, durchgeführt; die Einstellung erfolgt nach dem INR-Wert (»International Normalized Ratio«). Hierbei ist im Regelfall ein INR-Zielbereich von 2–3 anzustreben. Bis zum Erreichen des INR-Zielbereiches, der nach Verabreichung einer Aufsättigungsdosis in der Regel erst 3–4 Tage nach Einleitung der Therapie erreicht wird, wird ab Diagnosestellung der Thrombose eine parenterale Antikoagulation mit niedermolekularem Heparin in therapeutischer gewichtsadaptierter Dosierung durchgeführt. Die Antikoagulation mit Heparin kann beendet werden, wenn der INR-Wert im Zielbereich liegt.

Paraneoplastische portassoziierte Thrombosen erfordern ein hiervon abweichendes Vorgehen: Rationale hierfür ist, dass mehrere Studien ergaben, dass Patienten mit aktiver Tumorerkrankung von einer Antikoagulation mit niedermolekularem Heparin profitieren; im Vergleich zur Antikoagulation mit Vitamin-K-Antagonisten zeigen sich hier eine deutlich verminderte Rezidivrate thrombotischer Ereignisse und ein verbessertes Outcome. Bei Patienten mit aktiver Tumorerkrankung auftretende paraneoplastische portassoziierte Thrombosen sollten daher – abweichend vom Standardvorgehen – nicht auf eine orale Antikoagulation umgestellt, sondern generell mit niedermolekularem Heparin in therapeutischer Dosierung behandelt werden.

In seltenen Fällen können niedermolekulare Heparine nicht zur Therapie von Thrombosen eingesetzt werden. Beispiele sind schwere allergische Reaktionen auf Heparine und insbesondere die heparininduzierte Thrombozytopenie (HIT). Bei Heparinallergie mit lokalen Reaktionen reicht häufig die Umstellung auf ein alternatives Heparinpräparat aus; in seltenen Fällen tritt einer Unverträglichkeit gegenüber mehreren niedermolekularen Heparinen auf, in diesen Fällen wäre die Applikation von Fondaparinux eine gangbare Alternative. Bei Patienten mit abgelaufener heparininduzierter Thrombozytopenie (HIT) dürfen grundsätzlich keine Heparine, auch keine niedermolekularen Heparine, eingesetzt werden; in diesen Fällen können Fondaparinux oder Danaparoid eingesetzt werden. Bei akuter HIT sollte zur parenteralen subkutanen Antikoagulation lediglich Danaparoid eingesetzt werden; aufgrund der Seltenheit des Krankheitsbildes wird diesbezüglich auf entsprechende Übersichtsarbeiten verwiesen.

18.3 Blutungen bei Portimplantationen

Bei Portimplantationen handelt es sich um kleine Eingriffe. In Abhängigkeit vom gewählten Vorgehen können hierbei Blutungskomplikationen auftreten. Die Häufigkeit von perioperativen Blutungen ist umso geringer, je weniger invasiv das Implantationsverfahren ist. Somit ist das Risiko relevanter Blutungen bei interventionellen Verfahren als geringer einzustufen als bei operativen Verfahren einer Portimplantation. Insgesamt treten Hämatome bei Portimplantationen je nach Verfahren recht häufig auf; schwere Blutungskomplikationen, etwa durch Fehlpunktion arterieller Gefäße, sind vergleichsweise selten. Die Blutungen treten im Rahmen der Implantation oder kurz postoperativ auf (Teichgräber et al. 2011).

Viele Faktoren können zu einer vermehrten periinterventionellen bzw. perioperativen Blutungsneigung, auch im Rahmen einer Portimplantation, beitragen. Hierbei sind insbesondere angeborene und erworbene Gerinnungsdefekte von Bedeutung, die durch eine Beeinträchtigung der primären und/oder der plasmatischen Hämostase die Blutungsneigung steigern und für Blutungskomplikationen prädisponieren können. Um gefährdete Patienten zu identifizieren, wird eine präoperative bzw. präinterventionelle Gerinnungsdiagnostik durchgeführt, die üblicherweise die Bestimmung der Gruppentests der plasmatischen Gerinnung umfasst: Prothrombinzeit nach Quick (»Quickwert«) mit Ableitung eines INR-Wertes und aktivierte partielle Thromboplastinzeit (aPTT) sowie die Bestimmung

▣ Tab. 18.2 Aussagekraft der präoperativen Routinediagnostik im Hinblick auf den Nachweis von Gerinnungsstörungen

Diagnostik	Nachweis	Schwächen
Gruppentests der plasmatischen Hämostase		
– Aktivierte partielle Thromboplastinzeit (aPTT)	Hereditäre/erworbene plasmatische Gerinnungsstörungen	– Nachweis unfraktionierter Heparine (UFH) – Kein Nachweis eines Faktor-XIII-Mangels, kein sicherer Nachweis eines Von-Willebrand-Syndroms
– Prothrombinzeit nach Quick (»Quick-Wert«)	Nachweis eines Effektes von Vitamin-K-Antagonisten	– Kein Nachweis von niedermolekularen Heparinen (NMH), kein sicherer Nachweis von direkten oralen Antikoagulanzien (DOAK)
Thrombozytenzahlen (aus Blutbild)	Thrombozytopenie	– Kein Nachweis einer beeinträchtigten Thrombozytenfunktion (Thrombozytopathie) – Kein Nachweis eines Effektes von Plättchenhemmern

der Thrombozytenzahlen im Blutbild. Die Aussagekraft von Routineuntersuchungen des Gerinnungssystems ist nachfolgend tabellarisch dargestellt (▣ Tab. 18.2).

Formell sind operative Eingriffe bei einem INR-Wert von ≤1,4, normaler aPTT sowie Thrombozytenzahlen von über 50.000/µl möglich. Bei Portimplantationen ist in Abhängigkeit von der Art der gewählten Prozedur eine Abweichung von diesen Vorgaben im Einzelfall möglich.

Beachtet werden muss, dass die häufigsten der klinisch-relevanten Gerinnungsdefekte nicht durch die übliche Routinegerinnungsdiagnostik erfasst werden können: So erfasst die präoperative Standarddiagnostik mit Bestimmung der Gruppentests der plasmatischen Gerinnung (Quickwert und aPTT) sowie Bestimmung der Thrombozytenzahlen im Blutbild insbesondere nicht das Vorliegen von Störungen der Thrombozytenfunktion als die häufigsten erworbenen Gerinnungsstörungen – zumeist medikamentös induziert – sowie das Von-Willebrand-Syndrom als die häufigste angeborene Störung der Gerinnung.

Zudem wird ein Faktor-XIII-Mangel durch die oben genannte Routinediagnostik nicht ausgeschlossen. Die geringe Aussagekraft der präoperativen genannten Routinediagnostik im Hinblick auf die Prädiktion perioperativer Blutungsereignisse ist hinreichend bekannt (Koscielny et al. 2004, 2007; Pfanner

et al. 2007). Entscheidend ist die Durchführung einer exakten Blutungsanamnese vornehmlich mit standardisierten Fragebögen, um blutungsgefährdete Patienten zu identifizieren. Eine unauffällige Blutungsanamnese schließt einen relevanten Gerinnungsdefekt mit Erhöhung des perioperativen bzw. periinterventionellen Blutungsrisikos mit hohem prädiktivem Wert aus, hingegen liegt bei auffälliger Blutungsanamnese bei ca. 30–40 % der Patienten ein Gerinnungsdefekt vor. Es sollte daher bei auffälliger Anamnese ein elektiver Eingriff, auch eine Portimplantation, ggf. zurückgestellt und aufgrund der geringen Aussagekraft der Routinediagnostik eine weiterführende Gerinnungsdiagnostik erfolgen. Obligat ist eine erweiterte Abklärung ohnehin, wenn sich in der Routineanalytik auffällige Befunde zeigen, die auf einen Gerinnungsdefekt hinweisen.

Praxistipp

In Kenntnis eines zugrunde liegenden Gerinnungsdefektes kann für den Eingriff eine adäquate Prophylaxe festgelegt und präoperativ appliziert werden, was dann eine hohe Sicherheit in Bezug auf perioperative Blutungskomplikationen bietet. Das jeweilige Vorgehen sollte dann in Abstimmung mit einem hämostaseologisch versierten Arzt festgelegt werden.

18

◻ Tab. 18.3 Abklingen des Effektes von antithrombotischen Substanzen nach Aussetzen für operative Eingriffe

Antithrombotische Substanz		Abklingen des Effektes nach Aussetzen	Bemerkungen
Vitamin-K-Antagonisten	(Phenprocoumon, Acenocoumarol, Warfarin)	7–10 Tage	Eingriff bei einem INR-Wert von ≤1,4 möglich
Heparine Niedermolekulare Heparine (NMH)	Unfraktionierte Heparine (UFH)	4–6 h nach Ende der intravenösen Infusion	Erfassung des (Rest)effektes über aPTT-Bestimmung
	12 h (prophylaktische Dosis) 24 h (therapeutische Dosis)	Erfassung des (Rest)effektes ggf. über Anti-Xa-Aktivität möglich (**Cave:** Keine Erfassung über die aPTT !)	
Pentasaccharide	Fondaparinux	36–42 h	**Cave:** Starke Kumulation bei Niereninsuffizienz möglich (!)
Direkte orale Anti-koagulanzien (DOAK) Rivaroxaban Apixaban	Dabigatran-Etexilat	24–48 h	
	20–30 h (etwa 2-fache Halbwertszeit)	**Cave:** Starke Abhängigkeit von der Nierenfunktion, Kumulation bei Nieren-insuffizienz möglich (!)	
	20–30 h (etwa 2-fache Halbwertszeit)		
Plättchenfunktions-hemmer Thienopyridine (Clopidogrel, Prasugrel) und Ticagrelor	Acetylsalicylsäure (Aspirin)	7–10 Tage	
	7–10 Tage		

Aussetzen von Medikamenten vor operativen Eingriffen Zahlreiche Medikamente können zu einer vermehrten Blutungsneigung führen. Neben den eigentlichen »Gerinnungshemmern«, bei denen die Gerinnungshemmung therapeutisch gewünscht ist, können zahlreiche Pharmaka als Nebenwirkung zu einer vermehrten Blutungsneigung führen: In erster Linie zu nennen sind hier aspirinhaltige Analgetika, nichtsteroidale Antirheumatika (NSAID) sowie Antidepressiva wie selektive Serotonin-Reuptake-Hemmer (SSRI). Auch Naturprodukte wie Gingko-präparate können Gerinnungsprozesse beeinträchtigen und eine vermehrte Blutungsneigung induzieren.

Grundsätzlich muss im Rahmen eines Eingriffes entschieden werden, ob eine Therapie mit Gerinnungshemmern perioperativ pausiert wird oder unter Inkaufnahme des Blutungsrisikos fortge-führt wird. Hierzu ist eine Abwägung des Blutungs-risikos unter antithrombotischer Medikation gegen das thrombotische Risiko ohne Antikoagulation vorzunehmen. Heute werden insbesondere Plätt-chenfunktionshemmer im Rahmen von Eingriffen häufig nicht pausiert, sondern bei gegebener Indikation perioperativ weiter appliziert. Antikoagulanzien, also Hemmer der Fibrinbildung, werden hingegen vor Eingriffen ausgesetzt; eine Übersicht über das Abklingen der verschiedenen Pharmaka nach Aussetzen ist nachfolgend tabellarisch dargestellt (◻ Tab. 18.3).

18.4 Okklusionen von Portsystemen

Okklusionen des Portsystems sind anzunehmen, wenn nach einer sachgerechten Punktion der Portkammer eine Spülung des Portsystems und/oder eine Blutaspiration nicht möglich sind. Häufige Ursachen sind Verstopfungen durch Blut, Reste von parenteralen Ernährungslösungen oder Medikamenten (Teichgräber et al. 2011). Hilfreich zur genauen Klärung sind Zeitpunkt und Art der letzten Nutzung des Portsystems.

Zur Beseitigung der Okklusion sollte zunächst eine möglichst drucklose Injektion und Aspiration von 0,9 %iger Natriumchloridlösung erfolgen; ein Heparinzusatz zur Spüllösung kann kontrovers diskutiert werden. Ist dies nach erstmaliger Punktion nicht möglich, ist ggf. ein erneuter Versuch nach zweiter Portpunktion durchzuführen. Sollte auch hierdurch keine Beseitigung der Okklusion erfolgen, kann ein Versuch einer lokalen Lyse des Portsystems mit Urokinase (z .B. 5000 I.E./ml Urokinase in 0,9 %iger Natriumchloridlösung) erfolgen. Hierfür wird die Urokinase in das Portsystem eingebracht und nach ca. 20–30 min aspiriert und dann der Port mit Natriumchloridlösung gespült. Die Prozedur kann ggf. mehrfach wiederholt werden (Teichgräber et al. 2011). Alternativ können andere Fibrinolytika, etwa Alteplase, eingesetzt werden (Sugimoto et al. 2003).

Differenzialdiagnostisch sind bei fehlender Spül- bzw. Aspirierbarkeit des Portsystems auch Dislokationen des Portkatheters, Beschädigungen und Schlingenbildungen zu berücksichtigen; diese Komplikationen lassen sich durch eine Kontrastmitteldarstellung des Portsystems diagnostizieren, ggf. kann das System interventionell repositioniert werden, sodass eine Portneuanlage vermieden werden kann (Teichgräber et al. 2011). Langsam fortschreitende Verminderungen der Portdurchgängigkeit sind häufig durch Fibrinabscheidungen im Bereich der Spitze des Portkatheters bedingt (Faintuch et al. 2008).

Literatur

Agnelli G, Verso M (2006) Therapy insight: venous-catheter-related thrombosis in cancer patients. Nature Clin Pract 3: 214–222

Couban S, Goodyear M, Burnell M et al. (2005) Randomized, placebo-controlled study of low-dose warfarin for the prevention of central venous catheter-associated thrombosis in patients with cancer. J Clin Oncol 23: 4063–4069

Dai MS, Hsieh AT, Chao TY (2004) Catastrophic heparin-induced thrombocytopenia/thrombosis syndrome related to the use of a Port-A-Cath in a breast cancer patient receiving chemotherapy. Support Care Cancer 12: 537–539

Faintuch S, Salazar GM (2008) Malfunction of dialysis catheters: management of fibrin sheath and related problems. Tech Vasc Interv Radiol 11: 195–200

Goossens GA, Jérôme M, Janssens C et al. (2013) Comparing normal saline versus diluted heparin to lock non-valved totally implantable venous access devices in cancer patients: a randomised, non-inferiority, open trial. Ann Oncol 24: 1892–1899

Holcombe BJ, Forloines-Lynn S, Garmhausen LW (1992) Restoring patency of long-term central venous access devices. J Intraven Nurs 15: 36–41

Koscielny J, Ziemer S, Radtke H et al. (2004) A practical concept for preoperative identification of patients with impaired primary hemostasis. Clin Appl Thromb Hemost 10: 195–204

Koscielny J, Ziemer S, Radtke H et al. (2007) Preoperative identification of patients with impaired (primary) haemostasis. A practical concept. Hamostaseologie 27: 177–184

Mandalà M, Curigliano G, Bucciarelli P et al. (2004) Factor V Leiden and G20210A prothrombin mutation and the risk of subclavian vein thrombosis in patients with breast cancer and a central venous catheter. Ann Oncol 15: 590–593

Monreal M, Alastrue A, Rull M et al. (1996) Upper extremity deep venous thrombosis in cancer patients with venous access devices – prophylaxis with a low molecular weight heparin (fragmin). Thromb Haemost 75: 251–253

Pfanner G, Koscielny J, Pernerstorfer T et al. (2007) Preoperative evaluation of the bleeding history. Recommandations of the working group on perioperative coagulation of the Austrian Society for Anaesthesia, Resuscitation and Intensive Care. Anaesthesist 56: 604–611

Rabe C, Gramann T, Sons X et al. (2002) Keeping central venous lines open: a prospective comparison of heparin, vitamin C and sodium chloride sealing solutions in medical patients. Intensive Care Med 28: 1172–1176

Roberts HR, Hoffman M, Monroe DM (2006) A cell-based model of thrombin generation. Semin Thromb Haemost 32 (Suppl 1): 32–38

Schmaier AH (2008) The elusive physiologic role of factor XII. J Clin Invest 118: 3006–3009

Seligsohn U, Lubetsky A (2001) Genetic susceptibility to venous thrombosis. N Engl J Med 344: 1222–1231

Shang E, Geiger N, Sturm J, Post S (2003) Heparin induzierte Thrombozythopathie (HIT) Risiko bei intravenösen Portsystemen. Aktuel Ernaehr 28: 191–208

Stephens LC, Haire WD, Tarantolo S et al. (1997) Normal saline versus heparin flush for maintaining central venous catheter patency during apheresis collection of peripheral blood stem cells (PBSC). Transfus Sci 18: 187–193

18

Sugimoto K, Hofmann LV, Razavi MK et al. (2003) The safety, efficacy, and pharmacoeconomics of low-dose alteplase compared with urokinase for catheter-directed thrombolysis of arterial and venous occlusions. J Vasc Surg 2003; 37: 512–517

Sutherland DE, Weitz IC, Liebman HA (2003) Thromboembolic complications of cancer: epidemiology, pathogenesis, diagnosis and treatment. Am J Hematol 72: 43–52

Teichgräber UK, Pfitzmann R, Hofmann HAF (2011) Portsysteme als integraler Bestandteil von Chemotherapien. Deutsch Ärztebl 108; 147–154

Teichgräber UK, Nagel SN, Kausche S, Enzweiler C (2012) Clinical benefit of power-injectable port systems: a prospective observational study. Eur J Radiol 81: 528–533

Verso M, Agnelli G, Bertoglio S et al. (2005) Enoxaparin for the prevention of venous thromboembolism associated with central vein catheter: a double-blind, placebocontrolled, randomized study in cancer patients. J Clin Oncol 23: 4057–4062

Vescia S, Baumgärtner AK, Jacobs VR et al. (2008) Management of venous port systems in oncology: a review of current evidence. Ann Oncol 19: 9–15

Virchow RLK (1856) Gesammelte Abhandlungen zur wissenschaftlichen Medicin. Thrombose und Embolie. Gefäßentzündung und septische Infektion. Von Meidinger & Sohn, Frankfurt am Main, S 219–732

Sektion V
Onkologische Fachkräfte in Kliniken und Sozialstationen

Umgang der Mitarbeiter mit zentralvenösen Ports

B. Fantl, R. Hennes

R. Hennes, H.A.F. Hofmann (Hrsg.), *Ports*,
DOI 10.1007/978-3-662-43641-7_19, © Springer-Verlag Berlin Heidelberg 2016

Portsysteme sollen über viele Jahre verwendet werden. Dazu ist zwingend erforderlich, dass nur ein einheitlich und optimal geschultes Personal Punktionen, Infusionen, Injektionen und Blutentnahmen am Port vornimmt. Einheitliche Versorgungsstandards und regelmäßige Schulungen in den verschiedenen Einrichtungen müssen gefordert werden.

Da es in der Bundesrepublik Deutschland bislang keine einheitliche Leitlinie zur Versorgung von Patienten mit zentralvenösen Portsystemen gibt, basieren die im Folgenden formulierten Empfehlungen auf Richtlinien des Robert-Koch-Institutes und auf der langjährigen Expertise des Universitätsklinikums Heidelberg.

Die standardisierte fachliche Pflege von implantierten Portsystemen ist nach der Portimplantation die wichtigste Maßnahme, um für die Patienten einen dauerhaften, komplikationsfreien und sicheren Zugang zu gewährleisten.

Anhand einer Studie des Universitätsklinikums Heidelberg (Fischer et al. 2008), in der bei 385 Patienten die Gründe einer Portexplantation untersucht wurden, konnte eindeutig gezeigt werden, dass eine Portinfektion die häufigste Komplikation bei implantierten Portsystemen darstellte und häufig zur Explantation der Systeme führte.

> ❶ Infektionen der Portsysteme sind die häufigste Komplikation und verursachen gleichzeitig die meisten Portexplantationen.

Der Umgang mit zentralvenösen Ports ist eine ärztliche Tätigkeit, die, wie viele andere, auf **geschultes** medizinisches Personal delegiert werden kann.

Fühlt sich ein Mitarbeiter – unabhängig seiner Ausbildung – nicht oder nicht ausreichend im Umgang mit zentralvenösen Ports qualifiziert, so hat er die Plicht, diese Tätigkeit abzulehnen. Unabhängig jeglicher Delegation liegt die Durchführungsverantwortung immer beim Durchführenden.

19.1   Pflege nichtpunktierter Ports

Bei neu implantierten Ports sollte am 2. postoperativen Tag ein Verbandwechsel und eine Wundinspektion durchgeführt werden.

Hierbei sind Wunde und Wundumgebung auf Infektionszeichen wie Rötung, Schwellung und Schmerz zu untersuchen (◘ Abb. 19.1). Bei Auffälligkeiten oder Wundheilungsstörungen sollte der implantierende Arzt informiert und, wenn möglich, eine Fotodokumentation zur Verlaufskontrolle durchgeführt werden.

Aufgrund fehlender Evidenz bezüglich der Portspülung gibt es verschiedene Herangehensweisen. Einige Einrichtungen spülen Ports nur nach der Punktion, andere wiederum spülen Ports programmiert alle 6–8 Wochen. Die Hersteller von Portsystemen empfehlen die prophylaktische Spülung nach 8 Wochen.

Da grundsätzlich jede Punktion ein potenzielles Infektionsrisiko darstellt und bislang keine Evidenz bezüglich einem Vorteil regelmäßiger Portspülung vorliegt, kann hier keine klare Empfehlung gegeben werden.

In zwei Arbeiten (Goossens et al. 2013, Bertoglio et al. 2012), die sich mit der Frage der Blockung von Portsystemen beschäftigten, konnte gezeigt werden, dass die routinemäßige Blockung von Portsystemen mit Heparinlösung keinen Vorteil gegenüber reiner NaCl-0,9 %-Lösung ergibt. Die Liegedauer war nie deutlich unterschiedlich, darüber hinaus gab es Hinweise auf ein erhöhtes Infektionsrisiko bei der Verwendung von heparinisierten Lösungen.

> **Praxistipp**
>
> Für eine routinemäßige Blockung mit Heparin kann keine Empfehlung gegeben werden.

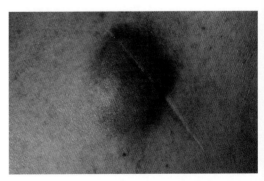

◘ **Abb. 19.1** Infizierter Port, der keinesfalls mehr punktiert werden sollte. (Abb. 19.1, 19.4, 19.5, 19.8, 19.9 Fotografie J. Rodrian, Heidelberg)

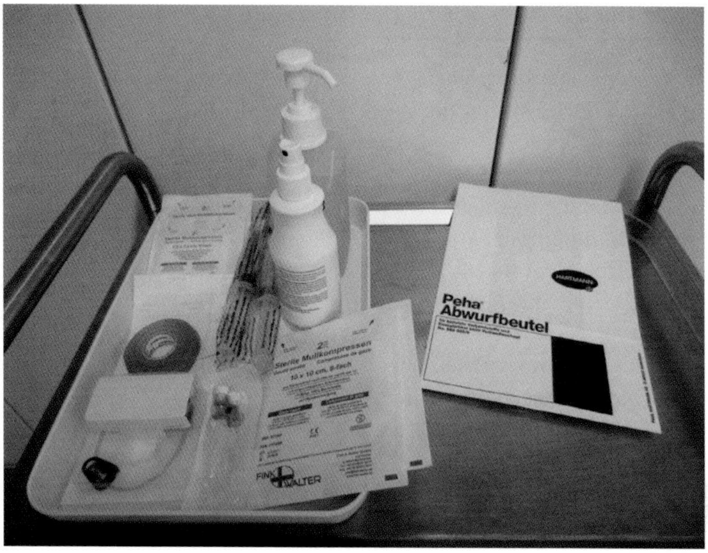

■ **Abb. 19.2** Materialien zur Portpunktion. (Fotografie P. Rudolph, Heidelberg)

19.2 Pflege punktierter Ports

Keine Punktion bei lokalen Infektionszeichen wie Rötung, Schwellung und Schmerz.

Bei punktierten Ports mit einliegender Portkanüle sollte alle 48 h ein Verbandwechsel durchgeführt werden. Hierbei sollte die Einstichstelle auf Infektionszeichen, Hämatome und Sekretion untersucht werden. Dieses Intervall könnte bei der Verwendung von durchsichtigen Folienverbänden deutlich verlängert werden. Leider jedoch bietet der Fachhandel zurzeit noch keine passenden Foliensysteme an.

Die Kanüle selbst wird alle 5–7 Tage gewechselt.

Praxistipp

Bei Verschmutzung oder Ablösung ist der Verband umgehend zu wechseln, der Kanülenwechsel sollte alle 5–7 Tage erfolgen.

Für die Punktion eines Ports ist eine sorgfältige Vorbereitung notwendig. Dies beinhaltet sowohl die Vorbereitung des Materials, als auch die des Patienten und seines Umfeldes.

Material zur Portpunktion (■ Abb. 19.2):
- Hände- und Hautdesinfektionsmittel
- Unsterile und sterile Handschuhe
- Mundschutz
- Sterile Kompressen
- 2 Spritzen à 10 ml NaCl 0,9 %
- Portkanüle (passende Größe)
- Dreiwegehahn mit Verlängerung und Verschlussstöpsel
- Abwurf

Material für den Verband:
- 1× Schlitzkompresse 7,5×7,5 cm
- 1× Kompresse 7,5×7,5 cm
- Fixomull strech o. Ä.
- Leukoplast o. Ä.

Patientenvorbereitung Da die Punktion sowohl im Sitzen als auch im Liegen sicher durchgeführt werden kann, können die Wünsche bzw. die Bedürfnisse des Patienten ausreichend berücksichtigt werden.

Wird die Punktion im Sitzen vorgenommen, sollte der Rücken des Patienten ausreichend stabilisiert werden, um Ausweichbewegungen nach hinten vorzubeugen. Sofern der Patient die Punktion nicht selbstständig durchführt, sollte der Kopf auf die vom Port abgewandte Seite gedreht werden.

19.3   Auswahl der Portkanüle

Portkammern sind für bis zu 3000 Punktionen vorgesehen. Dementsprechend dürfen sie nur mit speziellen Kanülen punktiert werden.

Um ein Ausstanzen von Material aus der Portmembran zu verhindern sind die Kanülen speziell angeschliffen und mit einer minimalen Krümmung an der Spitze versehen (Huber-Schliff). Dadurch wird bei der Punktion die Membran von der Kanüle verdrängt.

Der verwendete Kanülendurchmesser sollte den zu verabreichenden Substanzen angepasst werden. Bei Flüssigkeiten mit hoher Viskosität sollte die Kanülenstärke am besten 19 Gauge betragen.

> ❶ Zur Portpunktion dürfen nur die dafür vorgesehenen speziellen Portkanülen verwendet werden. Herkömmliche Kanülen können Material aus der Portmembran ausstanzen und somit den Port beschädigen.

> **Praxistipp**
>
> Eine passende Kanülengröße, besonders aber die Kanülenlänge, sollte im Portpass bzw. im OP-Brief dokumentiert sein.

Sollte die Kanülenlänge nicht dokumentiert sein, wird anhand folgender Kriterien ausgewählt:
- Tiefe des Ports im Unterhautfettgewebe
- Ernährungszustand des Patienten

Komplikationen bei unangemessener Kanülenlänge (❒ Abb. 19.3):
- Zu lange Kanüle:
  - Kanüle liegt instabil im Stichkanal
  - Beschädigung der Portmembran möglich
- Zu kurze Kanüle:
  - Membran wird nicht oder nur knapp durchstochen
  - Gefahr eines Paravasats mit substanzentsprechenden Folgen (❒ Abb. 19.4)

Laut EU-Richtlinie (2010) zum Schutz vor Nadelstichverletzungen dürfen seit Mai 2013 nur noch Kanülen mit Sicherheitsmechanismus verwendet werden. Wird wie in ❒ Abb. 19.3c der Sicherheits-

mechanismus der Portnadel ausgelöst und dann die Portkanüle zurückgezogen, entsteht auch hier eine Instabilität der Kanüle und die Membran kann beschädigt werden.

> ❶ Bei einer Punktion mit falscher Kanülenlänge muss die Kanüle umgehend wieder entfernt und durch eine passende Kanüle ersetzt werden.

19.4   Portpunktion

> **Praxistipp**
>
> Portkammersysteme werden in unterschiedlichen Größen hergestellt, die man beim Palpieren ertasten kann. Dadurch ergeben sich unterschiedliche Anstichflächen.

Nach individueller Lagerung des Patienten sollte der Oberkörper komplett entkleidet und eine hygienische Händedesinfektion durchgeführt werden. Anschließend werden mit unsterilen Handschuhen sowohl die Portkammer als auch deren Umgebung palpiert. Hierbei sollte die Hautumgebung auf Infektionszeichen untersucht und der Patient nach Schmerzen in der Portgegend befragt werden.

> ❶ Gibt der Patient Beschwerden im Bereich der Porttasche an, muss die geplante Punktion abgebrochen und ein Arzt informiert werden. Rötung, Schwellung und Druckempfindlichkeit kann sowohl ein Hinweis auf Infektion, als auch auf eine Systemundichtigkeit sein.

Nach der Palpation und Begutachtung beginnt man mit der Desinfektion der Punktionsstelle nach RKI-Richtlinie (KRINKO 2011; Empfehlung Kat. 1B: sprühen – wischen – sprühen – wischen – sprühen – abtrocknen).

In der Zeit, in der die Punktionsstelle abtrocknet, werden die unsterilen Handschuhe entsorgt, eine erneute hygienische Händedesinfektion durchgeführt und die Materialien zur Portpunktion steril vorbereitet. Anschließend, nach erneuter hygienischer Händedesinfektion, werden die sterilen Handschuhe angelegt, die Portkanüle und der Dreiwegehahn steril

19

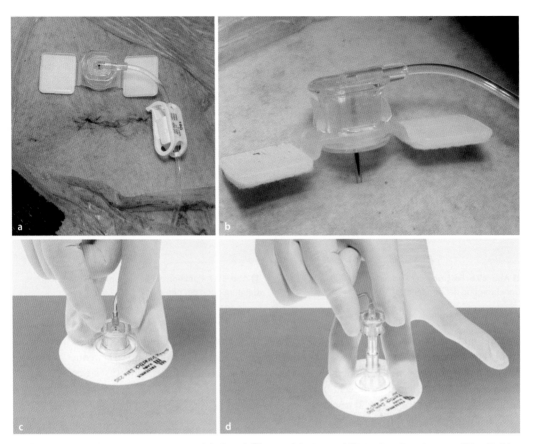

Abb. 19.3 **a** Korrekte intraoperative Portnadelanlage. **b** Überstand der Portnadel bei unkorrekt zu lang gewählter Nadellänge, **c** Fixierung der Andruckplatte und Verband mit einer Hand, um mit der anderen Hand die Portnadel zu fassen, um sie in den Sicherheitsmechanismus zu ziehen. **d** Auslösen des Sicherheitsmechanismus beim Herausziehen der Portnadel. (Mit freundlicher Genehmigung der Fa. Fresenius Kabi)

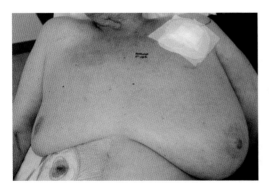

Abb. 19.4 Paravasat von 1500 ml parenterale Ernährung durch zu kurz gewählte Portkanüle

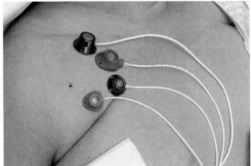

Abb. 19.5 Verschiedene Portkammergrößen

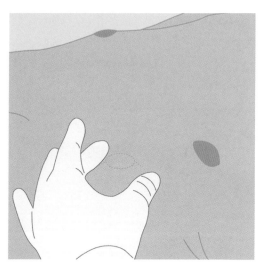

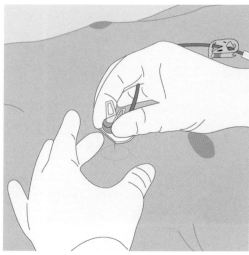

■ **Abb. 19.6** Fixierung der Portkammer. (Mit freundlicher Genehmigung der pfm medical AG, Köln)

■ **Abb. 19.7** Punktion der Portkammer. (Mit freundlicher Genehmigung der pfm medical AG, Köln)

entlüftet und die Klemme am Kanülenschlauch geschlossen. Mit einer Hand wird nun die Portkammer ertastet und mit 2 Fingern sicher fixiert, mit der anderen Hand wird die Kanüle senkrecht in die Portkammer eingeführt (■ Abb. 19.6, ■ Abb. 19.7).

Nach der Punktion wird zur Lagekontrolle die Klemme geöffnet und es wird Blut aspiriert. Sollte sich kein Blut aspirieren lassen, wird mit erhöhter Vorsicht versucht, den Port zu spülen.

❶ **Eine Injektion muss jederzeit ohne Widerstand möglich sein!**

Lässt sich der Port nicht ohne Widerstand anspülen, so muss die Kanüle entfernt und ein neuer Punk-

tionsversuch unternommen werden. Wird der Port zur Dauerinfusionstherapie verwendet, sollte die Portnadel alle 5–7 Tage gewechselt werden.

> **Praxistipp**
>
> Die Erstpunktion eines Ports obliegt einem erfahrenen Arzt. Da intraoperativ zur Lagekontrolle jeder Port vom Operateur punktiert wird, ist der implantierte Port immer bereits erstpunktiert. Somit darf jede geschulte medizinische Fachkraft einen liegenden Port anstechen.

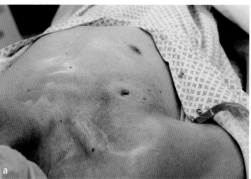

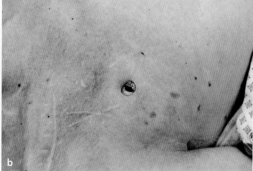

a   b

■ **Abb. 19.8a,b** Wundheilungsstörung nach Ausbildung eines Stichkanals

Zur Dekanülierung des Ports gelten dieselben hygienischen Richtlinien wie bei der Punktion. Der Port wird mit 10 ml NaCl 0,9 % durchgespült und geblockt. Anschließend wird die Portkammer mit 2 Fingern stabilisiert, die Portnadel senkrecht aus dem Portgehäuse entfernt und sicher verworfen. Auf die Einstichstelle wird ein steriles Pflaster aufgebracht, das nach 24 h im Regelfall ersatzlos entfernt werden kann. Bei einer erneuten Portpunktion soll eine andere Einstichstelle gewählt werden, da ein Stichkanal zu Wundheilungsstörungen führen kann (◘ Abb. 19.8).

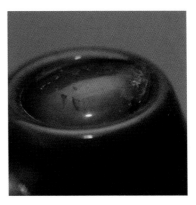

◘ **Abb. 19.9** Absprengung der Silikonmembran durch Verwendung von 2-ml-Spritzen

> **Praxistipp**
>
> Um die Ausbildung eines Stichkanals zu vermeiden, sollte jede erneute Punktion an einer anderen Punktionsstelle erfolgen.

19.5 Blutentnahme aus dem Port

Um einer möglichen Portokklusion durch unsachgemäßes Spülen vorzubeugen, sollte bei gutem peripherem Venenstatus die Blutentnahme nicht über den Port erfolgen.

Ist eine periphere Blutentnahme nicht möglich, so kann der Port verwendet werden. Hierbei ist eine Portkanüle mit mindestens 20 Gauge Durchmesser unabdingbar. Nach der Blutentnahme sollte der Port mit mindestens 20 ml NaCl 0,9 % durchgespült werden. Um sicher zu gehen, dass sämtliche Blutzellen aus dem Port gespült wurden, sind 50 ml NaCl 0,9 % optimal.

Zum Spülen des Ports dürfen nur mindestens 10 ml fassende Spritzen verwendet werden. Kleinere Spritzen können einen so hohen Druck entwickeln, dass es hierbei zu einer Absprengung der Silikonmembran kommen kann. Dies hat für den Patienten katastrophale Konsequenzen. Der Port muss explantiert bzw. gewechselt werden (◘ Abb. 19.9).

19.6 Vorgehensweise bei Portinfektion

Gibt es klinische Hinweise auf eine Portinfektion, so muss die Infusionstherapie umgehend beendet werden. Sowohl aus dem Port als auch aus einer peripheren Vene sollten zur weiteren Diagnosesicherung und gezielten Antibiotikatherapie Blutkulturen entnommen werden.

Der Port sollte anschließend mit 3 ml Taurolidin für 48–72 h geblockt werden. Nach dieser Zeit wird das Taurolidin durch Aspiration aus dem Port entfernt und nochmals eine Blutkultur entnommen. Je nach klinischem Zustand, Labor und Infektzeichen muss das weitere Vorgehen evaluiert werden.

Bei persistierendem Infekt muss eine Explantation des Portsystems erwogen werden.

> **Praxistipp**
>
> Taurolidin ist kein Antibiotikum. Es wirkt antimikrobiell und ist gegen alle getesteten Keime (ca. 500) inklusive MRSA (methicillinresistente Staphylokokken) und VRE (vancomycinresistente Enterokokken) wirksam.

Um das Infektionsrisiko bei immunsupprimierten Patienten zu reduzieren, empfiehlt das Universitätsklinikum Heidelberg in seinen Pflegeleitlinien, den Port prophylaktisch mit einem dauerhaften Taurolidinblock zu versehen.

19.7 Dokumentation

Alle am Port vorgenommenen Maßnahmen sollten zeitnah und vollständig in der Patientenakte notiert werden. Nach jeder Punktion muss die Kanülengröße, das Aussehen der Portumgebung und der Verbandwechsel dokumentiert werden.

Bei Hinweisen auf eine Infektion müssen diese und die ergriffenen Maßnahmen ebenfalls festgehalten werden.

19.8 Patienten- und Angehörigenedukation

Portinfekte sind zu einem überwiegenden Teil auf mangelnde Hygiene im Umgang mit den Systemen zurückzuführen. Da die Punktion und Infusionstherapie im häuslichen Umfeld immer häufiger von Patienten selbst oder von ihren Angehörigen durchgeführt wird, sollte auf eine ausführliche und verständliche Schulung größten Wert gelegt werden. Die Schulungsmaßnahmen können bereits vor der Implantation beginnen und sollten folgende Punkte beinhalten:

- Nur geschultes Personal darf den Port punktieren und verwenden.
- Der Patient ist mitverantwortlich für seinen Port und sollte Ärzte wie Pflegende dazu anzuhalten, geltende Hygienerichtlinien einzuhalten.
- Der Portpass sollte immer bei sich getragen werden.
- Im Allgemeinen ist auf eine saubere Umgebung zu achten.
- Hygienerichtlinien müssen immer eingehalten werden.
- Verwendung von Desinfektionsmittel, unsterilen/sterilen Handschuhen und sterilen Kompressen.

> **Praxistipp**
>
> Gute Personal-, Patienten- und Angehörigenschulungen helfen Portinfektionen zu reduzieren und zu vermeiden.

19.9 Anhang: Patienteninformationen

Die Patienteninformationen sind der Broschüre »Wissenswertes rund um Ihren Port« des Portzentrums an der Chirurgischen Universitätsklinik Heidelberg entnommen (© Universitätsklinikum Heidelberg 2013, mit freundlicher Genehmigung). Die vollständige Broschüre kann unter www.klinikum.uni-heidelberg.de/Portzentrum kostenfrei heruntergeladen werden.

19.9.1 Einführung

Was ist ein Portkatheter? Der Portkatheter (kurz: Port) ist ein im Unterhautfettgewebe gelegener, dauerhafter Zugang zum venösen oder arteriellen Blutkreislauf. Der Port besteht aus einer Kammer mit einer dicken Silikonmembran sowie einem angeschlossenen Schlauch aus Polyurethan oder Silikon. Die kleine Kammer kann entweder aus Kunststoff, kunststoffummanteltem Titan, Volltitan oder aus einer Kombination mit Keramik bestehen. Der Portkatheter wird im Rahmen eines operativen Eingriffes implantiert. Durch das Einstechen in die Silikonmembran wird der Zugang zum Blutkreislauf hergestellt. Über die in der Portkammer liegende Nadel kann entweder Blut entnommen oder ein Medikament per Infusion zentral im Körper verabreicht werden.

Anwendungsgebiete Ein Portkatheter wird vornehmlich in der Tumor-Therapie, Ernährungsmedizin und zur Schmerzbehandlung eingesetzt, wenn ein häufiger und sicherer venöser oder arterieller Zugang benötigt wird.

19.9.2 Organisatorischer Ablauf der Implantierung

Vorbereitung Zuerst werden Sie für die geplante Portimplantation aufgeklärt. Dabei wird mit Ihnen ein Termin für die Operation vereinbart und ggf. wird eine Blutentnahme erfolgen.

Es ist notwendig, dass Sie sich am Tag vor der Operation zwischen 14.00 Uhr und 16.00 Uhr bei

19

uns telefonisch melden, da ihr OP-Termin sonst anderweitig vergeben wird. Ihr Anruf dient uns als Zusage und Sie erfahren hierbei die genaue Uhrzeit ihres Eingriffes.

Wir bitten Sie uns so früh wie möglich in Kenntnis zu setzen, wenn Sie den OP-Termin nicht wahrnehmen können.

Operationstag Ihr operativer Eingriff erfolgt unter lokaler Betäubung. Das bedeutet, dass nur das OP-Gebiet betäubt ist.

Sie dürfen und sollten an diesem Tag eine ausreichende Mahlzeit zu sich nehmen. Sie müssen nicht nüchtern bleiben. Auch Ihre Medikamente, wenn nicht anders verordnet, können Sie an diesem Tag wie gewohnt einnehmen.

Sollten Sie auf die regelmäßige Applikation von Heparin bzw. Marcumar angewiesen sein, informieren Sie darüber bitte im Aufklärungsgespräch ihren behandelnden Arzt.

Am OP-Tag können Sie sich direkt in die Tagesklinik begeben, Sie müssen sich nicht noch einmal anmelden. Dadurch entstehen für Sie keine zusätzlichen Wartezeiten!

Nachdem Sie sich auf der Tagesklinik eingefunden haben, werden Sie nach Rücksprache mit dem Ambulanz-OP für Ihre Operation vorbereitet.

Ambulanz-OP Im ambulanten OP wird unser Pflegeteam Sie in Empfang nehmen und in den OP-Saal begleiten. Es kann sein, dass das OP-Gebiet rasiert werden muss. Dies darf wegen des Infektionsrisikos nur unmittelbar vor der OP erfolgen.

Der Operateur wird nun die lokale Betäubung verabreichen. Diese Dosis ist in der Regel ausreichend, um Sie während der gesamten Operation schmerzfrei zu halten. Sollten Sie dennoch Schmerzen verspüren, können wir Ihnen jederzeit weitere Mittel zur Betäubung verabreichen.

Die Lage Ihres Portkatheters wird während der Operation mittels Röntgen kontrolliert.

In der Unterlage des OP-Tisches befindet sich eine Röntgenmatte, so dass es nicht notwendig sein wird, Sie zusätzlich mit einer Bleischürze abzudecken.

Ruhephase nach der OP Nach der Operation können Sie die Klinik sofort wieder verlassen. Sollten Sie sich jedoch noch geschwächt fühlen, können Sie sich gerne noch etwas in der Tagesklinik ausruhen.

Ihre Wunde Nach der Portimplantation wird Ihre Haut in der Regel mit einem resorbierbaren Faden oder durch Hautkleber verschlossen. Dies hat den Vorteil, dass Sie nicht zum Arzt gehen müssen um Ihre Fäden entfernen zu lassen.

Sollte Ihre Chemotherapie in den nächsten Tagen beginnen, werden wir ihre Haut per Naht verschließen und einen Gripper einlegen. Das Risiko einer Wundheilungsstörung wird so verringert.

Wundbeobachtung und Versorgung Ihre OP-Wunde wird zusätzlich noch mit einem Pflaster abgedeckt. Dieses können Sie für zwei Tage belassen. Wenn Sie in dieser Zeit duschen möchten, bitten wir Sie die Wunde mit einem wasserfesten Pflaster abzudecken. Dieses Pflaster erhalten Sie in jeder Apotheke. Nach dem 3. Tag dürfen Sie ohne Verband duschen.

Hat sich Ihre Wunde verändert? Folgende Beobachtungskriterien können ernstzunehmende Anzeichen einer Störung im Wundheilungsverlauf sein:

— Die umgebende Haut ist gerötet.
— Die umgebende Haut ist geschwollen.
— Die direkte Umgebung ist wärmer als andere Bezirke.
— Die Wunde sondert Sekret ab.
— Die Wundränder klaffen auseinander.
— Die Schmerzen nehmen zu.
— Sie haben Fieber.

Treten ein oder mehrere dieser Zeichen auf, sollten Sie sich mit unserer Ambulanz in Verbindung setzen.

Sollte Ihnen an der Wunde etwas Ungewöhnliches auffallen oder Sie beunruhigen, dürfen Sie gerne bei uns anrufen oder vorbeikommen.

19.9.3 Fragen um den Port

Um Ihnen Hilfestellung zu geben, hier nun einige Antworten auf Fragen, die Sie in Bezug auf Ihren Port haben könnten.

Wie funktioniert mein Port? Der Port stellt eine venöse Verbindung zum Blutkreislauf dar, in den man direkt Medikamente in die Blutbahn geben kann. Der Port kann auch zu Hause durch geschultes medizinisches Personal (Pflegekräfte) angestochen werden, z.B. zur Ernährung über die Venen. Die spezielle Portnadel kann 5 Tage in der Portkammer verweilen.

Kann ich über meinen Port Blut abnehmen lassen? Eine Blutentnahme über den Port ist mit einer mindestens 20G-Nadel möglich. Der Port muss danach mit mindestens 20 ml Kochsalzlösung gespült werden. Optimal wäre es den Port mit 50 ml Kochsalzlösung durchzuspülen.

Muss ich zu der Operation nüchtern sein? Nein, Sie sollten sogar vor der Operation wie gewohnt essen und trinken. Ihre Operation wird in aller Regel in lokaler Betäubung erfolgen, dies hat den Vorteil, dass Sie nicht nüchtern zu uns kommen müssen.

Wann darf ich wieder duschen? Sie dürfen nach 3 Tagen wieder duschen oder mit einem Duschpflaster die Wunde abdecken. Bitte achten Sie jedoch darauf, dass in der ersten Zeit kein Duschgel direkt auf Ihre Wunde gelangt, da es sonst zu Hautreizungen kommen kann. Allerdings müssen Sie in diesem Zeitraum von einem Wannenbad Abstand halten.

Wie wird mein Port gepflegt? Die korrekte Pflege des Portkammersystems ist die Voraussetzung für die Langlebigkeit der Systeme. Auf steriles, keimfreies Arbeiten achtet Ihr Behandlungsteam.

Wird der Port Auswirkungen auf meine normalen täglichen Aktivitäten haben? Für die ersten Tage nach der Portimplantation sollten Sie anstrengende Tätigkeiten vermeiden. Sobald die Operationswunde verheilt und der Port nicht in Benutzung ist, können Sie allen Aktivitäten wie Baden, Schwimmen oder Joggen wieder nachkommen. Allerdings sollten Sie extreme Bewegungen im Bereich des Ports vermeiden, so lange dieser noch angestochen ist.

Muss ich über meinen Port einen Verband tragen? Ein Pflaster ist in den ersten Tagen notwendig, bis die Operationswunde verheilt ist. Danach brauchen Sie keinen Verband mehr tragen, so lange der Port nicht in Benutzung ist. Wenn Sie kontinuierliche Infusionen über den Port bekommen, wird ein Verband angelegt, um die Nadel zu stabilisieren, damit sie nicht aus der Portkammer rutschen kann.

Was muss ich tun, wenn an der Implantationsstelle Probleme auftreten? In den ersten ein bis zwei Tagen nach der Implantation wird die Operationsstelle eine Rötung und evtl. leichte Hämatome (kleine Blutergüsse) zeigen. Wenn Sie nach 3-4 Tagen, oder einem späteren Zeitpunkt, eine unnatürliche Veränderungen der Haut feststellen sollten, wie z.B.:

- Rötung
- Schwellung
- Überwärmung
- Schmerzen

sollten Sie sofort Kontakt mit uns bzw. mit Ihrem behandelten Arzt aufnehmen.

Wird der Port Sicherheitssysteme, z.B. im Flughafen auslösen? Diese Sicherheitssysteme werden normalerweise auf diese kleine Menge von Metall, die ein Port enthält, nicht anspringen. Sollte es trotzdem zu einem Alarm kommen, brauchen Sie nur ihren Portausweis vorzeigen.

Wie lange werde ich meinen Port behalten und wie muss ich ihn spülen? Solange Ihre Behandlung dauert, bzw. bis ihr Arzt entscheidet, dass Sie keinen Port mehr benötigen. Ein Port kann aber auch, wenn er nicht benutzt wird, über mehrere Jahre belassen werden. Er muss aber weiterhin regelmäßig gespült werden (gespült wird alle 3 Monate mit 10 ml Kochsalzlösung).

Kann der Port wieder herausgenommen werden, wenn ich ihn nicht mehr brauche? Ja, der Port kann mit einem kleinen chirurgischen Eingriff über die gleiche Schnittführung wie beim Porteinbau wieder entfernt werden. Dies erfolgt in der Regel ebenfalls in lokaler Betäubung.

Wie lange kann die Portnadel in der Kammer liegen bleiben? Ihre Portnadel kann maximal 5 Tage verweilen.

Wozu sollte ich einen Portpass haben? Es gibt verschiedene Port-Arten. Zur weiterführenden Diagnostik und Therapie ist es notwendig die genaue Portbeschreibung zu kennen. Daher sollten Sie zu Ihrer Sicherheit Ihren Portpass immer bei sich tragen, um Verwechslungen auszuschließen.

Bei welchen Beschwerden muss ich mich bei meinem Arzt vorstellen? Ist die Stelle um die Portkammer gerötet und überwärmt, ist von einem lokalen Infekt auszugehen.

Tritt des Öfteren unmittelbar nach dem Spülen bzw. Benutzen des Ports ein Frösteln, Fieber, Zittern oder Schüttelfrost auf, liegt möglicherweise ein zentraler Infekt im Portsystem vor.

Lässt sich der Port trotz gut platzierter Nadel nicht anspülen, liegt möglicherweise ein Verschluss vor.

Ist eine Kontrastmittelgabe über den Port möglich? Im Portzentrum Heidelberg verwenden wir ausschließlich Hochdrucksysteme, die zur CT-Untersuchung und Kontrastmittelgabe geeignet sind. Diese Information kann z.B. der Radiologe dem Portpass entnehmen.

Bitte stellen Sie sich bei Beschwerden in einer Klinik vor.

Literatur

Fischer et al. (2008) Reasons for explantation of totally implantable access ports: a multivariate analysis of 385 consecutive patients. Ann Surg Oncol 15(4): 1124–1129

Goossens et al. (2013) Comparing normal saline versus diluted heparin to lock non-valved totally implantable venous access devices in cancer patients: a randomised, non-inferiority, open trial; Ann Oncol. 24(7): 1892–1899

Bertoglio et al. (2012) Efficacy of normal saline versus heparinized saline solution for locking catheters of totally implantable long-term central vascular access devices in adult cancer patients; Cancer Nurs 35(4): E35–E42

KRINKO (2011) Empfehlung der Kommission für Krankenhaushygiene und Infektionsprävention beim Robert Koch-Institut (RKI). Anforderungen an die Hygiene bei Punktionen und Injektionen; Robert Koch Institut. https://www.rki.de/DE/Content/Infekt/Krankenhaushygiene/Kommission/Downloads/Punkt_Inj_Rili.pdf?__blob=publicationFile. Zugriff 30. Juli 2015

EU-Richtlinie (2010) EU-Richtlinie 2010/32/EU. Richtlinie 2010/32/EU, § 6 Absatz 1. http://www.nadelstichverletzung.de/eu-richtlinie.html. Zugriff 30. Juli 2015

Pflegeleitlinie (2015) Pflegeleitlinie Universitätsklinikum Heidelberg. Klinikumsweit einheitliches Vorgehen bei Portkathetersystemen. http://www.klinikum.uni-heidelberg.de/Pflegeleitlinien.133798.0.html?&L=1. Zugriff 30. Juli 2015

19.9.4 Begriffsdefinitionen

- **Applikation:** Einnahme
- **Aseptisch:** Frei von Keimen
- **Portkatheter:** Der Portkatheter (kurz Port) ist ein dauerhafter Zugang in den Blutkreislauf. Er besteht primär aus einer Portkammer und einem Schlauch, dessen Ende sich ca. 3 cm vor dem rechten Vorhof des Herzens befindet.
- **Subkutan:** Unter der Haut liegend
- **Zentralvenös:** Ein Katheter liegt zentralvenös, wenn er in einer großen Vene kurz vor dem Herzen endet. Die Infusionen verdünnen sich so in einen kräftigen Blutstrom und die Gefäßwände werden geschont.
- **Gripper:** Portnadel, die maximal 5 Tage in der Portkammer verweilen kann.

Zertifizierungen von Pflegequalität in der Portchirurgie

G. Thielking-Wagner

R. Hennes, H.A.F. Hofmann (Hrsg.), *Ports*,
DOI 10.1007/978-3-662-43641-7_20, © Springer-Verlag Berlin Heidelberg 2016

Die Patientensicherheit steht im Mittelpunkt einer qualitätsorientierten Gesundheitsversorgung. Fehler in den Behandlungsabläufen gefährden die Patientensicherheit. Zur Vermeidung von unerwünschten Ereignissen und Fehlern in der Portversorgung sind Instrumente zur Sicherstellung der Versorgungsqualität wie Zertifizierungen, Leitlinien und Schulungen geeignete Maßnahmen. Übergreifend ist die Kooperation der beteiligten Versorgungsbereiche unter Einbeziehung der Patienten für eine qualitativ hochwertige und nachhaltige pflegerische Portversorgung unerlässlich.

Zur Behandlung einer onkologischen Erkrankung oder einer anderen Indikation erhalten in Deutschland jedes Jahr mehrere Tausend Menschen ein Portkathetersystem. Von der Anlage eines intravenösen Ports profitieren Patienten, wenn sie vorgeschädigte Venen oder eine schwierige Gefäßanatomie haben, mit stark gefäßschädigenden Zytostatika versorgt werden, langfristig parenterale Ernährung erhalten, bei ihnen häufig Bluttransfusionen und -entnahmen vorgenommen werden müssen und deren Mobilität und Selbstständigkeit erhalten werden soll (DGHO 2012). Ein Port verbessert die körperliche Lebensqualität für die Betroffenen erheblich, da das belastende und schmerzhafte Legen immer neuer Venenzugänge, z. B. bei der Behandlung mit Zytostatika, vermieden werden kann. Zudem ermöglicht es nur der implantierte Port, Infusionstherapien nach dem Krankenhausaufenthalt zu Hause fortzusetzen. Wenn der Port gut eingeheilt ist, ist er für die Patienten physisch in der Regel kaum merkbar. Die Vorteile sind ein geringes Infektionsrisiko gegenüber wiederholten Venenpunktionen, eine lange Verweildauer und uneingeschränkte Bewegungsfreiheit. Ohne gelegte Portnadel können Patienten Sport treiben, duschen und schwimmen.

Allerdings kann ein Port psychisch belasten, da er den Betroffenen durch sein alleiniges Dasein permanent die schwere Erkrankung ins Gedächtnis ruft. Viele Patienten können sich von diesem körperlichen »Signal« einer Lebensbedrohung kaum oder nur unter großen Mühen distanzieren. Lassen die Behandelnden sie mit solchen Gefühlen allein und nehmen ihre Fragen und Zweifel am Nutzen und den individuellen Vorteilen eines solchen wichtigen Implantats nicht wahr, kann dies den Therapieerfolg durch Noncompliance gefährden. Es kann sogar den Wunsch der Explantation hervorrufen: »Der Port soll heraus, da er mich an die Krankheit erinnert.« (Hofmann 2012).

Die Versorgung der Betroffenen erfordert insofern einen ganzheitlichen Ansatz. Zum einen ist das Bewusstsein dafür zu schärfen, dass ein Portsystem das unsterile Äußere mit dem sterilen Körperinneren verbindet. Dies stellt hohe Anforderungen an die kompetente und verantwortungsvolle Handhabung des Portsystems hinsichtlich Sorgfalt und Hygiene mit Blick auf den Schutz vor Komplikationen, auch auf Seiten der Betroffenen selbst. Zum anderen ist das bei Portträgern verbreitet vorhandene »Emotionschaos« mit Gefühlen von Angst, Verzweiflung, Hilflosigkeit angesichts der schweren Erkrankung und gleichzeitig von Hoffnung und Zuversicht auf Besserung und Linderung der Beschwerden durch die Versorgenden ernst zu nehmen und ein adäquater Umgang damit in das Behandlungskonzept einzubeziehen. Insofern müssen onkologische Fachkräfte nicht nur die spezifischen Notwendigkeiten bei der qualitätsgerechten technischen Portversorgung kennen und beherrschen. Sie müssen auch psychosoziale Faktoren berücksichtigen, wenn sie die Lebensqualität der Betroffenen erhalten oder wiederherstellen und sie sowie ihre Familien individuell und bedarfsgerecht mit Blick auf eine gute Compliance begleiten und beraten wollen.

Im Krankheitsverlauf der Patienten wird eine Vielzahl von ärztlichen und pflegerischen Fachkräften an der Versorgung derer Portsysteme beteiligt sein und hundertfache Punktionen durchführen. Das Praxiswissen und -können, die Sicherheit im Umgang mit Portsystemen der daran professionell Beteiligten ist allerdings keineswegs einheitlich. Einigen fehlt sogar grundlegendes Wissen. Ganz problematisch wird es, wenn Portträger in der postoperativen Phase sich selbst überlassen werden, was teilweise noch geschieht. All dies kann große Gefahren, sogar lebensbedrohliche Konsequenzen für die Patienten mit sich bringen (Hofmann 2008).

Um das für die Versorgung von Portträgern notwenige Qualitätsmaß sicherzustellen, sind Maßstäbe und Grundsätze zur Qualität und Qualitätssicherung zu definieren und verbindlich festzulegen. Ohne diese können die Beteiligten den komplexen Anforderungen an die Versorgung nicht gerecht werden. Im Folgenden werden relevante Faktoren für Pflegequalität in der Portversorgung beleuchtet, wobei ein besonderes Augenmerk auf die Rolle von Leitlinien und Zertifizierungen sowie die Schulung und Zusammenarbeit der Beteiligten gelegt wird.

20.1 Qualität bei der Portversorgung

Der Qualität in der Gesundheitsversorgung wird eine zentrale Bedeutung zugemessen. Qualitätsmanagement, Leitlinien oder evidenzbasierte Medizin sind heute etablierte Größen zur Sicherung von Qualität. Die an der gesundheitlichen Versorgung Beteiligten sind bestrebt, »höchste Qualität« zu erreichen. Verstöße gegen dieses Prinzip werden als Verletzungen des professionellen Selbstverständnisses oder als ein besonders gravierender Vertrauensbruch erlebt (Schrappe 2001). Ist dieser Qualitätsanspruch auch unstrittig, besteht jedoch auch heute noch verbreitet ein uneinheitliches Verständnis darüber, wodurch Qualität bzw. das Qualitätsniveau determiniert ist.

20.1.1 Zum Begriff »Qualität«

Der Begriff der »Qualität« wird unterschiedlich erläutert. Eine grundlegende Definition bietet die DIN EN ISO-Norm 8402. Nach dieser ist Qualität definiert als

» …die Gesamtheit der Merkmale einer Einheit bezüglich ihrer Eignung, festgelegte und vorausgesetzte Erfordernisse zu erfüllen. (Deutsches Institut für Normung 1998)

Obwohl diese eher abstrakte Definition durch ihre Fokussierung auf sachliche Produkte aus der produzierenden Industrie und die Technik gekennzeichnet ist, ist dennoch eine Verwendung auch im Gesundheitswesen möglich.

Wegen der Komplexität des Gesundheitswesens gibt es kein einzelnes Qualitätsmaß bzw. -kriterium, das die Qualität einer Versorgungsleistung oder

eines Leistungserbringers in seiner Gesamtheit beschreibt (Ollenschläger 2001). Es wurden daher in Fachkreisen verschiedene Zugangswege zu einem passenden Begriff oder Verständnis von Qualität diskutiert. Die Auseinandersetzungen um die Bedeutung und Verwendung des Qualitätsbegriffs werden häufig sehr ideologisch geführt und sind von politischen Auseinandersetzungen und Interessen überlagert (Schrappe 2001). Eine nach Weiler et al. heute für die Gesundheitsversorgung weithin akzeptierte globale Interpretation lautet:

» Qualität ist der unter Anwendung des derzeitigen Wissens vom medizinischen Versorgungssystem erreichte Grad der Wahrscheinlichkeit, für den Patienten erwünschte Therapieresultate zu erzeugen und unerwünschte Behandlungsergebnisse zu vermeiden. (Weiler et al. 2002)

Oder anders ausdrückt: Die Summe dessen, dass Patienten in ihrer Erwartungshaltung, eine qualitativ hochwertige Medizin und Pflege rund um die Uhr zu erhalten, zufrieden gestellt und die an der Versorgung Beteiligten die adäquaten Rahmenbedingungen haben, diesem Anspruch zu genügen, ergibt Qualität in der Gesundheitsversorgung.

20.1.2 Qualitative Anforderungen an die pflegerische Portversorgung

Qualität in der gesundheitlichen Versorgung entsteht nach dem Modell von Donabedian (1966) aus dem Zusammenspiel von Struktur-, Prozess- und Ergebnisqualität. Die diese Ebenen betreffenden Kriterien für die pflegerische Versorgung von Patienten mit Portsystemen wurden vom Arbeitskreis Pflege der Deutschen Gesellschaft für Hämatologie und Onkologie in Verbindung mit den Empfehlungen des Robert-Koch-Instituts (Bundesgesundheitsblatt 2002, 2010) in ihrer Leitlinie »Portkatheter« zusammengestellt (DGHO 2012; ◨ Tab. 20.1).

Die 3 Qualitätsdimensionen stehen in einer engen wechselseitigen Beziehung zueinander und beeinflussen sich gegenseitig, d. h. die vorhandenen Strukturen und Ressourcen beeinflussen die Prozesse, die wiederum die Ergebnisqualität mitbestimmen.

◨ Tab. 20.1 Kriterien für die pflegerische Versorgung von Patienten mit Portsystemen. (DGHO 2012)

Strukturkriterien	– Schulungsprogramm für Pflegekräfte und Ärzte auf Basis einer schriftlichen Pflegeanleitung – Hausinterne Regelung(en) zur Zuständigkeit bei der Versorgung dieser Katheter – Vorhandensein benötigter Materialien
Prozesskriterien	– Implantation von Portsystemen unter aseptischen Bedingungen im OP oder Eingriffsraum – Hygienische Händedesinfektion vor oder nach Verbandwechsel – Desinfektion der Einstichstelle mit Hautdesinfektionsmittel unter Beachtung der Einwirkzeit – Verbandwechsel mittels Non-Touch-Technik oder mit sterilen Handschuhen – ggf. Reinigung der Insertionsstelle mit steriler NaCl-0,9 %-Lösung und sterilem Tupfer – Applikation von Antiseptika – bevorzugt alkoholische Hautdesinfektionsmittel – auf die Insertionsstelle bei Verbandwechsel – Keine Verwendung von Salben oder Gels bei Transparentverbänden – Keine topischen, antibakteriellen Cremes oder Salben auf die Insertionsstelle aufbringen – Nichtangestochene Portkatheter brauchen keinen Verband – Die Punktionsstelle ist großflächig unter Beachtung der vorgeschriebenen Einwirkzeit des Desinfektionsmittels zu desinfizieren – Für die Punktion, bei der eine Palpation und Fixierung der Portkammer zwischen den palpierenden Fingern erfolgt, müssen sterile Handschuhe getragen werden – Es dürfen nur geeignete Spezialkanülen verwendet werden – Aseptisches Konnektieren des Infusionssystems – Keine Empfehlung zur maximalen Liegedauer von Portnadeln – Nicht beherrschbare Komplikationen erfordern die Entfernung der Portsysteme – Umgehende Entfernung des Portsystems bei Beschädigung oder Dislokation
Ergebniskriterien	– Vermeidung von Infektionen und anderen Komplikationen an Einstichstelle des Portsystems – Frühzeitige Erkennung von Infektionen und/oder anderen Komplikationen, z. B. Hautschäden – Sicherstellung der korrekten Lage des Portsystems – Sicherstellung der Funktion des Portsystems

20.2 Maßnahmen zur Sicherung von Pflegequalität in der Portversorgung

Eine hohe und gleichbleibende pflegerische Versorgungsqualität kann nur gewährleistet werden, wenn die Pflege und der Umgang mit dem Portsystem standardisiert geregelt ist. Das beteiligte Personal muss das Wissen und die Fähigkeit besitzen, die notwendigen Standards sicher umzusetzen. Zertifizierungen, einheitliche Leitlinien und Expertenstandards sowie ein auf diesen Standards basierendes strukturiertes, zertifiziertes Schulungsprogramm für die professionelle Versorgung sowie Schulung von Betroffenen stellen hierfür geeignete Methoden dar.

20.2.1 Zertifizierungen

Im Gesundheitswesen wächst die Zahl der Einrichtungen, die die eine oder andere Form einer Zertifizierung erwerben, kontinuierlich. Zertifizierungen sind z. B. nach KTQ (Kooperation für Transparenz und Qualität im Gesundheitswesen), EFQM (European Foundation for Quality Management) oder der DIN EN ISO 9001 möglich. Auf Basis der letzteren Norm, die branchenunabhängig angewendet wird, wurde eine neue Norm für Organisationen der Gesundheitsversorgung, die DIN EN 15224, entwickelt. Deren Innovation besteht u. a. darin, dass sie spezifische Abläufe und Anforderungen im Gesundheitswesen fokussiert und diese sprachlich angepasst formuliert. Neben allgemeinen Anforderungen an die Organisation und das Qualitätsmanagement enthält die DIN EN 15224 zusätzliche Auslegungen, wie z. B. 11 Qualitätsmerkmale, sowie neue Anforderungen, wie die Forderung nach der Patientensicherheit. Die Deutsche Akkreditierungsstelle (DAkkS)

» …geht davon aus, dass die DIN EN 15224:2012 das Potential einer Leitnorm im Gesundheitswesen hat und mittelfristig dazu beiträgt, die bestehende Vielfalt und Unübersichtlichkeit an Zertifizierungssystemen im Gesundheitssektor abzulösen. (DAkkS 2013)

Zertifizierung ist heute keine Besonderheit mehr. Vor diesem Hintergrund werden Zertifizierungen und auch andere Methoden zur Qualitätsmessung, wie Evaluationen, hinsichtlich ihres Nutzens für die qualitative Beurteilung der medizinischen und gesundheitlichen Versorgung heterogen diskutiert und zum Teil sogar in Zweifel gezogen (Costa 2014). Dabei sehen sich Zertifizierungsverfahren dem Vorwurf ausgesetzt, sie würden lediglich innerbetriebliche Strukturen und Prozesse bewerten; dies lasse keinen Aufschluss über die Qualität der medizinischen Versorgung und ärztlichen Behandlung zu (Wienke 2013). Solche Zweifel mögen u. a. darin begründet sein, dass häufig nicht ausreichend verdeutlicht wird, mit welcher Absicht und auf welche Weise solche Bemühungen zur Qualitätsverbesserung zu einem Gesundheitsgewinn für die Betroffenen führen. Denn zweifellos haben im Ergebnis von Zertifizierungen verbesserte interne Strukturen und Prozesse und die Behandlung durch (wieder) motiviertes, weniger stressgeplagtes, spezifisch geschultes und sich dadurch im Handeln sicher fühlendes Personal einen positiven Outcome auf die Versorgung der Patienten. Zudem wird nach außen, sowohl für professionell Versorgende als auch Erkrankte erkennbar, dass sie in der zertifizierten Einrichtung nach dem aktuellen Stand der Wissenschaft von einem Netzwerk von Spezialisten versorgt werden. Die Versorgungssituation für Patienten wird verbessert, indem spezifische fachliche Anforderungen festgelegt und im Rahmen der Zertifizierungsverfahren überprüft werden.

Mit Blick auf den Nutzen eines Zertifikats für das Marketing einer Einrichtung sollte angesichts der Vielfalt von Zertifizierungsoptionen zudem genau geschaut werden, welches Zertifikat tatsächlich für die jeweilige Einrichtung strategisch in Frage kommt und hinsichtlich der Kommunikation einer besonderen »Botschaft« bzw. Spezialisierung Sinn macht. Als Beispiel einer Zertifizierungsmaßnahme im Bereich der Pflege sei das LAGO-Siegel, ein bundesweit bisher einmaliges Zertifikat für die onkologische und palliative ambulante Pflege, genannt. Befragt nach dem Nutzen dieses Siegels erklärte ein zertifizierter Dienst, dass sich das Siegel als ein Aushängeschild für die Qualität der Arbeit erwiesen habe. Sowohl für Kooperationspartner als auch Betroffene sei nachvollziehbar, dass höchsten Ansprüchen bei der ambulanten Versorgung onkologischer Patienten genüge getan wird. Dadurch werde Orientierung und Sicherheit vermittelt (LAGO 2014).

Um die Akzeptanz und das Verständnis für Zertifizierungen und weitere Maßnahmen zur Qualitätssicherung auf allen Seiten zu fördern, ist mehr Transparenz in der Information erforderlich. Es muss klar kommuniziert werden, dass das Aufdecken von Versorgungsmängeln und die Arbeit an der Verbesserung der Versorgung nur in Verbindung mit systematischen Methoden erfolgreich sein kann. Allein auf diese Weise kann Qualität objektiv überprüft und nachvollziehbar sichergestellt werden.

Die Sichtbarkeit der Ergebnisse einer Zertifizierung bzw. eine konkrete und genaue Vorstellung über den empfundenen Nutzen haben Einfluss darauf, ob und wie die Patienten die angebotenen Leistungen in Anspruch nehmen. Dabei kann nicht davon ausgegangen werden, dass allein die durch die Einhaltung der Normen erzielten Ergebnisse die Patienten automatisch überzeugen. Denn letztlich hilft die beste Leistungsorganisation den Patienten nur wenig, wenn sie nicht die Versorgung erhalten, die sie brauchen.

> **Praxistipp**
>
> Insofern ist Qualität nicht nur daran zu messen, wie gut und richtig wir etwas machen, sondern auch daran, ob eben diese Handlungen auch das Richtige für die Betroffenen sind. Dies postuliert eine gute Kommunikation sowie die enge und partizipatorische Zusammenarbeit von professionell Behandelnden und Betroffenen, auch gerade dann, wenn es um die Entwicklung von Versorgungsstandards geht.

20.2.2 Leitlinien und Expertenstandards

Pflegestandards werden einrichtungsintern definiert und sind für die dort tätigen Pflegenden verbindlich. In der Praxis zeigen sich hierbei große Unterschiede, was eine Überprüfung und Nachvollziehen der Wirksamkeit erschwert. Um die Standards zu vereinheitlichen und für den Nachweis ihrer Qualität zugänglich zu machen, sollten sie auf einer Leitlinie oder einem Expertenstandard basieren. Einige Einrichtungen haben interne Leitlinien zur Portversorgung definiert (z. B. das Heidelberger Portzentrum). Eine bundeseinheitliche, für alle Einrichtungen und beteiligten Professionen anwendbare Regelung steht bisher jedoch noch aus.

Leitlinien sind wissenschaftlich fundierte, praxisorientierte Handlungsempfehlungen für Ärztinnen und Ärzte. Eine Leitlinie ist ein wichtiges Instrumentarium zur Förderung von Qualität und Transparenz in der gesundheitlichen Versorgung. Im Versorgungsalltag entscheiden Ärzte und Patienten gemeinschaftlich über das angemessene Vorgehen. Insofern ist es unumgänglich, dass Leitlinien immer auch die Patientenperspektive berücksichtigen. Leitlinien sollten systematisch, unabhängig und transparent von multidisziplinär besetzten Arbeitsgruppen erarbeitet werden. Für eine Leitlinie zur Portversorgung heißt dies, dass eine solche idealer Weise von den medizinischen Fachgesellschaften – z. B. Deutsche Krebsgesellschaft (DKG),Deutsche Gesellschaft für Hämatologie und Onkologie (DGHO) und Deutsche Gesellschaft für Ernährungsmedizin (DGEM) – unter Beteiligung pflegerischer Fachverbände wie auch Patientenorganisationen, wie Krebsselbsthilfegruppen, entwickelt werden sollte. So kann größtmögliche Transparenz und gleichzeitig Akzeptanz bei allen Beteiligten erzielt werden. Bisher gibt es eine solche ärztliche Entscheidungshilfe zur Portversorgung noch nicht bundeseinheitlich. Die AWMF (Arbeitsgemeinschaft der Wissenschaftlichen Medizinischen Fachgesellschaften) könnte den geeigneten Rahmen bieten, um eine solche Leitlinie auf den Weg zu bringen.

Zusätzlich bieten Expertenstandards ein wirksames Instrument zur Qualitätsentwicklung und zur interprofessionellen Kooperation. Ebenso wie Leitlinien orientieren sich auch diese an den genannten 3 Qualitätsdimensionen von Donabedian. Sie erläutern, wie Pflegestandards in gesundheitlichen Einrichtungen aufgebaut sein sollen. Expertenstandards zielen im Vergleich zum Anspruch der Orientierungs- und Entscheidungshilfe im Einzelfall einer Leitlinie auf ein abgestimmtes professionelles Leistungsniveau ab. Sie wollen durch aktiven Theorie-/Praxis-Transfer zur Entwicklung und Professionalisierung der Pflegepraxis beitragen (DNQP 2011). Insofern sind Expertenstandards und ärztliche Leitlinien mit dem gleichen Themenschwerpunkt keine miteinander konkurrierenden Instrumente, sondern sie ergänzen sich weitgehend. Institutionell wäre hier das Deutsche Netzwerk für Qualitätsentwicklung in der Pflege (DNQP) gehalten, sich der Etablierung eines Expertenstandards für die Portpflege anzunehmen.

20.2.3 Schulungen

Die fachliche Pflege von implantierten Portsystemen steht mit Blick auf die oben gezeigten Ergebniskriterien insbesondere vor der Herausforderung, Infektionen frühzeitig zu erkennen bzw. zu vermeiden und die korrekte Lage und Funktion des Portsystems sicherzustellen. Der Umgang mit intravenösen Ports ist eine ärztliche Aufgabe, die auf nichtärztliches Personal delegiert werden kann. Die damit verbundenen Tätigkeiten können in der gebotenen Qualität nur durch dafür speziell geschultes medizinisches Personal ausgeführt werden.

Von Pflegenden mit einer 3-jährigen Ausbildung wird häufig erwartet, dass sie sich mit Portversorgung auskennen. Eigene jahrzehntelange Erfahrungen im onkologischen Umfeld führen deutlich vor Augen, dass dies mitnichten überall der Fall ist, geschweige denn selbstverständlich ist. Die Unsicherheiten mit der Handhabung eines Ports, der Rechtslage z. B. bei Komplikationen und nicht zuletzt dem Umgang mit ängstlichen Patienten und Angehörigen sind groß. Oft werden diese gegenüber der Einrichtung nicht klar kommuniziert, aus Angst vor Vorwürfen der professionellen Inkompetenz, Abmahnungen bei einem »Nein« oder einfach aus Zeitdruck und personellen Engpässen. Wenn diejenigen, die sich nicht ausreichend für den

Umgang mit einem intravenösen Port qualifiziert fühlen, solche Tätigkeiten dennoch ausführen, ist das fahrlässig und verantwortungslos. Viele der Pflegenden, die an Portschulungen teilnahmen, berichten, dass sie aus den genannten strukturellen Gründen die damit verbundenen möglichen fatalen Konsequenzen für die Betroffenen verdrängt hätten. Sie wären froh, sich endlich fortbilden zu können. Diese Zwickmühle verdeutlicht auch das folgende Beispiel aus einem Internetforum:

>> Darf ich als Fachkraft zu meinem PDL oder Heimleiter »Nein« sagen, wenn ich mich mit Portversorgung nicht auskenne und mir unsicher bin? … Wir sind 3 PFK und alle mit dem Port überfordert. Eine Schulung gab es nicht, da hat uns eine nette Dame 1-mal gezeigt, wie alles gemacht werden muss – gilt das als Schulung? … Ich habe bis jetzt mit einem Port nichts zu tun … und einfach Angst wegen Komplikationen. Was kann also auf mich zukommen, wenn ich bei »Nein« bleibe? Es wurde schon gedroht mit Konsequenzen. … Für PDL ist Port kein Thema, wir sollen es machen … Laut ihr ist alles nicht so schlimm, da kann nicht viel passieren; Schutzkleidung nur bei Wundversorgung etc… (http://www.krankenschwester.de/forum/arbeitsrecht-gesundheitsrecht-krankenpflegegesetz/36099-portversorgung-altenheim-darf-man-ablehnen-dienstverweigerung.html)

Die in diesem Fallbeispiel veranschaulichte Praxiserfahrung zeigt einprägsam, wie wichtig ein Umdenken hinsichtlich einer Verantwortungsübernahme für die Betroffenen in diesem Bereich ist. Der Ruf des Portsystems steht und fällt im Umgang mit dem Port in den Monaten und Jahren nach der Implantation. Unsicherheiten, Versagen im Handeln der Professionellen und Komplikationen verunsichern die Betroffenen und lassen sie möglicherweise an dem Nutzen des Implantats zweifeln. In der Konsequenz könnten sie anderen Patienten von einem Port abraten, wodurch jenen zahlreiche Therapieoptionen vorenthalten blieben (Hofmann 2008). Um einer solchen Entwicklung entgegenzuwirken, sind qualitativ hochwertige, standardisierte und nachhaltige Schulungen mit intravenösen Portsystemen unerlässlich.

Strukturiertes Fortbildungsprogramm Portversorgung für nichtärztliches Personal Fortbildungen zur Portversorgung bieten derzeit eine Vielzahl von Einrichtungen – öffentlichen und privaten – an. Hierzu gehören u. a. ärztliche Institutionen, wie die Kassenärztlichen Vereinigungen, Landesärztekammern und durch letztere anerkannte Akademien, Pflegeverbände, wie der Deutsche Berufsverband für Pflegeberufe, die Landeskrebsgesellschaften oder die DEKRA- und TÜV-Akademie. Ferner bilden Krankenhäuser und Pflegeeinrichtungen ihr Personal hausintern in der Portversorgung fort. Die Veranstaltungen differieren stark in Inhalten und Umfang. Um hier eine einheitliche Qualität aufzubauen, bietet sich die Etablierung eines nach den 3 Qualitätsdimensionen strukturierten und zertifizierten Schulungsprogramms an. Ein solches wäre bundesweit einsetzbar und würde sicherstellen, dass eine entsprechende Qualität durch qualitätssichernde Maßnahmen nachgewiesen wurde.

Das Lehrprogramm für eine Portschulung ist zielgruppenspezifisch zu planen. Der Schulungsinhalt bzw. das Curriculum basiert dabei auf den in der Leitlinie/im Expertenstandard definierten Empfehlungen. Um handhabbares Praxiswissen zu vermitteln, ist eine Kombination theoretischer und praktischer Übungsanteile zu empfehlen. Insofern ist in diesem Zusammenhang auch von Online-Fortbildungskonzepten abzuraten. Für die Entwicklung konkreter Merkmale für ein solches zertifiziertes Schulungsprogramm zur Portversorgung sollen die in ◨ Tab. 20.2 aufgeführten Fragen zur Struktur-, Prozess- und Ergebnisqualität Orientierung geben:

Für die Konkretisierung der Fortbildungsinhalte auf Basis der angegebenen Fragestellungen und praktische Umsetzung eines solchen standardisierten, strukturierten Fortbildungsprogramms sollte sich eine im onkologischen Umfeld und in der Entwicklung von Fortbildungskonzepten erfahrene sowie anerkannte Institution verantwortlich zeigen. Eine Aufgabe dieser wäre es dabei auch, Kriterien für die Zertifizierung von Portfortbildungen anderer Anbieter zu definieren, um diesen die Möglichkeit zu geben, bereits vorhandene Fortbildungen nach den aufgezeigten Vorgaben weiter zu entwickeln. Auf diese Weise kann dem Bedarf an Kursen unter gleichzeitiger Berücksichtigung der Wohnortnähe entsprochen werden.

◘ **Tab. 20.2** Fragenkatalog zur Entwicklung eines strukturierten Schulungsprogramms zur Portversorgung

Strukturqualität	
Ziel	Welches Ziel hat die Schulung? Wie lautet das genaue Thema der Fortbildung?
Zielgruppe	Welche Zielgruppe wird angesprochen? Welche Teilnahmevoraussetzungen bzw. Vorkenntnisse sind notwendig? Gibt es eine Teilnehmerbegrenzung? Wenn ja, auf wie viele Personen?
Zeitstruktur	Wie lange dauert die Fortbildung und wie ist sie zeitlich gegliedert? Wie sieht der Ablaufplan, die klare Strukturierung der Fortbildung aus?
Technische Voraussetzungen	Wie sind die Seminar- und Übungsräume auszustatten (benötigte Medien, Arbeitsmaterialien, räumliche Ausstattung)?
Curriculum	Welche konkreten Inhalte unter Anwendung welcher didaktischen Methoden werden gelehrt?
Materialien	Welche Lernmaterialien werden den Teilnehmenden zur Verfügung gestellt (z. B. Arbeitsblätter, Broschüren etc.)? Wie werden die im Seminar erbrachten, von den Teilnehmenden in Einzel- oder Gruppenarbeit erzielten Ergebnisse dokumentiert (z. B. Fotoprotokoll)?
Qualifikation der Dozierenden	Welche Qualifikationen müssen die Dozierenden aufweisen, um erstklassiges und berufs- erfahrenes Spezialwissen zur Portversorgung lehren zu können? Wie ist ein solches erstklassiges Spezialwissen nachzuweisen? Über wie viele Jahre Praxiserfahrung in der Portversorgung müssen die Dozierenden verfügen? Welche Erfahrungen sollen die Dozierenden in der Gestaltung von Fortbildungen zur Portver- sorgung einbringen? Sollen Sprechstunden und Kontaktmöglichkeiten der Dozierenden genannt werden?
Kosten	Wie teuer ist die Fortbildung?
Prozessqualität	
Fortbildungs- inhalte	Was genau muss entsprechend der Leitlinie/dem Expertenstandard zu den folgenden Themen- bereichen vermittelt werden? Indikationen für eine Portanlage Materialkunde: Portarten, Portsysteme, Portnadeln und Infusionssets Implantation eines Portsystems Verabreichung von Infusionen über das Portsystem, Portpunktion, Portpflege Anforderungen an die Hygiene Medikamentengabe Verbandswechsel Komplikationen und deren Handhabung Spülung des Portsystems bei Nichtbenutzung Entfernung der Portnadel Sicherheit in der Versorgung von Portsystemen, rechtliche Aspekte und Delegierbarkeit Parenterale Ernährungstherapie (u. a. Therapieauswahl anhand des Kalorienbedarfs und der aktu- ellen Patientensituation, Berechnung von Ernährungsplänen bei verschiedenen Krankheitsbildern) Psychische Aspekte bei der pflegerischen Versorgung von Portträgern Kommunikation mit Betroffenen und Angehörigen
Praxisbezug	Welche und in welchem anteiligen Umfang soll die Fortbildung praktische Übungen aufweisen? Wie wird der Praxisbezug der Fortbildung sichergestellt? Mit welcher technischen Ausstattung wird den Teilnehmenden die Möglichkeit zum Üben und zur Vor- und Nachbereitung geboten? Wie wird sichergestellt, dass alle Teilnehmenden die praktischen Übungen durchführen?
Kontinuität	In welchem Zeitraum und Umfang sollen Auffrischungsfortbildungen nachgewiesen werden, sodass Neuerungen bekannt werden und das Wissen immer auf dem aktuellen Stand bleibt?

20

◘ Tab. 20.2 (Fortsetzung)

Ergebnisqualität	
Überprüfung des Lernerfolgs	Mit welchen Methoden soll der Lernerfolg überprüft werden? Welchen Nachweis zur erfolgreichen Teilnahme an der Fortbildung gibt es? (Zertifikat, Teilnahmebescheinigung, Prüfung)
Evaluation	Wie wird das Seminar ausgewertet (z. B. Befragung der Teilnehmenden zur Zufriedenheit mit der Veranstaltung)? Welche Hinweise auf weiter führende, verlinkte Fortbildungen gibt es?
Nachhaltigkeit	Gibt es eine Ansprechperson bei der Einrichtung für weitere, persönliche Fragen?

In diesem Zusammenhang stellt sich auch die grundsätzliche Frage, welche finanzielle Anerkennung die Teilnehmenden einer pflegerischen Weiterbildung erhalten sollen. Angesichts dessen, dass delegierte ärztliche Leistungen zu den genuinen Aufgaben der Krankenpflege gehörten, müssten Pflegende besser und der Beschäftigung entsprechend fokussierter ausgebildet, angemessen bezahlt werden und die Möglichkeit der Akademisierung erhalten (Bruch 2014). Ein Thema in der Pflege, das von den Verantwortlichen nach wie vor »stiefmütterlich« behandelt wird. Für eine bessere Bezahlung nach z. B. einer erfolgreich absolvierten, immerhin 800 theoretischen und 920 praktischen Ausbildungsstunden mit anschließender Prüfung umfassenden Weiterbildung zur onkologischen Krankenpflege, gibt es keine standardisierte Regelung. Die Praxis zeigt, dass Einrichtungen eine Erhöhung des Gehalts gewähren oder eben auch nicht. Frust und Arbeitsunlust können als Folge einer solchen mangelnden Anerkennung die prinzipiell große Motivation der Pflegenden schmälern und im schlimmsten Fall zu psychischen Störungen führen.

Schulung von Patienten und Angehörigen Mit Blick auf ihre aktive Selbstbeteiligung im Umgang mit dem Port, müssen auch Patienten und Angehörige geschult werden. Die Schulung von Patienten und Angehörigen muss im Sinne einer qualitätsgerechten Portversorgung regulärer Bestandteil der Behandlung werden. Ziel von Patienten- und Angehörigenschulungen zur Portversorgung ist es, dass Betroffene

- das Portsystem, seine Funktion und sein Hilfspotenzial besser verstehen,
- Ängste und Unsicherheiten im Umgang mit dem Port abbauen,
- die Bedeutung der Hygiene erkennen und sie im Bedarfsfall auch bei Behandelnden entsprechend einfordern,
- Komplikationen frühzeitig erkennen und wissen, wie sie in einem solchen Fall zu intervenieren haben,
- ihre Motivation für die Behandlung steigern können,
- eine positive Einstellung zum Port als ihrer persönlichen »pipeline for survival« (Hofmann 2008) entwickeln und
- verinnerlicht haben, dass sie den Portpass immer bei sich tragen.

Voraussetzung für eine qualitativ hochwertige und erfolgreiche Schulung ist, dass das notwendige medizinische Wissen laienverständlich von Experten formuliert, von diesen in Schulungen vermittelt und aufbereitet wird. Im Sinne der Nachhaltigkeit und aus Sicherheit für die Patienten ist es optimal, ihnen im Anschluss an eine Schulung die mündlich dargelegten Informationen in schriftlicher Form mitzugeben. Solche Informationen können in Gestalt von illustrierten Merkblättern, Checklisten oder knapp und prägnant gehaltenen Broschüren erarbeitet werden. Für letztere gibt es bereits gute Ansätze und Beispiele, z. B. des Portzentrums Heidelberg. In den Schulungen sollte hinsichtlich der Förderung von (Selbst-)Vertrauen viel Raum für persönliche Fragen eingeräumt werden. Insofern ist die jeweilige Teilnehmerzahl auf maximal 12 Personen zu begrenzen. Erfahrungsgemäß ist in zahlenmäßig größeren Patienten-Settings die Hemmschwelle größer, eigene Anliegen, wie Ängste und Unsicherheiten, zur Sprache zu bringen und Fragen zu klären. Dabei ist zusätzlich der besonderen psychosozialen Situation der Portträger Rechnung zu tragen, um maximale Compliance mit Blick auf deren eigene Sicherheit zu fördern. Dies erfordert von den Schulenden ein besonderes Maß an Empathie und die Fähigkeit, mit der diesen Themenbereich verbundenen komplexen Gesprächs- bzw. Schulungssituation umzugehen, sodass ein größtmögliches Maß an Verständnis erreicht werden kann. Vor diesem Hintergrund ist es wichtig, mit geeigneten Methoden den Lernerfolg zu kontrollieren.

Unabhängig von diesen Schulungen ist das Aufklärungsgespräch zur Operation wichtig, das der Implanteur vornimmt. Dieses geschieht nach fest gelegten Regularien mindestens 24 h vor dem geplanten Eingriff (Hüttl 2007). Allerdings ist auch bei diesem Gespräch zu berücksichtigen, dass die durch den bevorstehenden Eingriff belastende Situation einen wesentlichen Einfluss auf die Auffassungsgabe der Patienten haben kann. So zeigt die Praxis, dass bereits im Aufklärungsgespräch mit dem Implanteur nicht alle wichtige Informationen den Patienten erreichen. Dieses ist zum Wesentlichen der Stresssituation eines solchen Settings geschuldet, in der die Betroffen nur einen Teil der Informationen tatsächlich verstehen und verarbeiten. Insofern ist es erwünscht, dass die Patienten von Angehörigen oder einer anderen Person zu diesem Gespräch begleitet werden (Hofmann 2008).

Der Portpass (◘ Abb. 20.1) ist ein wichtiges Dokument, das für jede Portimplantation durch den Implanteur auszustellen und dem Portträger auszuhändigen ist. In vielen Kliniken und Praxen ist es bereits üblich, den Patienten dieses Dokument auszustellen. Allerdings ist dies noch nicht überall der Fall und sollte standardisiert eingeführt werden. In dem Portpass sind alle wichtigen Fakten zum Portmodell fixiert. Wichtig sind diese Informationen besonders im Falle eines Notfalls und für die weiterführende Diagnostik und Therapie unter Beteiligung neuer Ärzte. Die Patienten müssen zum Sinn und Zweck dieses Dokuments klar informiert und motiviert bzw. von der Notwendigkeit überzeugt werden, das Dokument immer mit sich zu tragen. Zusätzlich empfohlen werden kann ein Patienten-

tagebuch, in das neben allen Patientendaten und Angaben zum Portsystem jede Behandlung mit allen relevanten Informationen vermerkt werden kann. Auf diese Weise hätten Ärzte, Pflegende und weitere im Krankheitsverlauf involvierte Berufsgruppen, z. B. Mitarbeiter von Sozialdiensten, eine detaillierte Information und Möglichkeit der Therapieüberwachung.

Patientenschulungen und Informationsveranstaltungen im Bereich Onkologie werden z. B. durch Patientenorganisationen (wie Onkologisches Patientenseminar Berlin) und im Bereich Onkologie durch die Landeskrebsgesellschaften der Deutschen Krebsgesellschaft durchgeführt. Solche Einrichtungen sind insofern für die Organisation von Patientenschulungen zum Umgang mit intravenösen Ports geeignet, als sie eine neutrale Position vertreten sowie sich der Wahrung der Interessen von Patienten und, so bei der Krebsgesellschaft, der Förderung von Nachsorge und Pflege verschrieben haben. Zudem sind sie entweder über eigene Beratungsstellen in mehreren Orten des jeweiligen Landes oder über ihre Kooperationspartner gut vernetzt und können daher wohnortnahe Schulungen anbieten. Die Koordination der Teilnahme der Patienten an den Schulungen, die erstmals zeitnah nach der Implantation stattfinden und dann regelmäßig wiederholt werden sollten, um Patienten auf dem neuesten Stand zu halten, müsste in enger Abstimmung mit dem Implanteur und den behandelnden Ärzten erfolgen.

Bei den Portschulungen für Patienten sollten multidisziplinäre Teams, bestehend aus Ärzten, Pflegenden, Ökotrophologen bzw. Diätassistenten und Psycho(onko)logen, eingebunden werden. Für die Entwicklung eines einheitlichen Schulungsprogramms wären die genannten Institutionen geeignete Partner. In jedem Fall muss sichergestellt sein, dass die Patienten hierbei aktiv involviert werden, um deren Bedürfnisse nach verständlicher Information und Handlungssicherheit in direkter Absprache mit ihnen decken zu können.

20.2.4 **Vernetzte Kooperation**

Bei der gesundheitlichen Versorgung steht der Patient im Zentrum des Handelns der ihn umgebenden Akteure. Portträger kommen im Laufe des

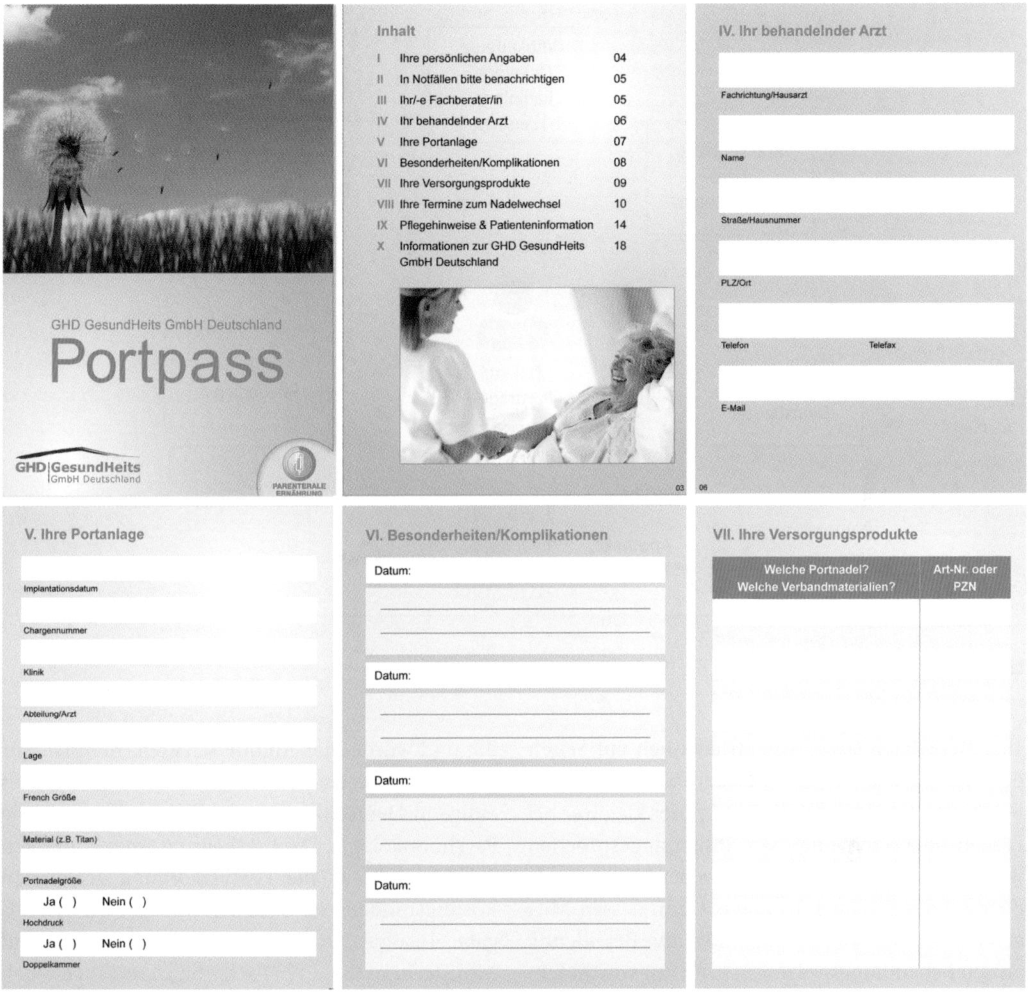
GHD GesundHeits GmbH Deutschland
Portpass
GHD GesundHeits GmbH Deutschland
PARENTERALE ERNÄHRUNG

Inhalt

I	Ihre persönlichen Angaben	04
II	In Notfällen bitte benachrichtigen	05
III	Ihr/-e Fachberater/in	05
IV	Ihr behandelnder Arzt	06
V	Ihre Portanlage	07
VI	Besonderheiten/Komplikationen	08
VII	Ihre Versorgungsprodukte	09
VIII	Ihre Termine zum Nadelwechsel	10
IX	Pflegehinweise & Patienteninformation	14
X	Informationen zur GHD GesundHeits GmbH Deutschland	18

03

IV. Ihr behandelnder Arzt

Fachrichtung/Hausarzt
Name
Straße/Hausnummer
PLZ/Ort
Telefon Telefax
E-Mail

06

V. Ihre Portanlage

Implantationsdatum
Chargennummer
Klinik
Abteilung/Arzt
Lage
French Größe
Material (z.B. Titan)
Portnadelgröße
Ja ( ) Nein ( )
Hochdruck
Ja ( ) Nein ( )
Doppelkammer

VI. Besonderheiten/Komplikationen

Datum:
Datum:
Datum:
Datum:

VII. Ihre Versorgungsprodukte

Welche Portnadel? Welche Verbandmaterialien?	Art-Nr. oder PZN

Abb. 20.1 Beispiel für einen Portpass (Auszug). (Mit freundlicher Genehmigung der GHD, Ahrensburg)

Krankheitsverlaufs im Wesentlichen mit den folgenden Personen und Einrichtungen in Berührung (Abb. 20.2):

Onkologisch und andere schwerkranke Menschen verlassen sich auf die Hilfe der Beteiligten und vertrauen darauf, nach bestem Wissen und Standard behandelt zu werden. Es ist für sie wichtig, sich sicher versorgt zu fühlen und adäquat sowie verständlich zu den besprochenen Behandlungsmaßnahmen aufgeklärt und informiert zu werden. Es ist dabei von essentieller Bedeutung, dass der Patient den Glauben und die Überzeugung hat, dass Mühen und Anstrengungen der Behandlung sich für ihn lohnen (Bodenmüller-Kroll 2006).

Nur wenn die unter Abb. 20.2 genannten Akteure kooperieren, erhält der Patient eine optimale Versorgung und es werden Komplikationen vermieden (Teichgräber et al. 2011). Das ist nicht immer der Fall. Viele Probleme bei der Versorgung von Portträgern in der häuslichen Umgebung entstehen durch Störungen im Informationsfluss der Beteiligten und mangelnde Koordination der erforderlichen Maßnahmen. Beschrieben werden z. B. Informationsdefizite, unverbindliche Formen des Kontaktes sowie ein divergierendes Verständnis von Zusammenarbeit, Abgrenzung und Anerkennung der nebeneinander stehenden Arbeitsbereiche. Mithin kommt es zu einer hohen Arbeitsbelastung

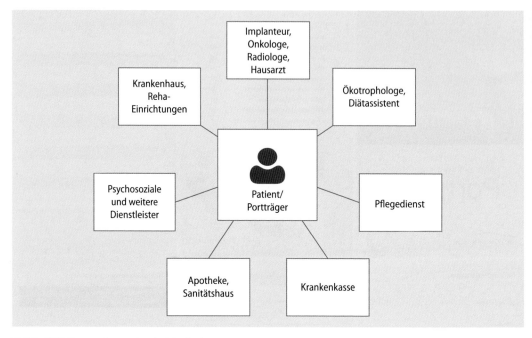

◘ **Abb. 20.2** Kooperationspartner bei der Portversorgung

aller Beteiligten sowie Unzufriedenheit auf Seiten der Leistungsanbieter als auch der Patienten. In der Folge ist es für Betroffene nicht immer klar, wer bei Fragen oder Problemen von ihnen angesprochen werden kann. Dies stellt den Sinn der Mittelpunktposition des Patienten in Frage. Denn dessen Mitverantwortung, Kooperation und aktive Beteiligung an den Behandlungsprozessen kann nur von diesem übernommen und realisiert werden, wenn das Netzwerk um ihn herum funktioniert. Dieser Anspruch trifft in besonderem Maße für die Portversorgung zu, da Patienten oder ihre Angehörigen immer häufiger Punktionen und Infusionstherapie im häuslichen Umfeld selbst durchführen. Nicht zuletzt bei Komplikationen und Fragen müssen sie wissen, wie sie zu handeln und an wen sie sich zu wenden haben.

Dass die Zuständigkeiten in der Nachsorgebetreuung bisher ungenügend geklärt und damit verbundene Schnittstellenproblematiken zu lösen sind, mahnen auch die Unterzeichnenden der »Heidelberger Erklärung« an (Bördlein 2014). Eine zentrale und systematische Koordinierung aller Aktivitäten, eine Struktur, in der alle Beteiligten verbindlich und vernetzt kooperieren, ist notwendig und würde hier Abhilfe schaffen. Beispiele für gut funktionierende Gesundheitsnetzwerke gibt es einige in Deutschland, vorbildlich ist hier z. B. die Psychoonkologie. Die Erarbeitung eines konkreten und speziell für die Portversorgung geeigneten Lösungsmodells ist letztlich eine politische Aufgabe. Insofern wäre es wünschenswert, dass auf Ministeriumsebene ein Facharbeitskreis angesiedelt würde, der sich dieser wichtigen Aufgabe annimmt. Dieser Facharbeitskreis müsste sich aus Experten aller oben genannten Versorgungsbereiche sowie Patientenvertretern zusammensetzen.

Patienten sind Experten in eigener Sache. Und viele von ihnen nehmen ihre Situation selbst in die Hand. Denn generell ist deren Motivation, selbst aktiv zu ihrer Gesundung beizutragen, sehr groß.

20.2.5 Beteiligung von Selbsthilfegruppen

Viele onkologisch Kranke haben das Bedürfnis, Menschen zu treffen, die ihre Probleme, Ängste und Sorgen im Umgang mit ihrer schweren Erkrankung nachvollziehen können, weil sie in einer ähnlichen

Situation sind. Es ist für sie wohltuend, mit einer Person zu sprechen, die etwas von den eigenen Schwierigkeiten im Umgang mit der Krebserkrankung versteht, weil sie Ähnliches durchmacht oder durchgemacht hat. Menschen mit solchen Bedürfnissen schließen sich häufig in Selbsthilfegruppen oder Patientenorganisationen zusammen oder kommunizieren im Internet in Patientenforen. Aus ihrer gemeinsamen Betroffenheit entwickeln die Mitglieder Solidarität, Verständnis und gegenseitige Hilfe. Sie tauschen Erfahrungen aus, trösten, ermutigen sich und entwickeln Fähigkeiten, mit denen sie die Erfordernisse des Alltags mit einer schweren Erkrankung besser bewältigen. Die Angehörigen von Selbsthilfeorganisationen haben die Kraft und den Wunsch, Teile ihrer Notlage aus eigener Kraft zu meistern. Sie wollen aktiv für sich selbst etwas tun und gemeinsam mit anderen lernen, ihre Erkrankung anzunehmen und mit ihr zu leben.

Die Mitglieder schließen sich freiwillig zu einer Selbsthilfegruppe zusammen. Die Entscheidung, in einer Selbsthilfegruppe mitzuarbeiten, trifft jede Person für sich selbst. Die Teilnahme an einer solchen Gruppe ist kostenlos. Die Gruppensitzungen finden zumeist regelmäßig statt, dadurch lernen sich die Einzelnen kennen und sie entwickeln Vertrauen und Verständnis füreinander. Die Mitglieder unterstützen sich tatkräftig bei der Durchsetzung ihrer Interessen, etwa durch gemeinsames Auftreten. Zudem knüpfen sie neue soziale Kontakte, die sie zum Teil auch außerhalb der Gruppe pflegen. Neben gemeinsamen Alltagsaktivitäten, z. B. Besuchen von kulturellen Veranstaltungen oder Sportaktivitäten, sehen viele Selbsthilfegruppen ihren Part ferner darin, nützliches Wissen über ihre Erkrankung und die Therapien zu erwerben und ihr Wissen an die anderen Mitglieder weiterzugeben. Insofern ist es bei vielen Selbsthilfegruppen üblich, gruppeninterne Fortbildung zu verschiedenen Themen zu organisieren, zu denen auch externe Experten geladen werden.

Mit Blick auf die Portversorgung erfüllen Selbsthilfegruppen vor diesem Hintergrund eine wichtige Funktion bei der Förderung der Mitverantwortung der Patienten für ihren Port. Die Patienten tauschen ihre Erfahrungen aus. Sie erweitern und diskutieren ihre Kenntnisse über z. B. hygienische Notwendig-

keiten und ermutigen sich, ihre diesbezüglichen Fragen, Unsicherheiten und Wünsche gegenüber den behandelnden Ärztinnen und Ärzte sowie Pflegenden offen anzusprechen und für Lösungen zu sorgen. Insofern leisten Selbsthilfegruppen ganz pragmatische Hilfe und sie stellen gleichzeitig eine wichtige Säule bei der Förderung der Versorgungsqualität dar.

Wichtig ist, Selbsthilfegruppen, die Missstände benennen und Forderungen stellen, nicht als Störfaktor in der Versorgungskette zu definieren und zu stigmatisieren, wie dieses heute leider manchmal noch geschieht. Im Sinne einer partizipatorischen Entscheidungsfindung ist vielmehr die Chance auf eine erfolgreiche Behandlung zu nutzen, die steigt, wenn Patienten in medizinische Entscheidungen einbezogen werden. In diesem Zusammenhang muss es für Patienten möglich sein, sich über Nutzen und Schaden einer medizinischen Maßnahme sowie über mögliche Therapiealternativen schriftlich und mündlich zu informieren. Hierzu sind Strukturen notwendig, dass Patienteninformationen systematisch und unabhängig erstellt und verbreitet werden können. Angemessen wäre ein zentraler internetgestützter Informationsdienst hilfreich, über den kostenlos umfassende und aktuelle Informationen zum Thema Portversorgung zur Verfügung gestellt und einfach abgerufen werden können. Die Inhalte dieses Forums könnten gemeinsam von Patienten und Behandelnden gestaltet werden. Außerdem sollte dort die Möglichkeit einer individuellen E-Mail-Beratung für Patienten bereitgestellt werden. Foren dieser Art haben sich bei anderen Gesundheitsfragen bereits etabliert und bewährt.

20.3 Zusammenfassung und Fazit

Patienten mit onkologischen oder anderen schweren Erkrankungen, die eine Portversorgung erfordern, benötigen in besonderem Maße eine fachlich fundierte, ganzheitliche, individuelle und kreative Pflege. Im Vordergrund stehen die Erhaltung maximaler Autonomie und die Bewahrung einer größtmöglichen Lebensqualität.

Um die patientenorientierte pflegerische Versorgungsqualität im Bereich Portversorgung zu gewährleisten, werden zusammenfassend die folgenden Maßnahmen empfohlen:

- Nutzung von vorhandenen Zertifizierungsverfahren im Bereich onkologische Pflege zur Qualitätssicherung und -verbesserung
- Erarbeitung und Etablierung einer bundeseinheitlichen Leitlinie und eines Expertenstandards zur Portversorgung
- Entwicklung und Umsetzung eines standardisierten, strukturierten und nachhaltigen Fortbildungsprogramms zur Portversorgung für Pflegende
- Regelung der finanziellen Anerkennung von Weiterbildungen in der onkologischen Pflege
- Etablierung eines Zertifizierungsverfahrens für Portschulungen
- Erarbeitung eines Konzepts für ein regelhaftes Angebot von mit Blick auf die Implantation zeitnahen Patienten- und Angehörigenschulungen
- Erarbeitung einheitlicher Patienten- und Angehörigeninformationen (Broschüren, Checklisten, Faltblätter etc.)
- Ausstellung eines Portpasses für alle Patienten
- Erarbeitung eines Konzepts und einer Struktur für ein zentrales Netzwerk zur Koordination und Verbesserung der Zusammenarbeit aller Akteure auf politischer Ebene
- Aufbau eines zentralen internetgestützten Informationsdienstes zur Portversorgung.

Abschließend sei auf zwei aktuelle strukturelle Neuerungen verwiesen, die weitere positive Effekte auf die Qualität der pflegerischen onkologischen Versorgung erwarten lassen: Zum einen verabschiedete 2014 im Europäischen Parlament ein Bündnis aus Patientenvertretern, Entscheidungsträgern des Gesundheitswesens und der Initiative »Mitglieder des Europäischen Parlaments gegen Krebs« »The European Cancer Patient's Bill of Rights«, einen europäischen Rechtekatalog für onkologische Patienten. Hintergrund für dieses Gesetz war die Erkenntnis, dass innerhalb Europas erhebliche Unterschiede bestehen mit Blick auf die Informiertheit Betroffener und der Bevölkerung über Krebserkrankungen und den Zugang zu optimalen, nach aktuellen wissenschaftlichen Kenntnissen gesicherten, Behandlungen. Der in 3 Artikeln festgeschriebene

Rechtekatalog soll diesen Unterschieden entgegenwirken sowie eine gerechte Krebsbehandlung und die qualitativ maximale Unterstützung der Patienten in ganz Europa gewährleisten (Lawler et al. 2014).

Zum anderen wird es in Deutschland, konkret in Rheinland-Pfalz, eine erste Pflegekammer geben. Für die Etablierung einer solchen wurden Ende 2014 die rechtlichen Voraussetzungen geschaffen.

Die Pflegekammern werden entscheidende Hebel dafür sein, wenn es um die Verbesserung der Rahmenbedingungen in der Pflege und um mehr Wertschätzung für die professionell Pflegenden geht (Vincentz Netzwork 2015). Der Aufbau entsprechender organisatorischer Strukturen soll im Laufe des Jahres 2015 erfolgen. Anfang 2016 soll die Kammer ihre Arbeit aufnehmen.

Literatur

Bodenmüller-Kroll R (2006) Aufgaben der Krankenpflegekräfte in der Tumortherapie. In: Schmoll HJ, Höffken K, Possinger K (Hrsg) Kompendium Internistische Onkologie. Springer, Berlin Heidelberg, S 2415–2423

Bördlein I (2014) Ziel ist, mehr Rezidive zu verhindern. Dtsch Ärztebl 111 (45): C1590–1591

Bruch HP (2014) Der BDC zur Delegation ärztlicher Leistungen. Chirurgie 2: 27–29

Bundesgesundheitsblatt (2002) Bundesgesundheitsblatt – Gesundheitsforschung – Gesundheitsschutz Nr. 45 Empfehlung der Kommission für Krankenhaushygiene und Infektionsprävention beim Robert Koch-Institut (RKI) Prävention Gefäßkatheter assoziierter Infektionen, S 907–924

Bundesgesundheitsblatt (2010) Bundesgesundheitsblatt – Gesundheitsforschung – Gesundheitsschutz Nr. 53 (2010) Mitteilung der Kommission für Krankenhaushygiene und Infektionsprävention beim Robert Koch-Institut (RKI) Die Kategorien in der Richtlinie für Krankenhaushygiene und Infektionsprävention – Aktualisierung der Definitionen, S 754–756

Costa SD (2014) Qualitätsmanagement im Krankenhaus: Nicht zum Nutzen der Patienten. Dtsch Ärztebl 111 (38): A-1556/B-1344/C-1276

DAkkS (20103) Deutsche Akkreditierungsstelle. DAkkS bereitet Akkreditierungen für DIN EN 15224:2012 vor. http://www.dakks.de/content/dakks-bereitet-akkreditierungen-f%C3%BCr-din-en-152242012-vor. Zugriff 30.Juli 2015

Deutsches Institut für Normung (1998) Qualitätsmanagement, Statistik, Umweltmanagement, Anwendungshilfen und Normensammlungen. DIN EN ISO 8402. Beuth, Berlin Wien Zürich

DGHO (2012) Deutsche Gesellschaft für Hämatologie und
    Medizinische Onkologie e.V (2012) Onkopedia Port-
    katheter. https://www.onkopedia.com/de/onkopedia-p/
    guidelines/portkatheter/@@view/html/index.html.
    Zugriff 30 Juli 2015
DNQP (2011) Deutsches Netzwerk für Qualitätsentwicklung
    in der Pflege. Methodisches Vorgehen zur Entwicklung,
    Einführung und Aktualisierung von Expertenstandards
    in der Pflege. http://www.dnqp.de/fileadmin/
    groups/607/DNQP_Methodenpapier.pdf . Zugriff 30.Juli
    2015]
Donabedian A (1966) Evaluating the quality of medical care.
    Milbank Q 44: 166–203
Hofmann HAF (2008) Die Portimplantation. Erfahrungen und
    Ergebnisse. Cir Praxis 69: 695–708
Hofmann HAF (2012) Portversorgung und Psyche. Vortrags-
    folien bei der Zusatzqualifikation Psychosoziale Onko-
    logische Versorgung am 10.5.2012
Hüttl P (2007) Aufklärung und Einwilligung. In: Heberer J
    (Hrsg) Recht im OP. MWV, Berlin, S 29–50
LAGO (2014) Landesarbeitsgemeinschaft Onkologische
    Versorgung Brandenburg. LAGO-Siegel – Mehr Sicherheit
    im Umgang mit onkologischen Patienten. Branden-
    burgisches Onkologie Forum 12: 22
Lawler M et al. (2014) The European Cancer Patient´s Bill of
    Rights. Oncologist 19: 217–224
Schrappe M (2001) Qualität in der Gesundheitsversorgung.
    In: Lauterbach KW, Schrappe M (Hrsg) Gesundheits-
    ökonomie, Qualitätsmanagement und Evidence-based
    Medicine. Schattauer, Stuttgart, S 263–272
Teichgräber UK, Pfitzmann R, Hofmann HAF (2011) Port-
    systeme als integraler Bestandteil von Chemotherapien.
    Dtsch Arztebl 108 (9): 147-154
Vincentz Network (2015) Pflegekammergründung in Rhein-
    land-Pfalz. »Ein demokratisches Lehrstück«. Der Gelbe
    Dienst 33(1): 20–21
Weiler T, Kämmerer W, Bach A (2002) Qualitätsmanagement
    im Krankenhaus. Medizin im Dialog 4/02: 1–5
Wienke A (2013) Ist zertifizierte Qualität wirklich bessere
    Qualität? Chirurgie 10: 212–216

Sektion VI
Evidenz
und Qualitätssicherung

Evidenz von Portsystemen

R.T. Grundmann

R. Hennes, H.A.F. Hofmann (Hrsg.), *Ports*,
DOI 10.1007/978-3-662-43641-7_21, © Springer-Verlag Berlin Heidelberg 2016

Generell wird für eine zentralvenöse Katheterisierung der Zugang über die V. subclavia oder über die V. jugularis interna bevorzugt. Beide Zugänge zeigen ein ähnliches Risiko an katheterbezogenen Komplikationen. Bei der Portimplantation bestehen zwischen perkutaner Punktur der V. subclavia und offener chirurgischer Technik hinsichtlich Komplikationen und Operationszeit keine signifikanten Unterschiede, jedoch ist die primäre Erfolgsrate bei der perkutanen Punktion signifikant höher.

21.1 Zugangswege

Ein Port ist ein vollständig implantierbares System, das einen permanenten Zugang zum arteriellen oder venösen Kreislauf des Patienten erlaubt. Das System dient dazu, externe Katheter zu ersetzen und ist speziell bei Langzeittherapien angezeigt. Ein wesentlicher Vorteil ist das geringere Infektionsrisiko. In einer prospektiven Beobachtungsstudie des Sloan-Kettering Cancer Center mit 1431 konsekutiven Tumorpatienten und 1630 venösen Zugängen zeigten implantierbare Portsysteme im Vergleich zu externen Kathetern signifikant geringere Infektionsraten (8 vs. 43 %). Auf 1000 Implantationstage kamen in der Gruppe der Katheter 2,77 Infektionen verglichen mit 0,21 bei den Ports (Groeger et al. 1993).

Generell wird für eine zentralvenöse Katheterisierung der Zugang über die V. subclavia oder über die V. jugularis interna bevorzugt. Die Leitlinie »Parenterale Ernährung« der Deutschen Gesellschaft für Ernährungsmedizin führt hierzu aus (Jauch et al. 2007):

- Bei Erwachsenen ist die V. subclavia aus infektiologischer Sicht der V. jugularis interna und anderen Zugangswegen vorzuziehen (A-Empfehlung).
- Bei pädiatrischen Patienten ist die Infektrate bei Zugängen über die Leiste mit denen anderer Zugangswege vergleichbar (B-Empfehlung).

Die Praxisleitlinien der amerikanischen Anästhesisten stellen zum gleichen Thema fest:

» Die Wahl der Katheter-Insertionsstelle sollte sich nach den klinischen Bedürfnissen richten. Es sollte eine Insertionsstelle benutzt werden, die nicht kontaminiert oder potentiell kontaminiert ist (z. B. verbrannte oder infizierte Haut, die Leistengegend, eine Stelle nahe einem Tracheostoma oder nahe einem offenen Abdomen). Beim Erwachsenen sollte die Insertion im Bereich der oberen Körperhälfte beachtet werden, um das Infektionsrisiko klein zu halten. (Rupp et al. 2012)

In einer großen prospektiven Studie (850 Patienten) zur parenteralen Ernährung wurde in 68 % der Fälle die V. jugularis interna, in 24,6 % die V. subclavia und nur in 6,5 % die V. femoralis als Zugang gewählt. Die Kathetersepsisrate war bei Zugang über die Leiste doppelt so hoch wie bei den anderen Zugängen (22,1 % V. femoralis; 11,7 % V. jugularis interna; 9 % V. subclavia; O'Connor et al. 2013).

Auch Ge et al. (2012) kamen in einem Cochrane Review auf Basis von 4 Studien mit 1513 Teilnehmern zu dem Schluss, dass langfristige zentralvenöse Zugänge über die V. subclavia bzw. über die V. jugularis interna ein ähnliches Risiko an katheterbezogenen Komplikationen (venöse Thrombose, Stenose und Infektionen) aufweisen. Diese generelle Aussage gilt auch für die Implantation von Portsystemen. Nagasawa et al. (2014) fanden in einer konsekutiven Erhebung bei 233 Patienten, denen aus onkologischen Gründen ein Port implantiert wurde, keine Unterschiede zwischen beiden Zugängen hinsichtlich Früh- und Spätkomplikationen, wenn auch mechanische Komplikationen etwas häufiger bei einem Zugang über die V. jugularis interna gesehen wurden (2,9 vs. 1 %). Subklavikulärer und jugulärer Zugang wurden auch bei der interventionellen Portanlage unter Ultraschallkontrolle miteinander verglichen. In einer Untersuchung an insgesamt 138 Patienten ergaben sich hier geringe Vorteile für den Zugang über die V. jugularis interna hinsichtlich Schmerzen bei der Intervention, Strahlendosis und Katheterfehllagen (Plumhans et al. 2011). Eine weitere retrospektive Studie zur interventionellen Portimplantation – ebenfalls unter Ultraschallkontrolle – bestätigte anhand von 347 Patienten die Aussage, dass es zwischen jugulärem und subklavikulärem venösem

Zugang keine signifikanten Unterschiede hinsichtlich Offenheitsraten und Komplikationen gibt (Aribas et al. 2012). Auch diese Autoren zogen aber mittlerweile wegen der technisch leichteren Machbarkeit und besseren Ultraschallkontrolle wie Plumhans et al. (2011) die Intervention über die V. jugularis interna der Intervention über die V. subclavia vor.

Einen ganz anderen Zugang wählten Wildgruber et al. (2015). Sie berichteten über die bis dato größte retrospektive Serie von 1704 Portimplantationen am Unterarm bei Zugang über die V. cephalica oder V. brachialis. Dabei wurde in der Regel vom Radiologen die Kubitalvene punktiert und der Port in Lokalanästhesie am Unterarm positioniert. In der großen Mehrzahl der Fälle (n = 1655) diente der Port der Chemotherapie. Wildgruber et al. gaben für die Portimplantation eine primäre Erfolgsrate von 99,2 % an, die Komplikationsrate (lediglich Minor-Komplikationen) lag bei 3,2 %. Das mittlere Serviceintervall betrug 380,6 Tage. 86,6 % der Ports funktionierten über den gesamten Behandlungszeitraum (Komplikationsrate 0,4/1000 Kathetertage), 8,3 % der Systeme mussten explantiert werden. Die Autoren schlossen aus ihren Daten, dass aufgrund der niedrigen Komplikationsraten periphere Ports im Bereich des Unterarms gegenüber Ports im Bereich der Brustwand zumindest gleichwertig und hinsichtlich Kosmetik und Patientenkomfort eventuell überlegen seien. Höhere Thromboseraten im Vergleich zu Ports, die über V. subclavia oder V. jugularis interna eingebracht werden, wurden nicht beobachtet.

Statt am Unterarm kann der Port nach Zugang über die V. brachialis (Punktion) auch im Bereich des Oberarms platziert werden. Busch et al. (2012) berichteten über diese Technik anhand von 507 Patienten und nannten als Vorteile eine niedrige Komplikationsrate, das Vermeiden einer Narbe im Bereich der Brustwand sowie das fehlende Risiko eines Pneumothorax. Sie gaben eine mittlere Portimplantationsdauer von 248 ± 279 Tagen/Patient an, die Revisionsrate machte 9,8 % aus, Frühkomplikationen wurden in 4,1 % und Spätkomplikationen in 5,7 % der Fälle gesehen, darunter venöse Thrombosen in 1,6 % und Infektionen in 5,3 %. An schwerwiegenden Komplikationen wurden eine arterielle Punktion sowie 3 Paresen des N. medianus aufgeführt, die zur Explantation zwangen. Insgesamt stellt ein Zugang über die V. cephalica oder V. brachialis in der Literatur aber die Ausnahme dar.

21.2 Portimplantationstechniken

Für die Portimplantation stehen 3 Techniken zur Verfügung (Teichgräber et al. 2011a):
- Klassische chirurgische (»Cut-down-«) Methode
- Direktpunktion anhand von anatomischen Merkmalen
- Ultraschallgestützte Punktionsmethode

Die offene Technik kann des Weiteren modifiziert werden, indem der Portkatheter in Seldinger-Technik über eine Venae sectio der V. cephalica in die obere Hohlvene eingeführt wird. Signifikante Unterschiede in der primären Erfolgsrate zwischen offenem Standardvorgehen (Erfolgsrate 80 %) und dieser Modifikation (Erfolgsrate 84 %) waren in einer randomisierten Studie mit insgesamt 164 Patienten nicht zu erkennen (Knebel et al. 2009).

Der Punktionserfolg war in einer randomisierten Studie mit insgesamt 403 Tumorpatienten mit der ultraschallgestützten Methode am höchsten (Biffi et al. 2009). In dieser Studie wurde der zentralvenöse Portkatheter entweder über Blindpunktion (Landmarke) der V. jugularis interna oder durch ultraschallgestützte Punktion der V. subclavia oder mittels chirurgischer Freilegung der V. cephalica implantiert. 2 Frühkomplikationen wurden nur in der V.-cephalica-Gruppe beobachtet (eine Fehlposition, ein Pneumothorax). Diese Unterschiede waren genauso wenig signifikant wie die bei den Spätkomplikationen (medianer Beobachtungszeitraum 356,5 Tage). Sie machten 17,9 % (V. jugularis interna), 13,0 % (V. subclavia) und 17,5 % (V. cephalica) aus. Auffällig waren hingegen die Unterschiede hinsichtlich der Schwierigkeiten bei der Katheterimplantation: bei 15,8 % der Patienten in der V.-cephalica-Gruppe, 10,4 % in der V.-jugularis-interna-Gruppe, aber nur bei einem Patient in der Subclavia-Gruppe musste die Arm-Seite gewechselt werden aufgrund von fehlgeschlagenen Versuchen, den Katheter auf der nach Randomisierung vorgesehenen Seite zu implantieren. 5 Jahre später veröffentlichte diese Arbeitsgruppe ihre Ergebnisse nochmals, diesmal unter dem Kostenaspekt. Danach ist die ultraschallgestützte Punktion der V. subclavia unter den 3 genannten Techniken das kostengünstigste Verfahren zur Implantation des Portsystems, Insertionskosten und Folgekosten wegen Komplikationen eingerechnet (Biffi et al. 2014).

Auch Nocito et al. (2009) folgerten, dass die Seldinger-Technik schneller und effektiver als das offene Vorgehen sei und als die Methode der Wahl bei der Implantation von Portsystemen anzusehen sei. In dieser randomisierten Studie wurde bei 152 Patienten das offene Vorgehen der Seldinger-Technik gegenübergestellt. Die primäre Erfolgsrate betrug bei offenem Vorgehen 71 %, bei der Seldinger-Technik 90 %. Die mittlere Interventionsdauer wurde mit 48,9 min (Seldinger) vs. 64,8 min (offen) angegeben. Perioperative Komplikationen waren vergleichbar (5 %). Eine weitere randomisierte Studie unterstützte diese Ansicht nicht. Knebel et al. (2011) verglichen an insgesamt 110 Patienten Chirurgen mit Radiologen bei der Implantation von Portsystemen (offene Insertion = Chirurgie, Seldinger-Technik = Punktion der V. subclavia durch den Radiologen). Die Punktion der V. subclavia erfolgte unter Durchleuchtung. Endpunkt war die primäre Erfolgsrate der Kanülierungsstrategie. Signifikante Unterschiede wurden nicht gefunden, jedoch war der chirurgische Eingriff kürzer (im Median 21 vs. 45 min) und die Strahlenexposition war geringer.

Eine retrospektive Analyse zur interventionellen Implantation eines Portsystems (3160 Portsysteme bei 3034 Patienten) favorisierte ebenfalls die perkutane Seldinger-Technik bei der Portimplantation, wobei der Zugang über die V. jugularis interna erfolgte (Teichgräber et al. 2011b; Kausche 2012). Die Einklemmung des Katheters zwischen der Klavikula und der 1. Rippe (»Pinch-off-Phänomen« bei Systemen, die über die V. subclavia implantiert werden) kann so umgangen werden, das Risiko eines Pneumothorax war gleich Null. Die Erfolgsrate des Zugangs lag bei 99,8 %, was der ultraschallgesteuerten Punktion zugute geschrieben wurde.

Ob der zunehmende Einsatz der perkutanen Techniken bei der Portimplantation gegenüber der offenen chirurgischen Implantation via Venae sectio tatsächlich einen Fortschritt darstellt, haben

Di Carlo et al. (2010) anhand einer systematischen Literaturübersicht bezweifelt. Sie empfehlen auf Basis von 45 Artikeln und 11.430 Portimplantationen weiterhin die chirurgische Implantationstechnik, die eine perioperative Komplikationsrate von 0,9 % zeigte verglichen mit 4,5 % bei den perkutanen Methoden. Speziell Pneumothorax, Hämatothorax, arterielle Punktionen und Hämoptysen wurden nur nach den perkutanen Verfahren gesehen. Auch Vorhofflimmern, Hämatome und Fehlpositionen waren nach chirurgischem Vorgehen seltener. Eine weitere Metaanalyse von 6 randomisierten Studien mit insgesamt 772 Patienten war in ihren Aussagen vorsichtiger. Danach besteht zwischen perkutaner Punktur der V. subclavia und offener chirurgischer Technik bei der Portimplantation hinsichtlich Komplikationen und Operationszeit kein signifikanter Unterschied, jedoch ist die primäre Erfolgsrate bei der perkutanen Punktion signifikant höher. Umgekehrt war das Risiko eines Pneumothorax nur bei der perkutanen Punktion gegeben (Orci et al. 2014).

21.3   Komplikationen und Ergebnisse

Nach den Standards der Society of Interventional Radiology (SIR) sollen die Komplikationen venöser Zugangssysteme gemäß ihrem zeitlichen Verlauf berichtet werden. Es werden frühe periinterventionelle Komplikationen (<24 h nach Implantation), Frühkomplikationen (<30 Tage nach Implantation) und Spätkomplikationen (>30 Tage nach Implantation) unterschieden (Silberzweig et al. 2003).

Die Ergebnisse von 3160 Portimplantationen der Jahre 2000–2009 (ultraschallgesteuerte Implantation in Seldinger-Technik, Zugang V. jugularis interna) der Berliner Charité – Gesamtliegezeit 922.599 Kathetertage, mittlere Liegezeit 292 Tage (0–2704 Tage) – sahen wie folgt aus (Teichgräber et al. 2011b; Kausche 2012):

- Periinterventionelle Komplikationen: gesamt 1,3 % (Thrombosen im Zugangsgefäß 0,5 %, arterielle Fehlpunktionen 0,16 %, Schmerz 0,16 %, Pneumothorax 0)
- Frühkomplikationen: gesamt 3,28 % (portkatheterinduzierte Thrombosen 1,03 %, Kathetermigrationen sowie die katheterasso-

ziierte Sepsis jeweils 0,61 %, Infektion der Porttasche 0,31 %)
- Spätkomplikationen: gesamt 9,38 % (katheterassoziierte Sepsis 4,5 %, katheterassoziierte Thrombosen 2,7 %, Kathetermigrationen 0,69 %)
- Gesamtkomplikationen pro 1000 Kathetertage: gesamt 0,36 (Sepsis 0,145; Thrombose 0,105; Kathetermigration 0,037; Fibrinablagerung 0,017; Porttascheninfektion 0,016; Katheterdiskonnektion 0,011)
- Portexplantationen: 6,1 % der Portsysteme wurden aufgrund von Komplikationen explantiert. Der mit Abstand häufigste Grund war in 69,4 % der Explantationen die katheterbedingte Sepsis, gefolgt von der katheterbedingten Thrombose (14,5 %)

Noch niedrigere Komplikationsraten wurden von Ahn et al. (2012) publiziert, ebenfalls nach radiologischer Portimplantation über die V. jugularis interna. In dieser Serie von 1254 Eingriffen wurde eine Gesamtkomplikationsrate von 0,129 pro 1000 Kathetertage festgestellt. Die Rate weiterer Komplikationen/1000 Kathetertage betrug insgesamt: Blutstrominfektionen 0,016, Katheterverschlüsse 0,012, Kathetermigrationen 0,009, Fibrinablagerungen 0,021, Porttascheninfektionen 0,002 und Wundheilungsstörungen 0,030.

Eine andere Studie zur ultraschallgestützten radiologischen Portimplantation (Zugang über die V. subclavia) nennt auf Basis von 1537 Implantationen bei 1532 Patienten und einer mittleren Liegezeit von 202 Tagen (Gesamtliegezeit 309.464 Kathetertage) eine technische Erfolgsrate von 99 % und eine Gesamtkomplikationsrate von 8,5 % (0,42/1000 Kathetertage). Die periinterventionelle Komplikationsrate machte 1,4 % aus. In der Nachbeobachtung mussten insgesamt 2,9 % der Ports aufgrund von Komplikationen entfernt werden (0,15/1000 Kathetertage), die häufigste Komplikation war die katheterassoziierte Venenthrombose mit 3,9 % (0,19/1000 Kathetertage; Chang et al. 2012).

Okada et al. (2015) gaben für 264 konsekutive Portimplantationen (radiologische perkutane Implantation über V. jugularis, V. subclavia oder V. brachialis), Portverweildauer über alles 51.033 Kathetertage) die Rate an Portexplantationen gleich welcher Ursache mit 0,98 Fällen pro 1000 Kathetertage an, wobei Infektionen (0,25/1000 Kathetertage) und Katheterprobleme (0,22/1000 Kathetertage) die führende Rolle spielten. Risikofaktoren für die Portinfektion waren Steroidbehandlung und totale parenterale Ernährung.

Kock et al. (1998) analysierten retrospektiv die Daten von 1500 Patienten, bei denen ein Portsystem chirurgisch implantiert worden war. Die durchschnittliche Katheterlebenszeit betrug 284 Patienten-Tage. 87 % der Patienten entwickelten keinerlei Komplikationen. Katheterinfektionen wurden bei 3,2 % der Patienten beobachtet, Thrombosen bei 2,5 %, Migrationen und Diskonnektionen bei 2,6 %. Insgesamt mussten aufgrund von Komplikationen 178 von 1500 (11,9 %) Ports wieder entfernt werden.

Über die Ergebnisse mit 2359 Portsystemen bei offener chirurgischer Implantation (Zugangsweg Venae sectio der V. cephalica) berichteten Stein und Wagner (2005). Die Komplikationsrate betrug insgesamt 6,2 %. Sie nannten an Frühkomplikationen (<30 Tage Portliegedauer) 0,7 % Nachblutung (0,5 %) revisionsbedürftig) und 0,2 % Pneumothorax. An Spätkomplikationen (>30 Tage Portliegedauer) gaben sie an: 2,4 % Infektion; 2,0 % Thrombose; 0,5 % Katheterdislokation; 0,1 % Katheterdiskonnektion und 0,22 % Hautdrucknekrosen mit Penetration der Portkammer.

21.4   Infektionsrisiko

Die gefürchtetste Komplikation ist nach wie vor die katheterassoziierte Infektion. In einer Analyse von Fischer et al. (2008) zur Portexplantation waren Infektionen in 46,2 % der Fälle hierfür verantwortlich, gefolgt von dem Therapieende in 33,5 %. Auch in einer konsekutiven Serie von 815 Portpatienten erfolgten die Portexplantationen in einem guten Drittel der Fälle wegen Infektionen, in dieser Serie musste bei 55 Patienten im Mittel nach 3,7 Monaten der Port wegen Komplikationen wieder entfernt werden (Narducci et al. 2011). In der Literatur werden sehr unterschiedliche Infektionsraten angegeben. Sie sind nicht nur von der Einhaltung der Hygienestandards abhängig, sondern auch – nichtmodifizierbar – vom jeweiligen Krankengut und seinen Risikofaktoren. Dies haben Lebeaux et al.

◻ Tab. 21.1 Risikofaktoren für portkatheterbezogene Infektionen. (Nach Lebeaux et al. 2014)

Modifizierbare Risikofaktoren	– Häufigkeit der Bedienung des Ports: OR 1,15 für jeden 10 %-Anstieg in der Frequenz der Bedienung von intravaskulären Langzeitkathetern, speziell bei HIV-Patienten – Parenterale Ernährung, wobei der häufige Zugang zum Port und der Gebrauch von Flüssigkeiten wie Fettlösungen das mikrobielle Wachstum ansteigen lassen (OR 28,5) – Schwierigkeiten bei der Porteinbringung (z. B. wenn mehrere Punktionsversuche unternommen werden müssen) führen zu lokalen Thromben oder Hämatomen mit Anstieg der bakteriellen Kolonisation (OR 25,6)
Nichtmodifizierbare Risikofaktoren	– Patientenalter, wobei die Grenze studienabhängig ist: <7 Jahre; <10 Jahre (OR 18,4) und <40 Jahre – Chemotherapie für hämatologische Malignome eher als für solide Tumore (OR 5,1) – Hämatopoetische Stammzelltransplantation (OR 1,74) – Reduzierte Selbstständigkeit (Karnofsky-Index ≤80 %) bei Karzinompatienten (OR 5,3) – Vorhandensein von Metastasen bei Karzinompatienten (OR 4,1) – Bakterielle Infektionen im vorausgegangenen Monat (OR 2,1 bei HIV-Patienten; OR 5,4 bei Krebspatienten) – Neutropenie bei HIV-Patienten (OR 1,8) oder hämatologischen Malignomen (OR 15,1) – Diabetes bei zystischer Fibrose

OR Odds-Ratio

(2014) in einer umfassenden Übersicht dargestellt, die Ergebnisse dieser Analyse sind in ◻ Tab. 21.1 aufgeführt. Den Einfluss von patienteneigenen Risikofaktoren auf die frühe Portinfektionsrate haben auch Bamba et al. (2014) analysiert. Sie mussten bei 4404 Portimplantationen in 33 Fällen (0,7 %) den Port wegen Infektion in den ersten 30 Tagen nach Implantation wieder entfernen. Patienten mit Infektion zeigten im Vergleich zur Kontrolle eine signifikant höhere Rate an Leukopenien und Thrombozytopenien sowie abnorme Koaguationsprofile.

21.5   Spezielle Fragestellungen

Thrombolyse Massmann et al. (2015) stellten 165 Patienten vor, bei denen sie wegen nicht funktionierendem Port aufgrund einer Thrombose um den Portkatheter eine Thrombolyse mit Alteplase durchführten. Die Thrombolyse gelang bei 153 Patienten (92,7 %), bei diesen Patienten wurde eine primäre Offenheit der Portsysteme von 84,9 % nach 3 Monaten gesehen. Rethrombosen ließen sich in einem hohen Prozentsatz erneut lysieren, sodass die Autoren die Lysetherapie bei allen Thrombosen um den Portkatheter empfahlen, ausgenommen große zentralvenöse Thrombosen.

Portentfernungen wegen gebrochener Katheter Balsorano et al. (2014) berichteten über 338 Portentfernungen. Sie wiesen darauf hin, dass in ihrem Krankengut 12 von 65 (18,5 %) Groshong-Silikon-Kathetern teilweise gebrochen waren, was bei Silikonkathetern mit offenem Ende in keinem Fall gesehen wurde. Die Verwendung von Ports mit Groshong-Kathetern ist nach dieser Untersuchung fragwürdig.

Postoperative Röntgen-Thoraxaufnahmen Muss nach einer Portimplantation unter Durchleuchtung postoperativ routinemäßig eine Röntgen-Thoraxaufnahme angefertigt werden? Thomopoulos et al. (2014) verneinten dies auf Basis von 891 Portimplantationen, davon 878 mit offener chirurgischer Implantationstechnik (»cut down«). Sie gaben eine Erfolgsrate für die Erstintention von 79,4 % bei Wahl der linken und 88,2 % bei Wahl der rechten V. cephalica als Zugang an. An unmittelbaren postoperativen Komplikationen sahen sie bei routinemäßiger postoperativer Röntgenkontrolle einen asymptomatischen Pneumothorax, einen symptomatischen Hämatothorax und 2 Katheterfehllagen. Aufgrund dieser niedrigen Komplikationsrate empfahlen sie, postoperative Röntgen-Thoraxaufnahmen nur bei klinischem Verdacht durchzuführen.

Perioperative Antibiotikaprophylaxe Ob bei der Implantation eines Portsystems eine perioperative Antibiotikaprophylaxe indiziert ist, wurde nie definitiv geprüft. Nelson et al. (2013) führten hierzu eine Umfrage bei einer Stichprobe von 1080 Mitgliedern des American College of Surgeons durch. 81,7 % der Befragten sprachen sich für eine perioperative Antibiotikaprophylaxe aus, was mit den Daten der Literatur – soweit vorhanden – übereinstimmt. Die Autoren empfahlen die routinemäßige perioperative Antibiotikaprophylaxe bei der Portimplantation, da ihr Nutzen zwar nicht bewiesen, ihre Applikation aber doch allgemeiner Konsens sei.

Literatur

Ahn SJ, Kim HC, Chung JW et al. (2012) Ultrasound and fluoroscopy-guided placement of central venous ports via internal jugular vein: retrospective analysis of 1254 port implantations at a single center. Korean J Radiol 13: 314–323

Aribaş BK, Arda K, Aribaş O et al (2012) Comparison of subcutaneous central venous port via jugular and subclavian access in 347 patients at a single center. Exp Ther Med 4: 675–680

Balsorano P, Galducci G, De Fanti I et al. (2014) Fractures of totally implantable central venous ports: more than fortuity. A three-year single center experience. J Vasc Access 15: 391–395

Bamba R, Lorenz JM, Lale AJ et al. (2014) Clinical predictors of port infections within the first 30 days of placement. J Vasc Interv Radiol 25: 419–423

Biffi R, Orsi F, Pozzi S et al. (2009) Best choice of central venous insertion site for the prevention of catheter-related complications in adult patients who need cancer therapy: a randomized trial. Ann Oncol 20: 935–940

Biffi R, Pozzi S, Bonomo G et al. (2014) Cost effectiveness of different central venous approaches for port placement and use in adult oncology patients: evidence from a randomized three-arm trial. Ann Surg Oncol 21: 3725–3731

Busch JD, Herrmann J, Heller F et al. (2012) Follow-up of radiologically totally implanted central venous access ports of the upper arm: long-term complications in 127,750 catheter-days. AJR Am J Roentgenol 199: 447–452

Chang DH, Boecker J, Hellmich M, Krug KB (2012) Ergebnisse sonografisch gesteuerter Portkatheterimplantationen über die laterale Vena subclavia: eine retrospektive Analyse bei 1532 Patienten. Fortschr Röntgenstr 184: 726–733

Di Carlo I, Pulvirenti E, Mannino M, Toro A (2010) Increased use of percutaneous technique for totally implantable venous access devices. Is it real progress? A 27-year comprehensive review on early complications. Ann Surg Oncol 17: 1649–1656

Fischer L, Knebel P, Schröder S et al. (2008) Reasons for explantation of totally implantable access ports: a multivariate analysis of 385 consecutive patients. Ann Surg Oncol 15: 1124–1129

Ge X, Cavallazzi R, Li C et al. (2012) Central venous access sites for the prevention of venous thrombosis, stenosis and infection. Cochrane Database Syst Rev CD004084

Groeger JS, Lucas AB, Thaler HT et al. (1993) Infectious morbidity associated with long-term use of venous access devices in patients with cancer. Ann Intern Med 119: 1168–1174

Jauch KW, Schregel W, Stanga Z et al. (2007) Technik und Probleme der Zugänge in der parenteralen Ernährung. Leitlinie parenterale Ernährung der DGEM. Aktuel Ernaehr Med 32,Supplement 1:S41– S53

Kausche S (2012) Evaluation der Erfolgs- und Komplikationsraten radiologischimplantierter Portkathetersysteme sowie der Möglichkeiten der angiographischen Diagnostik und interventionellen Therapie von Portkatheterdysfunktionen. Dissertation, Medizinische Fakultät Charité – Universitätsmedizin Berlin

Knebel P, Fischer L, Huesing J et al. (2009) Randomized clinical trial of a modified Seldinger technique for open central venous cannulation for implantable access devices. Br J Surg 96: 159–165

Knebel P, Lopez-Benitez R, Fischer L et al. (2011) Insertion of totally implantable venous access devices: an expertise-based, randomized, controlled trial (NCT00600444). Ann Surg 253: 1111–1117

Kock HJ, Pietsch M, Krause U et al. (1998) Implantable vascular access systems: experience in 1500 patients with totally implanted central venous port systems. World J Surg 22: 12–16

Lebeaux D, Fernández-Hidalgo N, Chauhan A et al. (2014) Management of infections related to totally implantable venous-access ports: challenges and perspectives. Lancet Infect Dis 14: 146–159

Massmann A, Jagoda P, Kranzhoefer N, Buecker A (2015) Local low-dose thrombolysis for safe and effective treatment of venous port-catheter thrombosis. Ann Surg Oncol 22: 1593–1597

Nagasawa Y, Shimizu T, Sonoda H et al. (2014) A comparison of outcomes and complications of totally implantable access port through the internal jugular vein versus the subclavian vein. Int Surg 99: 182–188

Narducci F, Jean-Laurent M, Boulanger L et al. (2011) Totally implantable venous access port systems and risk factors for complications: a one-year prospective study in a cancer centre. Eur J Surg Oncol 37: 913–918

Nelson ET, Gross ME, Mone MC et al. (2013) A survey of American College of Surgery fellows evaluating their use of antibiotic prophylaxis in the placement of subcutaneously implanted central venous access ports. Am J Surg. 206: 1034–1039

Nocito A, Wildi S, Rufibach K et al. (2009) Randomized clinical trial comparing venous cutdown with the Seldinger technique for placement of implantable venous access ports. Br J Surg 96: 1129–1134

O'Connor A, Hanly AM, Francis E et al. (2013) Catheter associated blood stream infections in patients receiving parenteral nutrition: a prospective study of 850 patients. J Clin Med Res 5: 18–21

Okada S, Shiraishi A, Yamashiro Y et al. (2015) A retrospective statistical analysis of the late complications associated with central venous port placements. Jpn J Radiol 33: 21–25

Orci LA, Meier RP, Morel P et al. (2014) Systematic review and meta-analysis of percutaneous subclavian vein puncture versus surgical venous cutdown for the insertion of a totally implantable venous access device. Br J Surg 101: 8–16

Plumhans C, Mahnken AH, Ocklenburg C et al. (2011) Jugular versus subclavian totally implantable access ports: catheter position, complications and intrainterventional pain perception. Eur J Radiol 79: 338–342

Rupp SM, Apfelbaum JL, Blitt C et al., American Society of Anesthesiologists Task Force on Central Venous Access (2012) Practice guidelines for central venous access: a report by the American Society of Anesthesiologists Task Force on Central Venous Access. Anesthesiology 116: 539–573

Silberzweig JE, Sacks D, Khorsandi AS, Bakal CW; Society of Interventional Radiology Technology Assessment Committee (2003) Reporting standards for central venous access. J Vasc Interv Radiol 14(9 Pt 2): S443–452

Stein M, Wagner RH (2005) Komplikationen zentralvenöser Portsysteme: Erfahrungsbericht über 2359 Implantationen. Dtsch Med Wochenschr 130: 1129–1132

Teichgräber UK, Pfitzmann R, Hofmann HA (2011a) Portsysteme als integraler Bestandteil von Chemotherapien. Dtsch Arztebl Int 108: 147–154

Teichgräber UK, Kausche S, Nagel SN, Gebauer B (2011b) Outcome analysis in 3,160 implantations of radiologically guided placements of totally implantable central venous port systems. Eur Radiol 21: 1224–1232

Thomopoulos T, Meyer J, Staszewicz W et al. (2014) Routine chest X-ray is not mandatory after fluoroscopy-guided totally implantable venous access device insertion. Ann Vasc Surg 28: 345–350

Wildgruber M, Borgmeyer S, Haller B et al. (2015) Short-term and long-term outcome of radiological-guided insertion of central venous access port devices implanted at the forearm: a retrospective monocenter analysis in 1704 patients. Eur Radiol 25: 606–616

Aspekte der Qualitätssicherung von Portimplantationen

H.-W. Pfeifer, H. Schuster

R. Hennes, H.A.F. Hofmann (Hrsg.), *Ports*,
DOI 10.1007/978-3-662-43641-7_22, © Springer-Verlag Berlin Heidelberg 2016

Der hohe Standard der medizinischen Versorgung im ambulanten wie auch im stationären Sektor kann nur durch eine stetige Qualitätskontrolle gehalten werden. Hierzu wurden auf der Basis der §§ 135.2, 136.2 und 137 des V. Sozialgesetzbuches (SGB V) durch den Gemeinsamen Bundesausschuss (G-BA) Richtlinien zum Qualitätsmanagement (QM) und zur verpflichtenden Qualitätssicherung (QS) entwickelt. Wie kann die Qualität von medizinischer Versorgung kontrolliert oder gemessen werden? Welche Formen der Qualitätssicherung eignen sich für die Verfahren zur Portimplantation?

22.1   Allgemeines

22.1.1 Externe vs. interne Qualitätskontrolle

Grundsätzlich gibt es zwei Möglichkeiten einer wirksamen Qualitätskontrolle, die jedoch nicht komplett deckungsgleiche Ziele und Effekte haben und sich daher nicht gegenseitig ersetzen, sondern nur ergänzen können. Zum einen können Kliniken und Praxen ihre Qualität intern **selbst** prüfen; strukturiert erfolgt das im Rahmen des sog. Qualitätsmanagements (QM). Dieses kann die durch unabhängige Dritte vorzunehmende Zertifizierung der Wirksamkeit der in einer Einrichtung (Praxis, Krankenhausabteilung) eingeleiteten Maßnahmen zum Prozessmanagement beinhalten.

Zum anderen kann Qualität von **extern** geprüft und kontrolliert werden. Externe Qualitätskontrolle kann freiwillig oder gesetzlich verpflichtend erfolgen. Die Qualität bestimmter Einzelleistungen kann z. B. durch klinische Register kontrolliert werden. Die Teilnahme der Kliniken und Praxen an Registern ist in Deutschland meist freiwillig, eine Ausnahme bilden hier nur das Transplantations- und die im Aufbau befindlichen Krebsregister. Vorteile der freiwilligen externen Qualitätsüberprüfungen sind die hohe Motivation der Teilnehmer und die größere Freiheit bei der Formulierung von Fragestellungen für Forschungsinteressen. Ein Nachteil ist die Tatsache, dass die erfassten Daten letztendlich keine sichere Aussage erlauben, da sie eben zumeist nicht **alle** Leistungserbringer erfassen, das Leistungsgeschehen wird nicht in seiner Gänze abgebildet.

Im Unterschied dazu erfolgt die **gesetzlich verpflichtende Qualitätskontrolle** (Qualitätssicherung) durch den vom Gesetzgeber im § 137 des SGB V beauftragten Gemeinsamen Bundesausschuss. Durch den verpflichtenden Charakter dieser im stationären Sektor unter dem Begriff »ESQS« (externe stationäre Qualitätssicherung) etablierten QS ist ein hoher Grad an **Vollständigkeit** und **Vollzähligkeit** der erhobenen Daten (je nach Leistungsbereich 95 % oder 100 %) gesichert. Die Ergebnisse dieser QS haben daher eine höhere **Validität**. Auf der Basis dieser Ergebnisse können sehr wohl systemrelevante Entscheidungen im betrachteten Sektor getroffen werden. Die Qualitätssicherung des G-BA wird nach dem Willen des Gesetzgebers deshalb zunehmend auch zu einem gesundheitspolitischen Steuerungsinstrument. Nachteil dieser Form der Qualitätssicherung ist – im Vergleich zu den Registern der Fachgesellschaften – dass der G-BA die Datenerfassung laut SGB V ausschließlich zweckgebunden für die unmittelbare Nutzung der Qualitätssicherung durchführen darf; eine weitergehende Versorgungsforschung mit den umfangreichen Daten ist bisher nicht möglich.

22.1.2 Gemeinsamer Bundesausschuss

Der Gemeinsame Bundesausschuss ist das höchste Gremium der gemeinsamen Selbstverwaltung im Gesundheitswesen; seine Rolle ist gesetzlich geregelt. Im § 137 des SGB V ist festgelegt, dass der G-BA u. a. die bundesweit verpflichtende Qualitätssicherung der medizinischen Versorgung sektorenübergreifend organisieren und durchführen muss und zu diesem Zwecke Richtlinien verabschiedet. Richtlinien (RL) sind untergesetzliche Regelungen, die – genau wie Gesetze – für alle Leistungserbringer im

System der gesundheitlichen Versorgung verpflichtend und verbindlich sind. Die Erarbeitung dieser Richtlinien erfolgt im Auftrag des G-BA und unter Begleitung durch themenbezogene Arbeitsgruppen des G-BA durch die Institution nach § 137 SGB V [bisher das Institut für angewandte Qualitätsförderung und Forschung im Gesundheitswesen GmbH (AQUA-Institut) in Göttingen, ab 2016 das neu geschaffene Institut für Qualitätssicherung und Transparenz im Gesundheitswesen (IQTiG) in Berlin]. Diese Richtlinien regeln die Sicherung der Struktur-, Prozess- und Ergebnisqualität unter Nutzung speziell entwickelter Indikatoren auf Basis von bei den Leistungserbringern zu erhebender Daten und der Sozialdaten bei den Krankenkassen. Unter Sozialdaten versteht der G-BA die Patientenstammdaten und die Abrechnungsdaten aus dem ambulanten wie auch dem stationären Sektor. Die Richtlinien werden durch das Bundesministerium für Gesundheit (BMG) formal in Bezug auf das rechtmäßige Zustandekommen (aber nicht inhaltlich!) geprüft und bei Nichtbeanstandung im Bundesanzeiger veröffentlicht. Damit treten sie unmittelbar in Kraft.

Im ambulanten Sektor (bei den niedergelassenen Ärzten, Zahnärzten und Psychotherapeuten) werden die externen Qualitätskontrollen nicht direkt durch den G-BA durchgeführt, sondern in dessen Auftrag und entsprechend den Vorgaben, die der G-BA in Umsetzung der §§ 135.2 und 136.2 SGB V (ebenfalls in Richtlinien) erlässt, für im Kollektivvertrag erbrachte Leistungen durch die Kassenärztliche Bundesvereinigung (KBV) bzw. die Kassenzahnärztliche Bundesvereinigung (KZBV). Die ambulante Qualitätssicherung der KBV wird auf Landesebene durch die Kassenärztlichen Vereinigungen der Länder durchgeführt, bei der KZBV sind derartige Strukturen in Bezug auf die Qualitätssicherung gerade erst im Aufbau. Der G-BA erhält einmal im Jahr von KBV und KZBV jeweils einen aggregierten Ergebnisbericht zur Kenntnis. Die Datenhoheit liegt bei dieser Form der Qualitätssicherung in Bezug auf Erhebung, Auswertung und Bewertung ebenso wie die Verantwortung für die aus den Ergebnissen zu ziehenden Konsequenzen (Sanktionierung) ausschließlich bei der regionalen Kassenärztlichen bzw. Kassenzahnärztlichen Vereinigung (KV bzw. KZV). Nachgewiesene Schlechtleistung kann den Entzug der Berechtigung zur Er-

bringung und Abrechnung bestimmter Leistungen durch die KV/KZV bewirken.

Ähnliche Regelungen gelten für nach § 140 SGB V abgeschlossene Verträge zur integrierten Versorgung (»Selektivverträge«). Nach § 140b.2 müssen diese ebenfalls Regelungen zur Qualitätssicherung enthalten. Für die Präzisierung, Ausgestaltung und Umsetzung bzw. die nötige Kontrolle und (ausschließlich interne) Berichterstattung sind dabei ausschließlich die Vertragspartner zuständig. Allerdings dürfen die in den Selektivverträgen getroffenen Regelungen nicht hinter denen für den Kollektivvertrag geltenden zurück bleiben.

Im stationären Sektor (in den Krankenhäusern) erfolgt die verpflichtende QS für Verfahren mit geringen Fallzahlen (sog. direkte Verfahren, beispielsweise zur Transplantationsmedizin) unmittelbar und in Verantwortung durch den G-BA. Bei der größeren Zahl der Verfahren mit größeren Fallzahlen wird eine regionale Landesgeschäftsstelle Qualitätssicherung (LQS) zwischengeschaltet. Der G-BA hat derzeit 30 Leistungsbereiche definiert, in denen er die Qualität mit besonderen Informationssammlungen misst; z. B. »Cholezystektomie«, »Herzschrittmacherimplantation«, »Mammachirurgie« oder »hüftgelenksnahe Frakturen«. Für all diese Bereiche hat die nach § 137a SGB V vom G-BA beauftragte Institution (künftig das IQTiG) besondere Datenerhebungsbögen entwickelt, welche von den Kliniken, die einen entsprechenden Patienten behandelt haben, für jeden einzelnen Fall ausgefüllt und an die Institution übermittelt werden müssen. Das Qualitätsinstitut wertet diese und andere Daten im Auftrag des G-BA unter Einbeziehung von mit Experten besetzten Fachgruppen aus und legt dem G-BA ebenfalls – wie die KBV/KZBV für den ambulanten Sektor – einen jährlichen Bericht vor.

Einige der so betrachteten Themen wie z. B. zur Cholezystektomie werden derzeit weiter entwickelt, um auch nach Entlassung des Patienten aus dem Krankenhaus aufgetretene Komplikationen und eventuelle Wiederaufnahmen erfassen zu können. Dazu werden künftig zur Fallidentifizierung und -zusammenführung die Sozialdaten bei den Krankenkassen (Patientenstammdaten, Abrechnungsdaten) einbezogen.

Neben der Verpflichtung zur Organisation der bundesweiten Qualitätskontrolle hat der G-BA vom

Gesetzgeber noch weitere Kompetenzen (etwa für Nutzungsbewertungsverfahren von Medikamenten und neuen Behandlungsmethoden) übertragen bekommen. Damit ist der G-BA innerhalb des deutschen Gesundheitswesens und auch im internationalen Vergleich der Gesundheitssysteme eine einzigartige Einrichtung; er repräsentiert die Selbstverwaltung des Gesundheitswesens.

Der G-BA arbeitet wie ein Parlament; seine Mitglieder werden nicht von Parteien aus gewählten Bürgern, sondern von Fachexperten der am Gesundheitssystem beteiligten Verbände gebildet. Aus dieser Struktur leitet sich die Bezeichnung »gemeinsame Selbstverwaltung« ab; die Interessenverbände der im Gesundheitswesen tätigen Akteure verwalten sich selbst und überlassen diese Aufgabe nicht dem Staat. So sind die Krankenhäuser durch die Deutsche Krankenhausgesellschaft (DKG), die niedergelassenen Ärzte, Psychotherapeuten und Zahnärzte durch die KBV bzw. KZBV und die Gesetzlichen Krankenversicherungen (GKV) durch den Spitzenverband Bund der Krankenkassen (GKV-Spitzenverband, GKV-SV) im G-BA vertreten. Nur diese Körperschaften haben ebenso wie die 3 unparteiischen Mitglieder, von denen eines den Vorsitz führt, Stimmrecht. Ebenfalls beteiligt sind mitberatend, aber ohne Stimmrecht, die vom Gesetzgeber als Interessenvertreter der Patienten benannten Organisationen, die Bundesärztekammer, der Deutsche Pflegerat, die Bundespsychotherapeutenkammer, der Verband der Privaten Krankenversicherungen sowie die Bundeszahnärztekammer. Die Sitzungen des G-BA sind öffentlich.

22.2 Potenzielle Qualitätsdefizite bei der Portimplantation

Der für die Richtlinien und Regelwerke des Qualitätsmanagements und der Qualitätssicherung nach den §§ 135, 136 und 137 zuständige Unterausschuss »Qualitätssicherung« des G-BA wird immer und nur dann aktiv, wenn ein Problem in der medizinischen Versorgung erkannt und formuliert wurde und der G-BA nach interner Prüfung einen Beschluss zur Entwicklung einer Qualitätssicherungsrichtlinie gefasst hat.

Alle Akteure im Gesundheitswesen, einschließlich der Patienten, können den G-BA über ihre jeweiligen Verbände, Fachgesellschaften und Organisationen unter Benennung der Belege auf ein vermutetes Qualitätsdefizit hinweisen und die Befassung beantragen. Diese Kompetenz hat künftig in Bezug auf das IQTiG neu auch das Bundesministerium für Gesundheit, es kann sogar darüber hinaus eigene Aufträge vergeben – wenn es sie auch selbst finanziert. Das Qualitätsinstitut kann sich zusätzlich selbst Themen geben. Der Aufwand dieser Selbstbefassung darf 10 % der Ressourcen jedoch nicht überschreiten.

Ob sich ein vermutetes Qualitätsdefizit für die Bearbeitung im G-BA eignet, wird in einem in einer Richtlinie im Sinne einer untergesetzlichen Norm fixierten internen »Themenfindungs- und Priorisierungsverfahren« (TuP-Verfahren) nach Relevanz, Umsetzbarkeit und anderen Kriterien geprüft.

Ungeeignet für die Umsetzbarkeit sind aufgrund bisher nicht lösbarer Probleme in der Datenverfügbarkeit »globale« Themen, die einen ganzen Leistungsbereich undifferenziert umfassen. Die zu diskutierenden Fragestellungen sollten deshalb so konkret wie möglich und das vermutete Qualitätsdefizit so präzise wie möglich beschrieben sein.

Im Falle der Portimplantation wären – betrachtet man den gesamten Behandlungspfad – folgende Qualitätsdefizite (hypothetisch) denkbar und hätten damit Potenzial, Gegenstand einer Qualitätssicherungsrichtlinie des G-BA zu werden:

- Indikationsstellung
- Wahl des Gefäßes
- Durchführung der Operation/Komplikationen/Pneumothorax/Blutung
- Position des Ports
- Nutzung und Pflege des Ports
- Portinfektion/Sepsis
- Verweildauer des Implantates im Körper
- Verschluss der Punktionsstelle bei Entfernung/Nachblutung/Blutung

Viele dieser Themen werden von den meisten Operateuren sicher nicht als relevantes Qualitätsdefizit wahrgenommen. Die Portanlage ist im Allgemeinen ein weit verbreitetes, etabliertes und mit großer Sicherheit durchgeführtes Standardverfahren. Das ist wahrscheinlich auch der Grund, warum sie bisher nicht als Thema für ein QS-Verfahren des G-BA vorgeschlagen wurde.

Die meisten Aspekte des Behandlungspfades werden bereits durch nichtverpflichtende QS-Maßnahmen effizient abgedeckt: etwa durch internes Qualitätsmanagement von Kliniken oder durch Richtlinien zur Durchführung der Portanlage. So dürfte es den meisten mit dieser Prozedur befassten Ärzten selbstverständlich erscheinen, dass nach einer Portanlage an den oberen Thorax- oder Halsgefäßen im mehrstündigen Intervall eine Röntgenaufnahme des Thorax im Stehen zum Ausschluss eines Pneumothorax durchzuführen ist.

Andere Bereiche dagegen könnten durchaus Anlass geben, genauer hinzuschauen. Wird die Porttasche immer so platziert, dass der Port sicher zu benutzen ist und dem Patienten keine Beschwerden bereitet? Wie lange bleibt ein Port angestochen – und u. U. ungenutzt – also unnötig angestochen? Wie erfolgt die Portpflege/Spülung nach der Nutzung? Wie häufig erleidet ein Patient mit einliegendem Port eine Sepsis? Wie werden Blutkulturen aus dem Port entnommen? Werden Gegenproben aus direkt punktierten Venen mit entnommen? Wird nach Entfernung eines Ports die Katheterspitze zur mikrobiologischen Untersuchung eingeschickt?

Um hier ein genaueres Bild zu erlangen, bedarf es der Versorgungsforschung, welche durchzuführen keine Aufgabe des G-BA ist. Diese Rolle können z. B. klinische Register der Fachgesellschaften oder wissenschaftliche Publikationen auf Grundlage evidenzbasierter Studien übernehmen. Würden sich hier Hinweise auf gravierende Qualitätsdefizite ergeben, könnte der G-BA auf Antrag eines der dazu Berechtigten die Entwicklung eines bundesweit verpflichtenden datengestützten Qualitätssicherungsverfahrens bei der Institution nach § 137a SGB V beauftragen.

22.3 Aktueller Stand – Qualitätssicherung bei Portimplantationen

Einige Aspekte der Versorgungskette bezüglich Patienten mit implantierten Portsystemen werden bereits durch andere, existierende oder in Erarbeitung befindliche Qualitätssicherungsverfahren des G-BA abgebildet.

Das Qualitätsinstitut nach § 137a SGB V ist im Jahr 2013 vom G-BA mit der Entwicklung zweier QS-Verfahren beauftragt worden, die sich dem gravierenden gesundheitspolitischen Problem der nosokomialen Infektionen widmen. Eines dieser Verfahren zur »Vermeidung nosokomialer Infektionen« fokussiert sich auf »postoperative Wunden«, das andere auf »intravenöse Katheter«. Zu letzteren werden im Sinne des Verfahrens auch venöse Portsysteme gerechnet. Sollte also bei einem Patienten mit einem Port im Verlauf der Behandlung eine Sepsis auftreten und diese in der Patienten- bzw. Abrechnungsdokumentation korrekt kodiert werden, wird dieser Patient in Zukunft anhand der Abrechnungsdaten von dem QS-Verfahren zu nosokomialen Infektionen erfasst und die behandelnde Einrichtung automatisch aufgefordert, weitere Daten zur Behandlung im Rahmen der Leistungserbringerbefragung (Teil des QS-Verfahrens) an die Institution nach § 137a SGB V zu übermitteln. Die Auswertung der bundesweiten Daten erlaubt dann, statistische Auffälligkeiten zu ermitteln und diesen genauer auf den Grund zu gehen. Ziel ist dabei, aus den gewonnenen Informationen Konsequenzen abzuleiten, um das Niveau der Versorgung zu sichern oder besser anzuheben – also direkter als bisher steuernd einzugreifen.

Ein eigenständiges sektorenübergreifendes, datengestütztes und verpflichtendes Verfahren zur Qualitätssicherung der Portimplantation ist in absehbarer Zeit nicht zu erwarten. Wegen der notwendigen Einbeziehung von Daten aus dem ambulanten und dem stationären Sektor bei noch nicht lösbaren Erfassungsproblemen der Qualität der Einzelleistung in der vertragsärztlichen Praxis ist ein solches Verfahren unter den geltenden Bedingungen nicht realisierbar. Sinnvoll wäre hierbei die befristete Nachverfolgung des Patienten über die Sektorengrenze hinweg, um längsschnittliche Verläufe (beispielsweise den ambulant mit Port versorgten und dann wegen einer Komplikation stationär behandelten Patienten) bewerten zu können. Dazu muss das sichere Wiederauffinden des Patienten in den Daten des jeweils anderen Sektors möglich sein. Dafür fehlen noch die Instrumente. Erst mittelfristig zeichnet sich mit der elektronischen Gesundheitskarte (eGK) dazu eine Perspektive ab. Die ab 2017 zum Einsatz gelangende

22

Kartengeneration wird technisch hierfür geeignet sein.

In der ESQS des G-BA als dem am weitesten entwickelten und am längsten praktizierten Bereich der Qualitätssicherung liegt der Schwerpunkt aufgrund der besseren Datenqualität und -verfügbarkeit auf operativen, erfahrungsgemäß mit höheren Komplikationsraten belasteten Verfahren. Dort wird die Portimplantation bisher in keinem Aspekt abgebildet. Für die in Entwicklung bzw. Weiterentwicklung befindlichen ESQS-Verfahren ist das auch nicht vorgesehen.

Etwas anders stellt sich die Situation in einem anderen, außerhalb der Zuständigkeit des G-BA gelegenen Vorhaben zur Qualitätssicherung, bei den Krebsregistern dar. Die Portimplantation ist über OPS (Operationen- und Prozedurenschlüssel) 2014 (5-399.3, 5-399.4/5) auch im ADT (Arbeitsgemeinschaft Deutscher Tumorzentren e.V.)/GEKID (Gesellschaft der epidemiologischen Krebsregister in Deutschland e.V.)-Basisdatensatz der im Aufbau befindlichen Landesregister erfassbar, allerdings wird das nicht regelhaft geschehen, da es sich im Prinzip lediglich um eine reine DRG-Kodierung handelt.

22.4   Ausblick – die Handlungsoptionen

Ist es angesichts der beschriebenen Hindernisse sinnvoll, sich um Verfahren zur Qualitätssicherung der Portimplantationen Gedanken zu machen? Selbstverständlich – wenn der Aufwand in einem realistischen Verhältnis zum Nutzen steht und wenn durch die zu ergreifenden Maßnahmen Aussagen getroffen werden können, die dem einzelnen Leistungserbringer in Klinik oder Praxis erlauben, die Qualität seines eigenen Handelns einzuschätzen und aus eventuellen Problemen zu lernen.

> **Praxistipp**
>
> Gegenwärtig praktikabel und auch relativ rasch realisierbar sind zur Erfüllung des Anspruchs der Qualitätssicherung nach der Identifizierung von Defiziten nur Register, beispielsweise in Verantwortung einer Fachgesellschaft.

Es gibt jedoch – weil ja auch die Fragestellungen unterschiedlich sind – verschiedene Registerarten, die sich in ihrem Aufbau und ihrer Zielsetzung unterscheiden. In Bezug auf die Portimplantation sind grundsätzlich 2 Szenarien denkbar: Ein Produkt- oder ein klinisches (Prozeduren-)Register.

22.4.1 Produktregister

Medizinprodukte werden gemäß Medizinproduktegesetz auf der Grundlage einer klinischen Bewertung anhand klinischer Daten in Verkehr gebracht. Diese klinischen Daten können in klinischen Prüfungen mit dem jeweiligen Produkt erhoben worden sein, sie können allerdings auch aus Studien mit ähnlichen Produkten stammen. Bestimmte Medizinprodukte werden nur in Studien mit kleinen Fallzahlen oder überhaupt gar nicht am Patienten geprüft, bevor sie in Deutschland flächendeckend zur Anwendung kommen. Endoprothesen werden beispielsweise zuweilen ohne vorherige klinische Prüfungen in den Verkehr gebracht. Doch selbst wenn Studien durchgeführt wurden, laufen diese über einen viel zu kurzen Beobachtungszeitraum, als dass aus ihnen Daten zur Produkthaltbarkeit oder zur Langzeitsicherheit gewonnen werden könnten.

Produktregister sind ein sinnvolles Werkzeug für eine produktbezogene Qualitätssicherung, insbesondere um frühzeitig vergleichende Daten zur Anwendungssicherheit von miteinander im Wettbewerb stehenden Produkten zu erhalten. Diese Register sind hilfreich, wenn es aufgrund einer großen Produkt- bzw. Methodenheterogenität sehr wahrscheinlich qualitative Unterschiede im Behandlungsergebnis bzw. in Bezug auf das Anwendungsrisiko bei einer klar umrissenen Patientenpopulation gibt sowie eine langfristige Vollerhebung bei gleichzeitiger größtmöglicher Datensparsamkeit gewährleistet ist.

22.4.2 Klinische Register

Ziel klinischer Register ist, die Behandlung mithilfe einer verlaufsbegleitenden Dokumentation zu verbessern. Durch eine möglichst detaillierte Dokumentation der Operation und des Behandlungsverlaufs sollen Erkenntnisse über die Ergebnisse der Behandlung und die daraus folgenden Optimierungspotenziale gewonnen werden.

Damit Register sinnvoll sind, müssen jedoch mehrere Bedingungen erfüllt sein (s. nachfolgende Übersicht).

Voraussetzungen für klinische Register

- Vollerhebung: Es muss gewährleistet sein, dass alle behandelten Fälle ohne Ausnahme an das Register gemeldet werden.
- Produktgruppendefinition: Es muss gewährleistet werden, dass während der gesamten Registerlaufzeit auch Produktweiterentwicklungen (der Katheter oder der Ports) erfasst werden.
- Vermeidung von Doppelerhebungen (Datensparsamkeit)
- Sektorenübergreifendes bzw. einrichtungsübergreifendes Follow-Up von Patienten muss möglich sein.
- Erhebung relevanter (auf das Outcome bezogener) klinischer Daten, sowie fallbezogene Erfassung unerwünschter Ereignisse
- Gewährleistung von Planungssicherheit und langfristiger Laufzeit

Die Initiative zur Schaffung eines Registers geht in aller Regel von einer medizinischen Fachgesellschaft aus. Zu klären sind dabei primär

- Ziel und Zweck des Registers
- Trägerschaft, d. h. die Finanzierung und wirtschaftliche Ausgestaltung
- Einzubeziehenden Datenquellen und Partner
- Methoden der Datenübermittlung, -verarbeitung, -auswertung und nachfolgenden Ergebnisdarstellung
- Verwendung und Publikationsform der Ergebnisse
- Zuständigkeit für die Ableitung von Konsequenzen

Die Entwicklung und der Aufbau eines Registers sind mit viel personellem und finanziellem Aufwand verbunden. Um nicht das Risiko der Schaffung einer teuren Insellösung einzugehen, ist es ratsam, von Anbeginn an die Struktur und die Datenarchitektur so anzulegen, dass eine spätere Nutzung (oder Überleitung?) in der verpflichtenden Qualitätssicherung des G-BA nicht ausgeschlossen wird.

Literatur

AQUA (2015) Qualitätsreport 2014. Auftraggeber: Gemeinsamer Bundesausschuss, Berlin. AQUA – Institut für angewandte Qualitätsförderung und Forschung im Gesundheitswesen GmbH, Göttingen

Gemeinsamer Bundesausschuss (2014) Richtlinien zur Qualitätssicherung. https://www.g-ba.de/institution/themenschwerpunkte/qualitaetssicherung/richtlinien/. Zugriff 14. August 2015

Gemeinsamer Bundesausschuss (2014) Entscheidungen zum Nutzen für Patienten und Versicherte, 3. Aufl. Berlin. https://www.g-ba.de/downloads/17-98-3647/2014-10-23_G-BA_Informationsbroschuere_DE.pdf. Zugriff 14. August 2015

Serviceteil

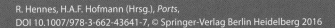

R. Hennes, H.A.F. Hofmann (Hrsg.), *Ports*,
DOI 10.1007/978-3-662-43641-7, © Springer-Verlag Berlin Heidelberg 2016

Stichwortverzeichnis

W

Z

Printing: Ten Brink, Meppel, The Netherlands
Binding: Ten Brink, Meppel, The Netherlands